CB142063

FISIOLOGIA
PULMONAR

FISIOLOGIA
PULMONAR

8ª edição

MICHAEL G. LEVITZKY, PhD
Professor of Physiology, Anesthesiology, and Cardiopulmonary Science
Louisiana State University Health Sciences Center
New Orleans, Louisiana

Adjunct Professor of Physiology and Pediatrics
Tulane University Medical Center
New Orleans, Louisiana

Manole

Título original em inglês: *Pulmonary Physiology, 8th edition*

Este livro contempla as regras do Acordo Ortográfico da Língua Portuguesa.

Editor-gestor: Walter Luiz Coutinho
Editora de traduções: Denise Yumi Chinem
Produção editorial: Priscila Pereira Mota Hidaka, Cláudia Lahr Tetzlaff e Karen Daikuzono
Assistência editorial: Gabriela Rocha Ribeiro e Vinicius Asevedo Vieira

Tradução: Lia Gabriele Magalhães Regius

Revisão científica: Carlos Toufen Junior
Graduado em Medicina pela Faculdade de Medicina da Universidade de São Paulo (FMUSP)
Especialista em Pneumologia pela Sociedade Brasileira de Pneumologia e Tisiologia (SBPT)
Especialista em Terapia Intensiva pela Associação de Medicina Intensiva Brasileira (AMIB)
Médico Pneumologista da disciplina de Pneumologia do Departamento de Cardiopneumologia do InCor

Revisão de tradução e revisão de prova: Depto. editorial da Editora Manole
Diagramação: Ricardo Ozaki Barbosa
Capa: Daniel Justi
Editora de arte: Deborah Sayuri Takaishi

Dados Internacionais de Catalogação na Publicação (CIP)
(Câmara Brasileira do Livro, SP, Brasil)

Levitzky, Michael G.
Fisiologia pulmonar / Michael G. Levitzky ; [tradução Lia Gabriele Magalhães Regius]. -- 8. ed. -- Barueri, SP : Manole, 2016.

Título original: Pulmonary physiology.
Bibliografia.
ISBN 978-85-204-3957-9

1. Pulmões - Fisiologia 2. Pulmões - Fisiopatologia 3. Respiração I. Título.

15-08852 CDD-612.2407
NLM-WF 600

Índices para catálogo sistemático:
1. Fisiologia pulmonar : Medicina 612.2407

Edição brasileira – 2016

Direitos em língua portuguesa adquiridos pela:
Editora Manole Ltda.
Av. Ceci, 672 – Tamboré
06460-120 – Barueri – SP – Brasil
Fone: (11) 4196-6000
Fax: (11) 4196-6021
www.manole.com.br
info@manole.com.br

Impresso no Brasil
Printed in Brazil

Sumário

Prefácio

A oitava edição de *Fisiologia pulmonar* foi completamente atualizada. Várias figuras novas foram adicionadas, enquanto outras foram revisadas para ajudar os estudantes a visualizar conceitos com mais clareza e aprender o conteúdo de forma mais eficaz. Novas referências e estudos de caso foram acrescentados ao final de cada capítulo. Há mais de 30 anos que *Fisiologia pulmonar* foi publicado pela primeira vez. O livro é agora mais velho que a maioria de seus leitores.

Talvez a maior satisfação associada às sete primeiras edições da obra tenha sido receber muitos comentários positivos e sugestões úteis de estudantes, leitores e colegas, e adotei muitas dessas recomendações na preparação desta nova edição.

Este livro deve ser usado como um guia introdutório para estudantes e como material de referência para residentes e profissionais de áreas como clínica médica, anestesiologia, pediatria e medicina pulmonar. Os alunos que já leram a obra podem rever o conteúdo para exames de certificação, concentrando-se nas figuras, conceitos-chave, tabelas e apêndices, que resumem quase todo o material do livro.

Meu objetivo ao escrever esta obra é fornecer a estudantes de medicina do primeiro ano (bem como aos alunos de fisioterapia respiratória, enfermagem, auxiliar de anestesia e outros) uma sólida formação relacionada aos aspectos da fisiologia pulmonar, que são essenciais para a compreensão da medicina clínica. Minha estratégia é incentivar a autossuficiência não só para estudar fisiologia pulmonar pela primeira vez, mas também para compreender os conceitos básicos do tema bem o suficiente para aplicá-los com segurança diante dos futuros pacientes.

Acredito que o caminho para isso consiste em informar ao leitor a finalidade de cada capítulo com objetivos de aprendizagem claramente definidos, oferecer explicações detalhadas e completas dos mecanismos fisiológicos e demonstrar como se aplicam aos estados patológicos, bem como proporcionar ao leitor meios de testar seu conhecimento fornecendo estudos de caso, problemas e dados de teste da função pulmonar para interpretação.

Meu desafio foi escrever um livro que pudesse ser lido sem dificuldade no curto período destinado à fisiologia pulmonar nos programas acadêmicos. O material deveria ser apresentado de uma forma que desencorajasse a memorização sem entendimento real, uma vez que somente os alunos que entendem os mecanismos básicos são capazes de aplicá-los a novas situações. O resultado dessa abordagem deve ser um livro que abrange os elementos essenciais do sistema respiratório da forma mais concisa possível, mas que não gere dúvidas que não seja capaz de esclarecer. Espero que eu tenha alcançado esses objetivos ao escrever esta obra.

Gostaria de agradecer às muitas pessoas cujos comentários me ajudaram a revisar as várias edições do livro, incluindo meus colegas de fisiologia respiratória e medicina pulmonar, meus colegas do LSU Health Sciences Center e da Tulane University

School of Medicine, bem como a meus alunos e leitores. Nesta edição, gostaria de agradecer especialmente aos doutores Andy Pellett e Lisa Harrison-Bernard, do Louisiana State University Health Sciences Center e Hershel Raff, do Medical College of Wisconsin. Também gostaria de agradecer a todos que me ajudaram a preparar os manuscritos, ilustrações e provas, incluindo meus muitos editores da McGraw-Hill. Por esta edição, meu agradecimento especial à Betsy Giaimo e à minha esposa, Elizabeth. Este livro é dedicado à memória de Robert S. Alexander e de Jim Miller.

Michael G. Levitzky

Lista das principais abreviaturas

2,3 BPG	bifosfoglicerato
CI	capacidade inspiratória
CPT	capacidade pulmonar total
CRF	capacidade residual funcional
CV	capacidade vital
CVF	capacidade vital forçada
$FEF_{25\text{-}75\%}$	fluxo expiratório forçado entre 25 e 75% da capacidade vital forçada
FI_{O_2}	concentração fracional de oxigênio inspirado
FSP	fluxo sanguíneo pulmonar
GRD	grupo respiratório dorsal
GRV	grupo respiratório ventral
HbA	hemoglobina adulta
HbF	hemoglobina fetal
$[HCO_3]p$	concentração plasmática do bicarbonato
PEEP	pressão expiratória final positiva
PFE	pico de fluxo expiratório
PM	peso molecular
PMAE	pressão média no átrio esquerdo
PMAP	pressão média na artéria pulmonar
RVP	resistência vascular pulmonar
RVS	resistência vascular sistêmica
$\dot{V}A$	ventilação alveolar
$\dot{V}A/Vc$ ou $\dot{V}/Q$	relação entre ventilação e perfusão
VC	volume corrente
$\dot{V}CO_2$	produção de dióxido de carbono
VEF1	volume expiratório forçado em 1 segundo
VM/Vc	relação entre o espaço morto fisiológico e o volume corrente
$\dot{V}O_2$	consumo do oxigênio
VR	volume residual
VRE	volume de reserva respiratório
VRI	volume de reserva inspiratório
VVM	ventilação voluntária máxima

Estrutura e funcionamento do sistema respiratório

1

OBJETIVOS

O leitor será capaz de estabelecer as funções do sistema respiratório e de relacionar a organização estrutural do sistema a suas funções.

- Descrever a troca de oxigênio e gás carbônico com a atmosfera e relacionar a troca gasosa ao metabolismo dos tecidos corporais.
- Definir o papel do sistema respiratório no equilíbrio acidobásico.
- Listar as funções não respiratórias dos pulmões.
- Definir e descrever a unidade alveolocapilar – o local da troca gasosa nos pulmões.
- Descrever o transporte de gás pelas vias aéreas de condução e para os alvéolos.
- Descrever as características estruturais das vias aéreas.
- Listar os componentes da parede torácica e relacionar as funções dos músculos respiratórios na circulação de ar para dentro e para fora dos alvéolos.
- Descrever o papel do sistema nervoso central na respiração e a inervação dos músculos respiratórios.

As principais funções do sistema respiratório consistem em obter oxigênio do ambiente externo e fornecê-lo às células, bem como remover do corpo o dióxido de carbono produzido pelo metabolismo celular.

O sistema respiratório é composto pelos pulmões, pelas vias aéreas de condução, pelas regiões do sistema nervoso central envolvidas no controle dos músculos da respiração e da parede torácica. A parede torácica consiste nos músculos respiratórios – tais como os músculos abdominais, os músculos intercostais e o diafragma – além da caixa torácica.

FUNÇÕES DO SISTEMA RESPIRATÓRIO

As funções do sistema respiratório incluem trocas gasosas, equilíbrio acidobásico, fonação, defesa pulmonar e metabolismo, bem como manejo de materiais bioativos.

Troca gasosa

O oxigênio do ar ambiente é trocado por dióxido de carbono produzido pelas células do corpo nos alvéolos dos pulmões. Ar fresco, contendo oxigênio, é inspirado para os pulmões por meio das vias aéreas. As forças que geram o fluxo de ar são geradas pelos músculos respiratórios, atuando sob comandos iniciados pelo sistema nervoso central. Ao mesmo tempo, o sangue venoso regressando de vários tecidos do corpo é bombeado para os pulmões pelo ventrículo direito do coração. Esse sangue venoso misto tem um teor elevado de dióxido de carbono e um baixo teor de oxigênio. Nos capilares pulmonares, o dióxido de carbono é trocado pelo oxigênio dos alvéolos. O sangue que sai dos pulmões, que agora tem um teor elevado de oxigênio e um teor relativamente baixo de dióxido de carbono, é distribuído para os tecidos do corpo pelo lado esquerdo do coração. Durante a expiração, o gás com alta concentração de dióxido de carbono é expelido do corpo. Um diagrama esquemático da função de troca gasosa do sistema respiratório é mostrado na Figura 1.1.

Outras funções

Equilíbrio acidobásico

No corpo, aumentos de dióxido de carbono levam a um aumento na concentração de íons hidrogênio (e vice-versa) por causa da seguinte reação:

$$CO_2 + H_2O \rightleftharpoons H_2CO_3 \rightleftharpoons H^+ + HCO_3^-$$

O sistema respiratório pode, portanto, participar do equilíbrio acidobásico por meio da remoção do CO_2 do corpo. O sistema nervoso central tem sensores para os níveis de CO_2 e de íons hidrogênio no sangue arterial e no líquido cerebrospinal, que enviam informações aos controladores da respiração. O equilíbrio acidobásico é abordado de forma mais detalhada no Capítulo 8, enquanto o controle da respiração é discutido no Capítulo 9.

Fonação

Fonação é a produção de sons pelo movimento do ar ao longo das cordas vocais. A fala, o canto e outros sons são produzidos pelas ações dos controladores do sistema nervoso central sobre os músculos da respiração, ocasionando o fluxo do ar pelas cordas vocais e pela boca. A fonação não será discutida de maneira detalhada neste livro.

Mecanismos de defesa pulmonar

Cada incursão respiratória traz até os pulmões uma pequena amostra do ambiente atmosférico local. Isso pode incluir microrganismos como bactérias, poeira, partículas de sílica ou asbesto, gases tóxicos (de cigarro e outros tipos) e outros poluentes. Além disso, a temperatura e a umidade da atmosfera local variam de forma considerável. Os mecanismos pelos quais os pulmões se protegem dessas agressões ambientais são abordados no Capítulo 10.

Metabolismo pulmonar e manejo dos materiais bioativos

As células pulmonares devem metabolizar substratos para que possam fornecer energia e nutrientes necessários para sua própria manutenção. Algumas células pulmonares especializadas também produzem substâncias necessárias para a função pulmonar regular. Além disso, o endotélio dos capilares pulmonares contém um grande número de enzimas que podem produzir, metabolizar ou modificar as substâncias vasoativas que ocorrem naturalmente. Essas funções metabólicas do sistema respiratório são abordadas no Capítulo 10.

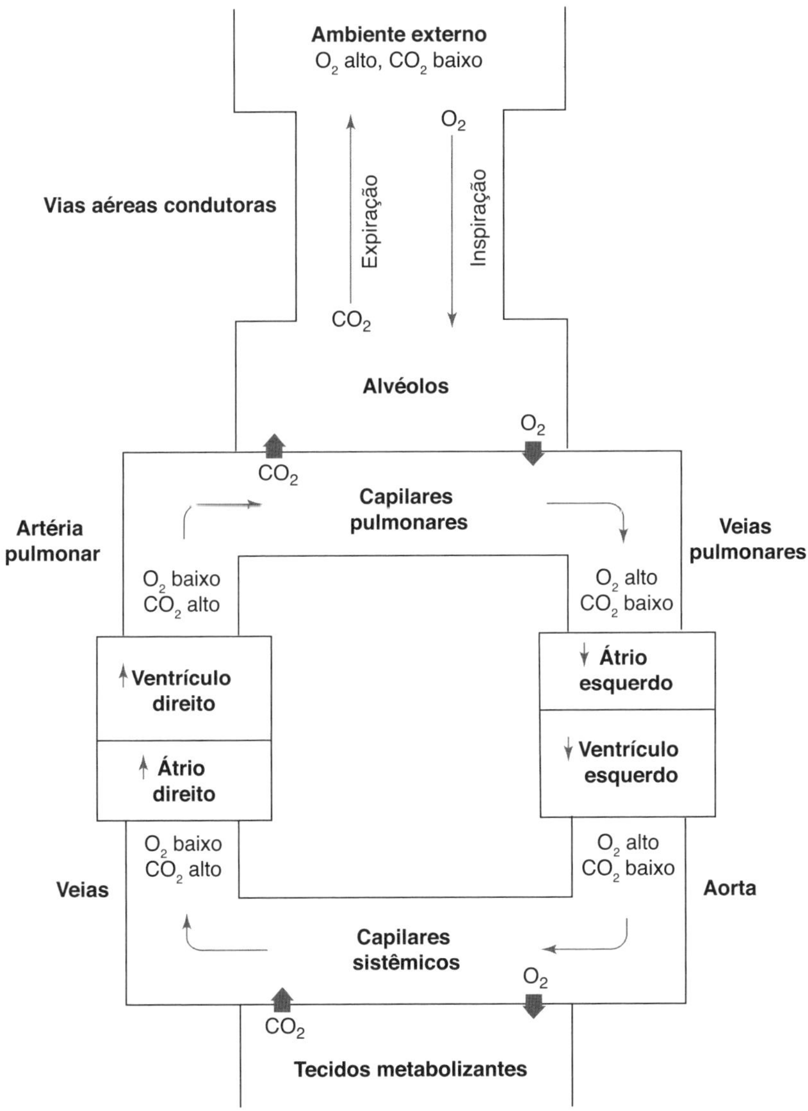

Figura 1.1 Representação esquemática da troca gasosa entre os tecidos do corpo e o meio ambiente.

ESTRUTURA DO SISTEMA RESPIRATÓRIO

O ar penetra no sistema respiratório pelo nariz ou pela boca. O ar que entra pelo nariz é filtrado, aquecido até a temperatura corporal e umedecido quando passa pelo nariz e pelas conchas nasais. Esses mecanismos de proteção são abordados no Capítulo 10. As vias aéreas superiores são ilustradas na Figura 10.1. O ar inalado por meio do nariz entra nas vias aéreas pela nasofaringe e, o ar inalado por meio da boca, pela orofaringe. A seguir, passa pela glote e pela laringe e penetra na árvore traqueobrônquica. Após passar pelas vias aéreas de condução, o ar inspirado chega nos alvéolos, onde entra em contato com o sangue venoso misto nos capilares pulmonares.

Vias aéreas

Depois de passar pelo nariz ou pela boca, a faringe e a laringe (as vias aéreas superiores), o ar penetra na árvore traqueobrônquica. Começando com a traqueia, o ar pode passar por somente 10 ou 23 gerações, ou ramificações, em seu percurso até os alvéolos. As ramificações da árvore traqueobrônquica e sua nomenclatura podem ser vistas na Figura 1.2. As unidades da troca gasosa alveolar são indicadas pelos sacos com formato de U.

As primeiras 16 gerações de vias aéreas, ou a zona condutora, não contêm alvéolos e, portanto, são anatomicamente incapazes de troca gasosa com o sangue venoso. Elas formam o espaço morto anatômico, que é abordado no Capítulo 3. Os alvéolos

	Geração			Diâmetro, cm	Comprimento, cm	Número	Área total de corte transversal, cm²
Zona condutora	Traqueia		0	1,80	12,0	1	2,54
	Brônquios		1	1,22	4,8	2	2,33
	↓		2	0,83	1,9	4	2,13
			3	0,56	0,8	8	2,00
	Bronquíolos		4	0,45	1,3	16	2,48
	↓		5	0,35	1,07	32	3,11
			↓	↓	↓	↓	↓
	Bronquíolos terminais		16	0,06	0,17	6×10^4	180,0
Zonas transicional e respiratória	Bronquíolos respiratórios		17	↓	↓	↓	↓
			18				
			19	0,05	0,10	5×10^5	10^3
	Ductos alveolares	T_3	20	↓	↓	↓	↓
		T_2	21				
		T_1	22				
	Sacos alveolares	T	23	0,04	0,05	8×10^6	10^4

Figura 1.2 Representação esquemática da ramificação das vias aéreas no pulmão humano com dimensões aproximadas.
Reproduzido com permissão. Figura baseada em Weibel, 1963. Dados de Bouhuys, 1977.

começam a aparecer entre a 17ª e a 19ª gerações, nos bronquíolos respiratórios, que formam a zona transicional. As 20ª, 21ª e 22ª gerações são revestidas por alvéolos. Esses ductos alveolares, que representam o final da árvore traqueobrônquica, recebem o nome de zona respiratória.

Os bronquíolos respiratórios têm alguns alvéolos, como mostra a Figura 1.2. Cada bronquíolo respiratório se ramifica em aproximadamente 100 ductos alveolares e 2.000 alvéolos em um pulmão humano adulto. Um ácino contém de 10 a 12 desses bronquíolos respiratórios e suas ramificações, que recebem o nome de unidades respiratórias terminais. Todas as vias aéreas de um ácino participam da troca gasosa. As várias ramificações das vias aéreas resultam em uma grande área total em corte transversal das porções distais da árvore traqueobrônquica, apesar de os diâmetros das vias aéreas individuais serem bastante pequenos. Isso pode ser verificado na tabela da Figura 1.2.

Estrutura das vias aéreas

A estrutura das vias aéreas varia de modo considerável, dependendo de sua localização na árvore traqueobrônquica. A traqueia é um tubo fibromuscular que recebe suporte ventrolateral por uma cartilagem em formato de C e concluído dorsalmente por um músculo liso. A cartilagem dos grandes brônquios é semicircular, como a cartilagem da traqueia. Entretanto, quando os brônquios penetram nos pulmões, os anéis de cartilagem desaparecem, sendo substituídos por placas cartilaginosas de formato irregular. Essas placas, que auxiliam no suporte das vias aéreas mais calibrosas, diminuem progressivamente nas vias aéreas distais e desaparecem nas vias aéreas com cerca de 1 mm de diâmetro. Por definição, as vias aéreas respiratórias sem cartilagem são denominadas bronquíolos. Considerando que os bronquíolos e os ductos alveolares não têm nenhum suporte cartilaginoso, eles estão sujeitos a colapso quando comprimidos. Essa tendência é contrariada em parte pela fixação dos septos alveolares, que contêm tecido elástico em suas paredes, como ilustra a Figura 1.3 e mostra, de forma esquemática, a Figura 2.18. À medida que as placas cartilaginosas passam a distribuir-se de maneira irregular em torno das vias aéreas distais, a camada muscular acaba por envolver completamente essas estruturas. A camada muscular é entremeada por fibras elásticas. À medida que os bronquíolos seguem na direção dos alvéolos, a camada muscular torna-se mais fina, embora o músculo liso possa ser encontrado até mesmo nas paredes dos ductos alveolares. A camada mais externa da parede bronquiolar é circundada por tecido conjuntivo denso com muitas fibras elásticas.

Revestimento das vias aéreas

Todo o trato respiratório, exceto parte da faringe, do terço superior do nariz e das unidades respiratórias distais aos bronquíolos terminais, é revestido por células ciliadas entremeadas por células calciformes secretoras de muco e por outras células secretórias. As células ciliadas são células colunares pseudoestratificadas nas vias aéreas mais calibrosas, tornando-se cuboides nos bronquíolos, onde as células calciformes tornam-se menos frequentes e são substituídas por outro tipo de célula secretória, a célula de Clara. Essas células secretam proteínas (incluindo apoproteínas surfactantes SpA, SpB e SpD – ver Cap. 2), lipídios, glicoproteínas e moduladores de inflamação. Também atuam como células progenitoras para células de Clara e para células epiteliais ciliadas, metabolizam alguns materiais estranhos e participam do equilíbrio de fluido das vias aéreas. O epitélio ciliado, junto ao muco secretado pelas glândulas ao longo das vias aéreas e as células calciformes e os produtos secretórios das células de Clara, constitui um importante mecanismo para a proteção do pulmão. Esse mecanismo será abordado de forma mais detalhada no Capítulo 10.

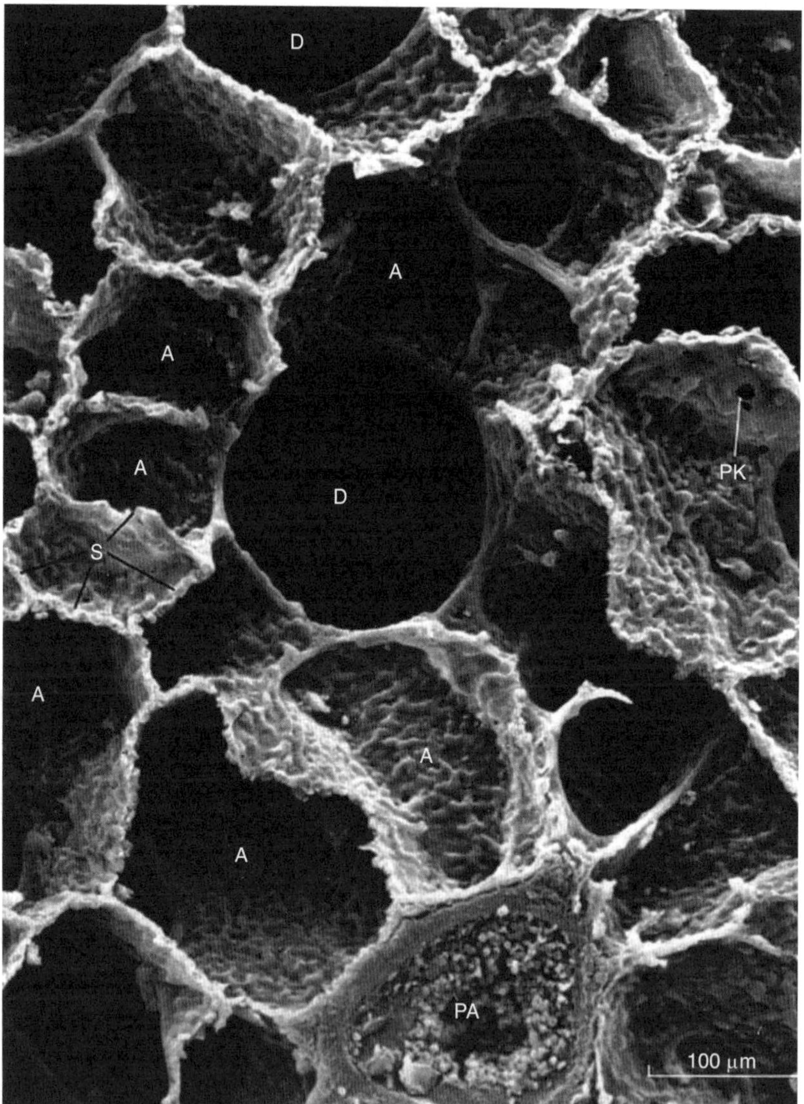

Figura 1.3 Micrografia eletrônica do parênquima pulmonar humano. A, alvéolo; S, septos alveolares; D, ducto alveolar; PK, poro de Kohn; PA, pequeno ramo da artéria pulmonar.
Reproduzido com permissão de Weibel, 1998.

Os mastócitos também são encontrados nas vias aéreas. Eles contêm grânulos secretórios ligados por membranas que consistem em muitos mediadores inflamatórios, como histaminas, proteoglicanos, enzimas lisossomais e metabólitos de ácido araquidônico que induz broncoconstrição, estimula a secreção de muco e induz edema mucoso aumentando a permeabilidade dos vasos brônquicos.

Unidade alveolocapilar

A unidade alveolocapilar é o local onde ocorrem as trocas gasosas no pulmão. Os alvéolos, cuja quantidade estimada é de 300 milhões em um adulto (um estudo mais recente calculou o número médio de alvéolos em 480 milhões), são quase inteiramente envoltos em capilares pulmonares. Pode haver até 280 bilhões de capilares pulmonares, ou aproximadamente 500 a 1.000 deles por alvéolo. Essa quantidade impressionante de alvéolos e capilares pulmonares resulta em uma ampla área de contato entre alvéolos e capilares – provavelmente 50 a 100 m^2 de área de superfície disponível para troca gasosa por meio de difusão. O diâmetro dos alvéolos é de cerca de 200 a 250 μm.

A Figura 1.3 representa uma imagem por microscópio eletrônico de varredura da superfície alveolocapilar. A Figura 1.4 traz um aumento ainda maior do local da troca gasosa.

Na Figura 1.4 o septo alveolar parece ser quase inteiramente composto por capilares pulmonares. Os glóbulos vermelhos (eritrócitos) podem ser vistos dentro dos capilares no ponto de secção. As fibras elásticas e do tecido conjuntivo, não visíveis na figura, encontram-se entre os capilares nos septos alveolares. Também são mostrados na figura os poros de Kohn, ou conexões interalveolares.

Superfície alveolar

A superfície alveolar é composta principalmente de uma fina camada de células epiteliais escamosas, as células alveolares de tipo I. Intercaladas a elas ficam as células alveolares cuboides de tipo II, que produzem a camada de fluido que alinha os alvéolos. Embora existam duas vezes mais células de tipo ll que de tipo I no pulmão humano, as de tipo I ocupam entre 90 a 95% da superfície alveolar, uma vez que costumam ter uma superfície muito maior que a célula típica de tipo II. Com paredes finas, as células de tipo I permitem a maior parte da troca gasosa entre o ar alveolar e o sangue capilar pulmonar. Além disso, as células alveolares epiteliais de tipo I também podem ajudar a remover o líquido da superfície alveolar bombeando ativamente sódio e água da superfície para o interstício.

A camada de fluido da superfície alveolar é discutida de forma mais detalhada no Capítulo 2. Um terceiro tipo de célula, que consiste nos macrófagos alveolares fagocíticos livres, encontra-se em número variável no revestimento extracelular da superfície alveolar. Essas células controlam a superfície alveolar e efetuam a fagocitose de partículas inspiradas, como bactérias. Sua função é discutida no Capítulo 10.

Endotélio capilar

Uma secção transversal de um capilar pulmonar é ilustrada na micrografia eletrônica de transmissão da Figura 1.5. Um número de eritrócitos aparece em secção

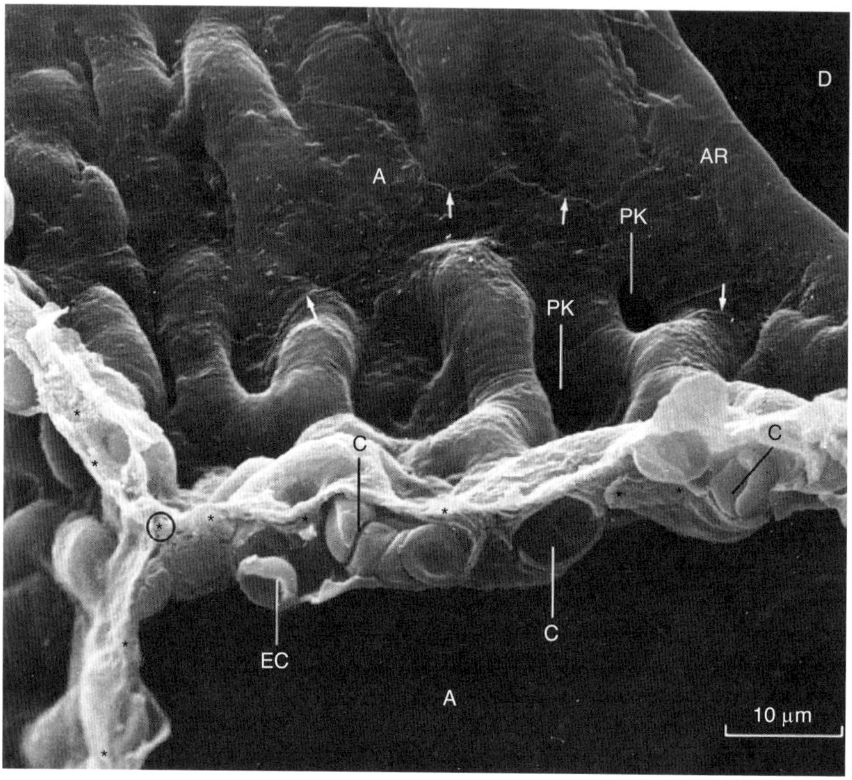

Figura 1.4 Micrografia eletrônica de varredura da superfície e corte transversal de um septo alveolar. Os capilares (C) são vistos seccionados em primeiro plano, com eritrócitos (EC) em seu interior. A, alvéolos; D, ducto alveolar; PK, poros de Kohn; AR, acesso alveolar ao ducto; *, fibras do tecido conjuntivo. O asterisco circulado constitui uma junção de três septos.
Reproduzido com permissão de Weibel, 1998.

transversal no lúmen do capilar. Os capilares são formados por uma única camada de células epiteliais escamosas que se alinham para formar tubos. O núcleo de uma das células endoteliais capilares é mostrado na micrografia.

A barreira para a troca gasosa entre os alvéolos e capilares pulmonares também aparece na Figura 1.5. Ela é formada pelo epitélio alveolar, o endotélio capilar e o espaço intersticial entre eles. Os gases também devem passar através do líquido que reveste a superfície alveolar (não visível na Fig. 1.5) e do plasma no capilar. A barreira para a difusão tem normalmente 0,2 a 0,5 μm de espessura. A troca gasosa por difusão é discutida no Capítulo 6.

Músculos respiratórios e parede torácica

Os músculos da respiração e a parede torácica são componentes essenciais do sistema respiratório. Os pulmões não são capazes de se insuflarem sozinhos – a força para essa insuflação deve ser fornecida pelos músculos da respiração. A parede torácica deve estar intacta e apta a expandir-se para que o ar penetre nos alvéolos nor-

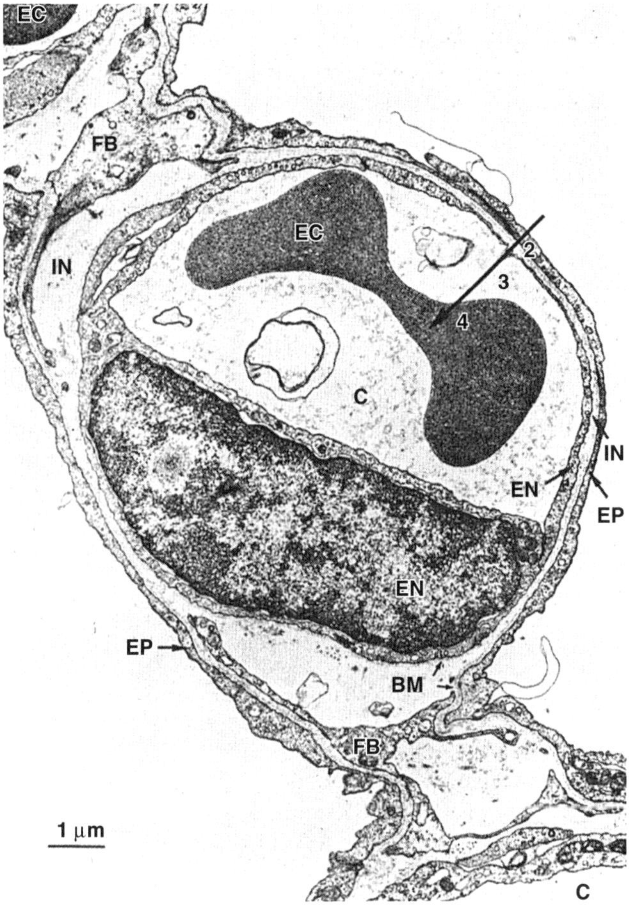

Figura 1.5 Micrografia eletrônica de transmissão de uma secção transversal de um capilar pulmonar. Um eritrócito (EC) é visto dentro do capilar. C, capilar; EN, célula endotelial capilar (observe seu amplo núcleo); EP, célula epitelial alveolar; IN, espaço intersticial; BM, membrana basal; FB, processos de fibroblasto; 2, 3, 4, caminho de difusão pela barreira alveolocapilar, pelo plasma e pelos eritrócitos, respectivamente. Observe que a barreira alveolocapilar parece ter um lado fino e um espesso, este com um maior espaço intersticial e mais tecido conjuntivo.
Reproduzido com permissão de Weibel, 1970.

malmente. As interações entre os músculos respiratórios, a parede torácica e os pulmões serão discutidas de forma mais detalhada no próximo capítulo.

Os principais componentes da parede torácica estão ilustrados esquematicamente na Figura 1.6. Eles incluem a caixa torácica; os músculos intercostais externos e internos e o diafragma, que são os principais músculos respiratórios; e o revestimento da parede torácica, pleura visceral e parietal. Outros músculos respiratórios incluem os músculos abdominais, englobando o reto do abdome; os músculos intercartilaginosos paraesternais; e os músculos esternocleidomastóideo e escaleno.

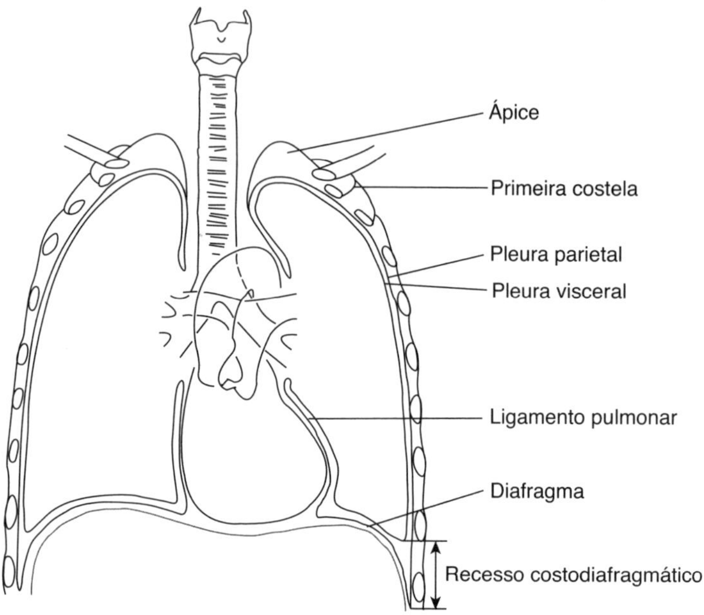

Figura 1.6 Principais componentes da parede torácica.
Reproduzido com permissão de Weibel, 1998.

Sistema nervoso central e vias neurais

Outro componente importante do sistema respiratório é o sistema nervoso central. Ao contrário do músculo cardíaco, os músculos da respiração não se contraem de forma espontânea. Cada incursão respiratória é desencadeada no cérebro, e essa mensagem é levada aos músculos respiratórios pela medula espinal e os nervos que inervam os músculos respiratórios.

A respiração automática espontânea é gerada por grupos de neurônios localizados no bulbo. Esse centro respiratório bulbar é também o ponto de integração final para as influências provenientes dos centros cerebrais superiores; para a informação proporcionada pelos quimiorreceptores no sangue e no líquido cerebrospinal; e para a informação aferente dos receptores neurais existentes nas vias aéreas, nas articulações, nos músculos, na pele e em outros locais do corpo. O controle da respiração é abordado no Capítulo 9.

CONCEITOS-CHAVE

1. A principal função do sistema respiratório consiste na troca do oxigênio proveniente da atmosfera pelo dióxido de carbono produzido pelas células do corpo.

2. Outras funções do sistema respiratório incluem a participação no equilíbrio acidobásico do corpo, a fonação, a defesa pulmonar e o metabolismo.

SUGESTÕES DE LEITURA

Albertine KH. Anatomy of the lungs. In: Mason RJ, Broaddus VC, Martin TR, et al., eds. *Murray & Nadel's Textbook of Respiratory Medicine*. 5th ed. Philadelphia, PA: WB Saunders and Company; 2010:3–25.

Bouhuys A. *The Physiology of Breathing*. New York, NY: Grune & Stratton; 1977:26–42.

Netter FH. *The Ciba Collection of Medical Illustrations, Vol 7: Respiratory System*. Summit, NJ: Ciba; 1979:3–43.

Ochs M, Nyengaard JR, Jung A, et al. The number of alveoli in the human lung. *Am J Respir Crit Care Med*. 2004;169:120–124.

Ochs M, Weibel ER. Functional design of the human lung for gas exchange. In: Fishman AP, Elias JA, Fishman JA, Grippi MA, Senior RM, Pack AI, eds. *Fishman's Pulmonary Diseases and Disorders*. 4th ed. New York, NY: McGraw-Hill; 2008:23–69.

Weibel ER. *Morphometry of the Human Lung*. Berlin, Germany: Springer-Verlag; 1963.

Weibel ER. Morphometric estimation of pulmonary diffusion capacity, I. Model and method. *Respir Physiol*. 1970;11:54–75.

2 Mecânica da respiração

OBJETIVOS

O leitor será capaz de compreender as propriedades mecânicas do pulmão e da parede torácica durante a respiração.

- Descrever a geração de um gradiente de pressão entre a atmosfera e os alvéolos.
- Descrever a expansão passiva e a retração dos alvéolos.
- Definir a interação mecânica do pulmão e da parede torácica, e relacionar esse conceito com a pressão intrapleural negativa.
- Descrever as características de volume-pressão do pulmão e da parede torácica, assim como prever as mudanças na complacência destes em diferentes condições fisiológicas e patológicas.
- Especificar os papéis do surfactante pulmonar e da interdependência alveolar na retração e na expansão do pulmão.
- Definir a capacidade residual funcional (CRF) e utilizar sua compreensão das interações pulmão-parede torácica para prever as mudanças na CRF em diferentes condições fisiológicas e patológicas.
- Definir a resistência das vias aéreas e enumerar os fatores que contribuem para a resistência ao fluxo de ar ou que a alteram.
- Descrever a compressão dinâmica das vias aéreas durante uma expiração forçada.
- Relacionar as mudanças na complacência dinâmica do pulmão com as alterações na resistência das vias aéreas.
- Enumerar os fatores que contribuem para o trabalho da respiração.
- Prever as alterações no trabalho da respiração em diferentes estados fisiológicos e patológicos.

O ar, assim como outros fluidos, movimenta-se de uma região de pressão mais alta para outra de pressão mais baixa. Portanto, para que o ar possa penetrar nos pulmões ou sair deles deverá ser estabelecida uma diferença de pressão entre a atmosfera e os alvéolos. Se não houver um gradiente de pressão, não ocorrerá fluxo de ar.

Em circunstâncias normais, a inspiração processa-se graças à queda da pressão alveolar até que esteja abaixo da pressão atmosférica. Ao ser abordada a mecânica da respiração, a pressão atmosférica terá convencionalmente um valor atribuído de 0 cmH_2O, razão pela qual a redução da pressão alveolar até abaixo da pressão atmosférica é conhecida como respiração com pressão negativa. Logo após ter sido estabelecido um gradiente de pressão suficiente para superar a resistência ao fluxo de ar oferecida pelas vias aéreas condutoras entre a atmosfera e os alvéolos, o ar flui para dentro dos pulmões. É possível também fazer com que o ar flua para dentro dos pulmões elevando a pressão ao nível do nariz e da boca até que esteja acima da pressão alveolar. Essa ventilação com pressão positiva em geral é utilizada nos pacientes que são incapazes de gerar um gradiente de pressão suficiente entre a atmosfera e os alvéolos pela respiração normal com pressão negativa. O ar flui para fora dos pulmões quando a pressão alveolar é suficientemente maior que a pressão atmosférica para superar a resistência ao fluxo de ar oferecida pelas vias aéreas condutoras.

GERAÇÃO DE UM GRADIENTE DE PRESSÃO ENTRE A ATMOSFERA E OS ALVÉOLOS

Durante a respiração normal com pressão negativa, a pressão alveolar torna-se mais baixa que a pressão atmosférica. Isso ocorre graças à contração dos músculos da inspiração, que faz aumentar o volume dos alvéolos, reduzindo assim a pressão alveolar em conformidade com a lei de Boyle. (Ver Apêndice II: Leis que regem o comportamento dos gases.)

Expansão passiva dos alvéolos

Os alvéolos não são capazes de se expandir por conta própria. Eles só se expandem passivamente em resposta a uma maior pressão de distensão ao longo da parede alveolar. Essa diferença de pressão transmural aumentada, gerada pelos músculos da inspiração, abre ainda mais os alvéolos altamente distensíveis e, dessa forma, reduz a pressão alveolar. Convencionalmente, para calcular o gradiente de pressão transmural subtrai-se a pressão externa (nesse caso, a pressão intrapleural) da pressão interna (a pressão alveolar).

Pressão intrapleural negativa

A pressão no estreito espaço entre as pleuras visceral e parietal em condições normais é ligeiramente subatmosférica, até mesmo quando nenhum músculo inspiratório está se contraindo. Essa pressão intrapleural negativa (às vezes denominada também pressão intratorácica negativa) de -3 a -5 cmH_2O ocorre principalmente pela interação mecânica entre o pulmão e a parede torácica. No final da expiração, quando todos os músculos respiratórios estão relaxados, o pulmão e a parede torácica estarão agindo reciprocamente em direções opostas. O pulmão tende a diminuir seu volume em virtude da retração elástica interna das paredes alveolares distendidas; a parede torácica tende a aumentar seu volume em virtude de sua tendência de expansão elástica no sentido externo. Assim, a parede torácica tende a manter os alvéolos abertos em oposição a sua retração elástica. De maneira semelhante, o pulmão utiliza sua própria retração elástica para dar suporte à parede torácica. Por causa dessa interação, a pressão é negativa na superfície do espaço pleural preenchido de líquido e extremamente fino (com cerca de 10 a 30 μm de espessura para volumes pulmonares normais), como se pode ver no lado esquerdo da Figura 2.1. Normalmente não existe gás no espaço intrapleural, e o pulmão é mantido contra a parede torácica pela fina camada de

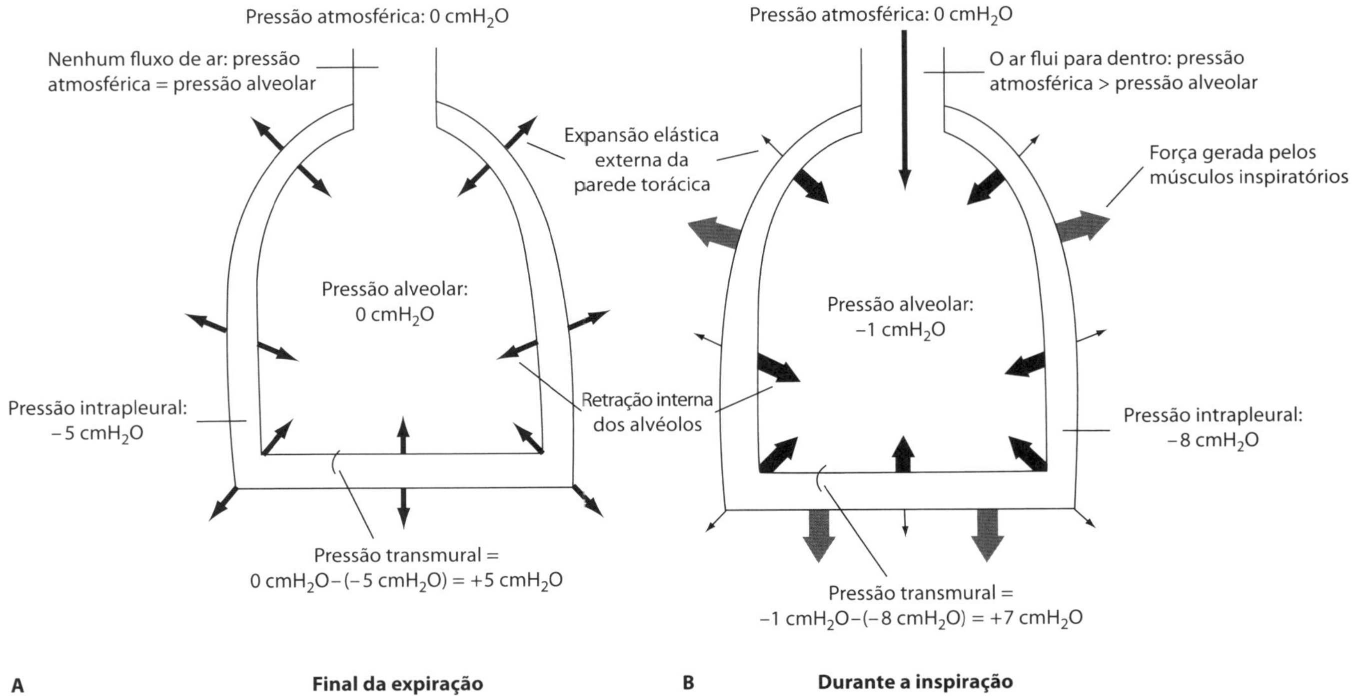

Figura 2.1 Representação da interação do pulmão e da parede torácica. **A.** Ao final da expiração, os músculos da respiração estão relaxados. A retração elástica interna do pulmão é equilibrada pela retração elástica externa da parede torácica. A pressão intrapleural é de -5 cmH_2O; a pressão alveolar é igual a 0. O gradiente de pressão transmural ao longo do alvéolo é, portanto, igual a 0 cmH_2O - (- 5 cmH_2O), ou 5 cmH_2O. Já que a pressão alveolar é igual à pressão atmosférica, não existe nenhum fluxo de ar.
B. Durante a inspiração, a contração dos músculos da inspiração faz com que a pressão intrapleural se torne mais negativa. O gradiente de pressão transmural aumenta e os alvéolos são distendidos, reduzindo a pressão alveolar abaixo da pressão atmosférica, o que induz o ar a fluir para dentro dos alvéolos.

líquido intrapleural seroso, o qual, segundo se estima, tem um volume total de aproximadamente 15 a 25 mL em um adulto comum.

Inicialmente, antes de ocorrer qualquer fluxo de ar, a pressão dentro dos alvéolos é idêntica à pressão atmosférica – por convenção, de 0 cmH_2O. A pressão alveolar é mais alta que a pressão intrapleural, pois representa a soma da pressão intrapleural com a pressão da retração elástica alveolar:

$$\text{Pressão alveolar} = \text{pressão intrapleural} + \text{pressão da retração elástica alveolar}$$

Os músculos da inspiração atuam aumentando o volume da cavidade torácica. A parte externa do pulmão (pleura visceral) adere ao interior da parede torácica (pleura parietal). Quando os músculos inspiratórios se contraem, expandindo o volume torácico e aumentando a força externa que atua sobre os pulmões, a pressão intrapleural torna-se mais negativa. Portanto, o gradiente de pressão transmural que tende a distender a parede alveolar (que recebe às vezes a designação de pressão transpulmonar) aumenta, como mostra a Figura 2.1, com os alvéolos aumentando de volume passivamente. Um aumento no volume alveolar reduz a pressão alveolar e estabelece o gradiente de pressão que permitirá que o ar penetre no pulmão. Na realidade, apenas um pequeno percentual do número total de alvéolos estará exposto diretamente à pressão da superfície intrapleural e, à primeira vista, é difícil imaginar como os alvéolos localizados nas áreas centrais do pulmão podem expandir-se graças a uma pressão intrapleural mais negativa. No entanto, uma análise mais minuciosa mostrou que a pressão na superfície pleural é transmitida através das paredes alveolares para os alvéolos localizados nas áreas mais centrais e para as pequenas vias aéreas. Essa interdependência estrutural das unidades alveolares é mostrada na Figura 2.2.

Observe que na Figura 2.1, a retração elástica alveolar interna calculada pela equação acima é igual ao gradiente de pressão transmural. Isso ocorre em condições estáticas, mas eles podem variar ligeiramente durante uma incursão respiratória à medida que os alvéolos são distendidos.

Músculos da respiração

Músculos inspiratórios

Os músculos da inspiração incluem o diafragma, os intercostais externos e os músculos acessórios da inspiração, que incluem os músculos da coluna vertebral, o trapézio e o esternocleidomastóideo.

Diafragma – o diafragma é um grande músculo (aproximadamente 250 cm^2 de área de superfície) com formato de cúpula que separa o tórax da cavidade abdominal. Como mencionado no Capítulo 1, o diafragma é considerado uma parte integrante da parede torácica e deve ser sempre levado em conta quando se faz uma análise da mecânica da parede torácica.

O diafragma é o principal músculo da inspiração. Quando uma pessoa fica em decúbito dorsal, o diafragma é responsável por cerca de dois terços do ar que penetra nos pulmões durante a respiração tranquila e normal (que é denominada eupneia). (Quando a pessoa fica em pé ou sentada em uma postura ereta, o diafragma é responsável apenas por cerca de um terço à metade do volume corrente.) O diafragma

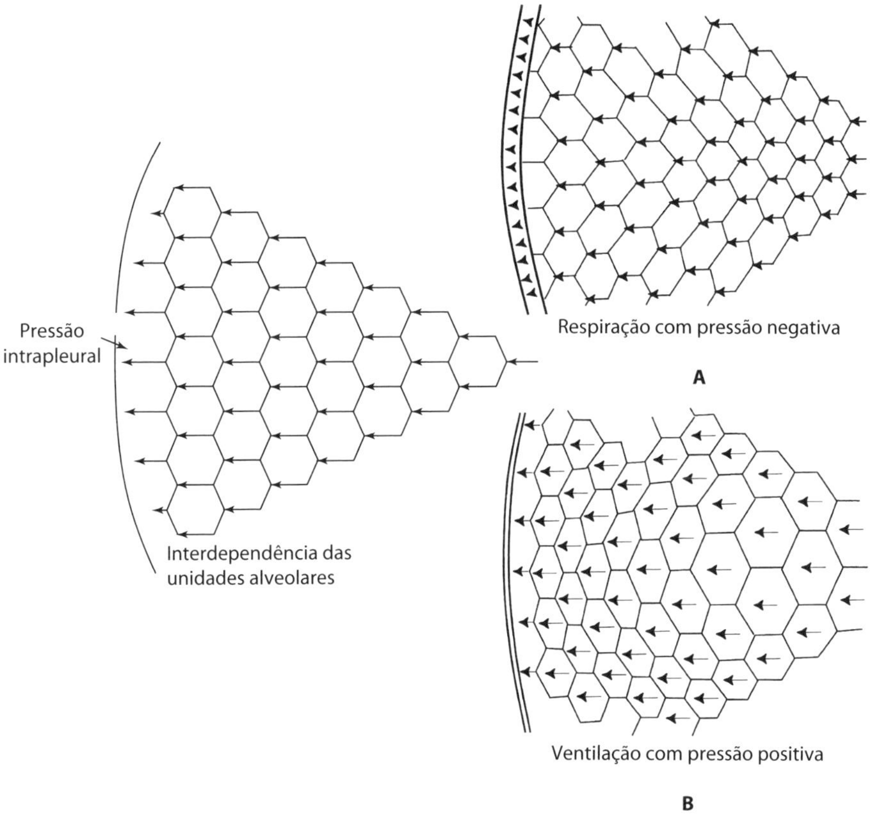

Figura 2.2 Interdependência estrutural das unidades alveolares. O gradiente de pressão ao longo dos alvéolos mais externos é transmitido mecanicamente através do pulmão por meio dos septos alveolares. As ilustrações mostram a ideia do autor acerca do que pode acontecer na respiração com pressão negativa e na ventilação com pressão positiva. Na respiração com pressão negativa **A**, a pressão mecânica seria provavelmente transmitida dos alvéolos mais externos (aqueles mais próximos da parede torácica) para os alvéolos mais internos, razão pela qual os alvéolos externos podem ficar mais distendidos. Na ventilação com pressão positiva **B**, os pulmões precisam exercer tração contra o diafragma e a caixa torácica para movimentá-los. Os alvéolos mais externos podem ficar mais comprimidos que aqueles localizados nas áreas mais internas.

é inervado pelos dois nervos frênicos, que deixam a medula espinal entre o terceiro e o quinto segmentos cervicais.

As fibras musculares do diafragma se inserem no esterno e nas seis costelas inferiores, assim como na coluna vertebral por meio de dois pilares. As outras extremidades dessas fibras musculares também se convergem para anexar-se ao tendão central fibroso, que também está ligado ao pericárdio em sua superfície superior (Fig. 2.3). Durante a respiração tranquila e normal, a contração do diafragma acarreta a descida de sua cúpula em 1 a 2 cm para dentro da cavidade abdominal, com pouca mudança em seu formato. Isso alonga o tórax e induz um aumento em seu volume. Esses pequenos movimentos descendentes do diafragma são possíveis porque as vísceras abdominais podem exercer pressão contra a parede abdominal relativamente complacente. Durante uma inspiração profunda, o diafragma pode descer até 10 cm. Com

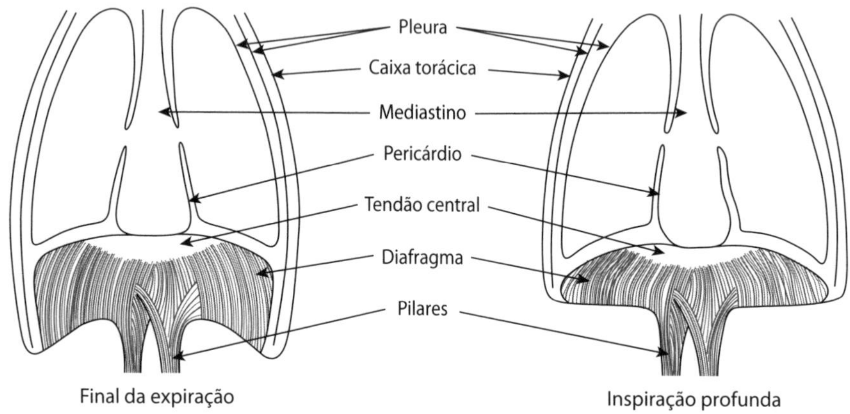

Figura 2.3 Ilustração das ações de contração do diafragma na expansão da cavidade torácica.

essa inspiração profunda, o limite da complacência da parede abdominal é alcançado, a pressão abdominal aumenta e o tendão central indistensível torna-se fixo contra o conteúdo abdominal. Depois desse ponto, a contração do diafragma contra o tendão central fixo eleva as costelas inferiores (Fig. 2.3).

Se um dos folhetos do diafragma fica paralisado (p. ex., em virtude da secção de um dos nervos frênicos), acabará realizando um movimento ascendente "paradoxal" para dentro do tórax quando a pressão intrapleural torna-se mais negativa durante um esforço inspiratório rápido.

Intercostais externos – quando sua contração é estimulada, os músculos intercostais externos, intercostais paraesternais e escalenos elevam e ampliam a caixa torácica. Os músculos paraesternais, que geralmente são considerados parte dos intercostais internos, são músculos inspiratórios e podem ser responsáveis em parte pela elevação das costelas inferiores. Os músculos escalenos parecem contrair-se na respiração tranquila e normal e, portanto, não são músculos acessórios. A Figura 2.4 mostra como a contração desses músculos faz aumentar a dimensão anteroposterior do tórax quando as costelas giram para cima ao redor de seus eixos e acarreta também um aumento na dimensão transversal da porção inferior do tórax. Esses músculos são inervados pelos nervos que deixam a medula espinal entre o 1º e o 11º segmentos torácicos. Durante a inspiração, o diafragma e os músculos inspiratórios da caixa torácica se contraem simultaneamente. Se o diafragma se contraísse sozinho, os músculos da caixa torácica seriam tracionados para dentro (o que se denomina retração). Se os músculos inspiratórios da caixa torácica se contraíssem sozinhos, o diafragma seria tracionado para cima e penetraria no tórax.

Músculos acessórios da inspiração – os músculos acessórios da inspiração não estão envolvidos durante a respiração tranquila e normal, mas podem entrar em ação durante um exercício; durante a fase inspiratória da tosse ou dos espirros; ou em um estado patológico, como a asma. Por exemplo, o esternocleidomastóideo eleva o esterno e ajuda a aumentar as dimensões anteroposterior e transversal do tórax. A dispneia, ou a sensação de que a respiração é difícil, pode estar relacionada, em alguns casos, à fadiga dos músculos inspiratórios. Outras causas potenciais de dispneia serão abordadas no Capítulo 9.

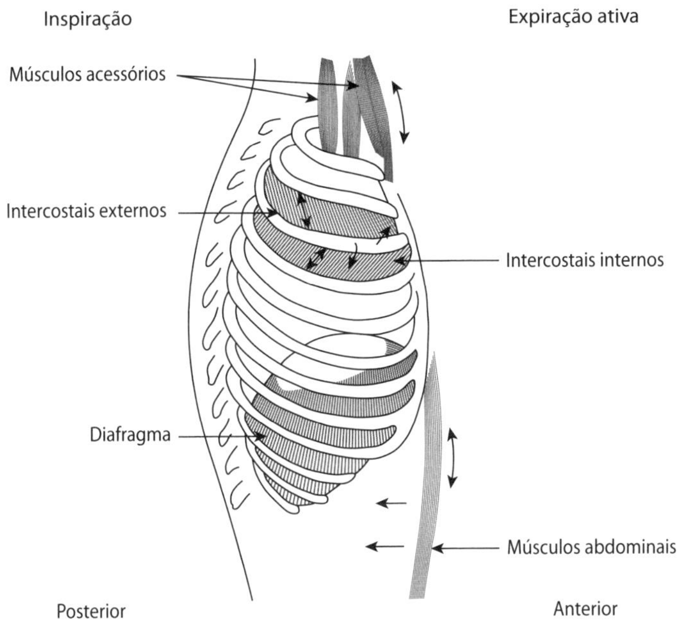

Figura 2.4 Ilustração das ações de contração dos músculos intercostais, abdominais e acessórios. Reproduzido com permissão de *The Pathway for Oxygen*, de Ewald R. Weibel, p. 304, Cambridge, Massachusetts, Harvard University Press. Copyright © 1984 President and Fellows of Harvard College.

Músculos expiratórios

A expiração é passiva durante a respiração tranquila e normal e os músculos respiratórios não se contraem. Quando os músculos inspiratórios relaxam, o aumento da retração elástica dos alvéolos distendidos é suficiente para reduzir o volume alveolar e elevar a pressão alveolar acima da pressão atmosférica. Nesse ponto, o gradiente de pressão que permitirá ao ar fluir para fora do pulmão é estabelecido.

O diafragma geralmente é considerado completamente relaxado durante a expiração, mas é provável que seja mantido algum tônus do músculo diafragmático, em especial quando se fica na posição horizontal. Os músculos inspiratórios podem continuar também se contraindo ativamente durante a parte inicial da expiração, especialmente nas pessoas obesas. Essa denominada ação de frenagem pode ajudar a manter uma transição uniforme entre a inspiração e a expiração, o que poderá ser importante também durante a produção da fala.

A expiração ativa ocorre durante o exercício, a fala, o canto, a fase expiratória da tosse ou do espirro e em estados patológicos, como a bronquite crônica. Os principais músculos da expiração são os músculos da parede abdominal, incluindo o reto do abdome, os músculos oblíquos externos e internos, o transverso do abdome; e os músculos intercostais internos.

Músculos abdominais – quando os músculos abdominais se contraem, elevam a pressão abdominal e empurram o conteúdo abdominal contra o diafragma relaxado, forçando sua ascensão para dentro da cavidade torácica. Eles também ajudam a abaixar as costelas inferiores e abaixam a parte anterior do tórax inferior.

Músculos intercostais internos – a contração dos músculos intercostais internos reduz a caixa torácica, fazendo-a descer de uma maneira oposta àquela das ações dos intercostais externos.

Resumo dos eventos que ocorrem durante o processo de incursão respiratória

Os eventos que ocorrem durante o processo de uma incursão respiratória idealizada, normal e tranquila, que são resumidos na Tabela 2.1, são mostrados na Figura 2.5. Por questões de clareza, considera-se que a inspiração e a expiração têm duração igual, embora durante a respiração normal e tranquila a fase expiratória seja duas ou três vezes mais longa que a fase inspiratória; ou seja, a relação normal é de 1:2 para 1:4 na respiração eupneica.

Tabela 2.1 Eventos envolvidos em uma incursão respiratória normal

Inspiração
1. O cérebro inicia o esforço inspiratório.
2. Os nervos conduzem a ordem inspiratória para os músculos inspiratórios.
3. O diafragma (e/ou os músculos intercostais externos) se contrai.
4. O volume torácico aumenta à medida que a parede torácica se expande.[1]
5. A pressão intrapleural torna-se mais negativa.
6. O gradiente de pressão transmural alveolar aumenta.
7. Os alvéolos se expandem (em conformidade com suas curvas de complacência individuais) em resposta ao gradiente de pressão transmural aumentado. Isso aumenta a retração elástica alveolar.
8. A pressão alveolar cai abaixo da pressão atmosférica quando o volume alveolar aumenta, estabelecendo um gradiente de pressão para o fluxo de ar.
9. O ar flui para dentro dos alvéolos até que a pressão alveolar entre em equilíbrio com a pressão atmosférica.
Expiração (passiva)
1. O cérebro interrompe o comando inspiratório.
2. Os músculos inspiratórios relaxam.
3. O volume torácico diminui, fazendo com que a pressão intrapleural se torne menos negativa e reduzindo o gradiente de pressão transmural alveolar.[2]
4. O gradiente de pressão transmural alveolar reduzido permite que a retração elástica alveolar aumentada restitua aos alvéolos seus volumes pré-inspiratórios.
5. O volume alveolar reduzido aumenta a pressão alveolar acima da pressão atmosférica, estabelecendo um gradiente de pressão para o fluxo de ar.
6. O ar flui para fora dos alvéolos até que a pressão alveolar entre em equilíbrio com a pressão atmosférica.

[1] Observação: os números 4 a 8 ocorrem simultaneamente.
[2] Observação: os números 3 a 5 ocorrem simultaneamente.

Reproduzido com a permissão de Levitzky MG, Cairo JM, Hall SM. *Introduction to Respiratory Care*. Philadelphia: WB Saunders and Company, 1990.

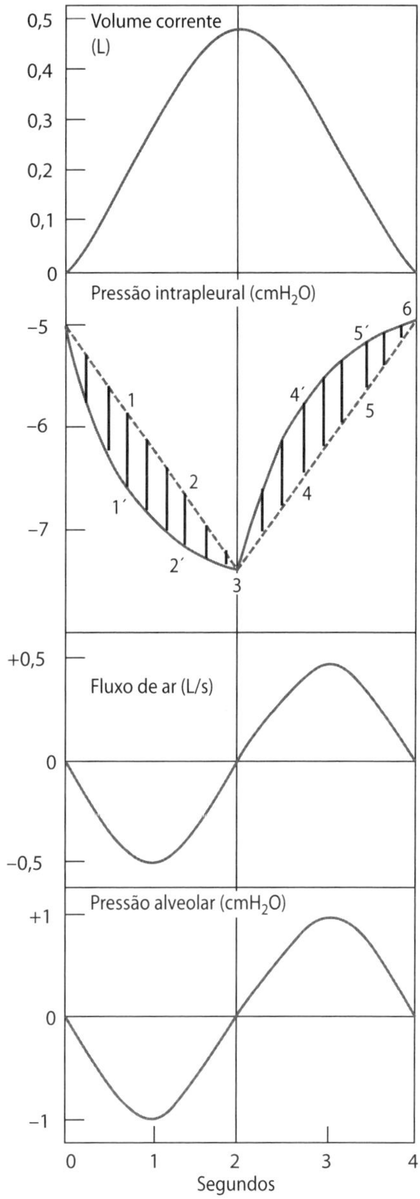

Figura 2.5 Alterações de volume, pressão e fluxo de ar durante um único e ideal ciclo respiratório eupneico. A inspiração está à esquerda e a expiração, à direita.
Reproduzido com permissão de Comroe. *Physiology of Respiration*, 2.ed, Chicago, Year Book Medical Publishers, 1974.

O volume de ar que entra ou sai dos pulmões pode ser medido com um espirômetro, como será descrito no Capítulo 3 (Fig. 3.4). O fluxo de ar pode ser medido quando se respira por meio de um pneumotacógrafo, que mede o diferencial de pressão por meio de uma resistência fixa. A pressão intrapleural pode ser estimada pedindo-se ao indivíduo que degluta um balão para dentro da porção intratorácica do esôfago. Em seguida, a pressão medida no balão é quase igual à pressão intrapleural. As pressões alveolares não podem ser medidas diretamente e devem ser calculadas.

Inicialmente, a pressão alveolar é igual à pressão atmosférica e, dessa maneira, nenhum ar flui para dentro do pulmão. A pressão intrapleural é de -5 cmH_2O. A contração dos músculos inspiratórios faz com que a pressão intrapleural se torne mais negativa quando os pulmões são mantidos desobstruídos e os alvéolos são distendidos. Observe as duas sequências diferentes para as mudanças na pressão intrapleural. A linha tracejada (que na verdade não poderia ser reta pelas razões discutidas a seguir) permite prever as mudanças na pressão intrapleural necessárias para superar a retração elástica dos alvéolos. A linha contínua é uma representação mais precisa da pressão intrapleural, pois inclui também o trabalho de pressão adicional que deve ser realizado para superar a resistência ao fluxo de ar e a resistência dos tecidos abordada adiante neste capítulo. À medida que os alvéolos são distendidos, a pressão em seu interior cai abaixo da pressão atmosférica e o ar flui para dentro dos alvéolos, como se pode visualizar no gráfico do volume corrente. À medida que o ar flui para dentro dos alvéolos, a pressão alveolar volta para 0 cmH_2O e cessa o fluxo de ar para dentro do pulmão. Na linha vertical (aos 2 s), o esforço inspiratório cessa e os músculos inspiratórios relaxam. A pressão intrapleural torna-se menos negativa e a retração elástica das paredes alveolares (que é aumentada com o volume pulmonar mais alto) poderá comprimir o gás alveolar. Isso eleva a pressão alveolar acima da pressão atmosférica, de modo que o ar flui para fora dos pulmões até ser restaurada uma pressão alveolar de 0 cmH_2O. Nesse ponto, o fluxo de ar cessa até o próximo esforço inspiratório.

RELAÇÕES DE VOLUME-PRESSÃO NO SISTEMA RESPIRATÓRIO

A relação entre as mudanças na pressão que distende os alvéolos e as mudanças no volume pulmonar é importante para se compreender por que isso determina a maneira como o pulmão é insuflado com cada incursão respiratória. Como já foi mencionado, a pressão responsável pela distensão alveolar costuma ser denominada pressão transpulmonar. Mais especificamente, a pressão transpulmonar é igual à pressão na traqueia menos a pressão intrapleural. Assim, essa é a diferença de pressão por todo o pulmão. No entanto, a pressão nos alvéolos é idêntica à pressão nas vias aéreas – incluindo a traqueia – no início ou no final de cada incursão respiratória normal; ou seja, a pressão alveolar final, expiratória ou inspiratória, é de 0 cmH_2O (Fig. 2.5). Portanto, no início ou no final de cada insuflação pulmonar, a pressão responsável pela distensão alveolar pode ser denominada pressão transpulmonar.

Complacência do pulmão e da parede torácica

As características de volume-pressão do pulmão podem ser examinadas de várias maneiras. Uma das mais simples consiste em remover os pulmões de um animal ou de um cadáver e, em seguida, representar graficamente as mudanças que ocorrem no volume para cada mudança na pressão transpulmonar a que os pulmões são submetidos (Fig. 2.6).

A Figura 2.6 mostra que, quando a pressão transpulmonar aumenta, o volume pulmonar também aumenta. Evidentemente, essa relação não é uma linha reta: o pulmão é constituído por tecido vivo e, apesar de ser distendido facilmente com

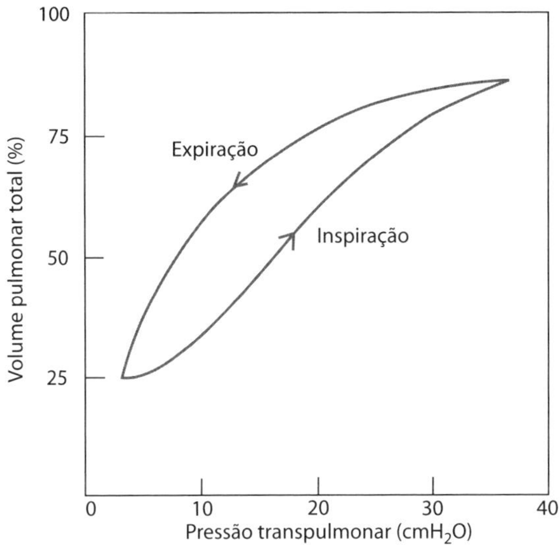

Figura 2.6 Curva de volume-pressão para pulmões isolados.

baixos volumes pulmonares, para os altos volumes pulmonares os componentes distensíveis das paredes alveolares já terão sido distendidos, e os grandes aumentos na pressão transpulmonar produzem apenas pequenos aumentos no volume.

A inclinação entre dois pontos em uma curva de volume-pressão é conhecida como complacência, que é definida como a mudança no volume dividida pela mudança na pressão. Os pulmões com alta complacência evidenciam uma maior inclinação em suas curvas de volume-pressão. Ou seja, uma pequena mudança na pressão de distensão acarretará uma grande mudança no volume. É importante lembrar que a complacência é o inverso de elastância ou retração elástica. A complacência denota a facilidade com que alguma coisa pode ser distendida ou distorcida; elastância refere-se à tendência de algo se opor ao estiramento ou à distorção, assim como à sua capacidade de readquirir sua configuração original após a remoção da força de distorção.

Existem vários outros aspectos interessantes a serem assinalados acerca de uma experiência como a ilustrada na Figura 2.6. A curva obtida é a mesma independentemente de os pulmões serem insuflados com pressão positiva (forçando-se o ar para dentro da traqueia) ou com pressão negativa (suspendendo-se o pulmão, com exceção da traqueia, em uma câmara fechada e bombeando o ar para fora ao redor do pulmão). Dessa maneira, quando apenas o pulmão é analisado, somente a pressão transpulmonar será importante, e não a maneira como essa pressão é gerada. Como foi visto na Figura 2.2A e B, quando os pulmões e a parede torácica são analisados juntos, a produção da diferença de pressão transmural por pressão positiva tem efeitos diferentes da produção da diferença de pressão transmural por pressão negativa. Uma segunda característica da curva na Figura 2.6 é que existe uma diferença entre a curva de volume-pressão para a insuflação e a curva para a "desinsuflação", como mostram as setas. Essa diferença é denominada histerese. Uma possível explicação para essa histerese é o estiramento por ocasião da inspiração e a compressão por ocasião da expiração do surfactante que reveste a interface ar-líquido nos alvéolos (o que será abordado mais adiante neste capítulo). O surfactante tem menos efeito em diminuir a tensão superficial durante a inspiração do que durante a expiração por causa do movimento das moléculas de surfactante do interior da fase líquida para a superfície durante a inspiração. Outra característica é que alguns alvéolos ou pequenas vias aéreas podem abrir-se na inspiração ("recrutamento") e fechar-se na expiração ("desrecrutamento"); o recrutamento de alvéolos colapsados ou pequenas vias aéreas demandam energia e pode ser responsável pelas inflexões inferiores vistas em algumas curvas inspiratórias de volume-pressão (ver a curva de insuflação de ar na Fig. 2.8). Finalmente, seria útil pensar em cada alvéolo como possuindo sua própria curva de volume-pressão, como aquela mostrada na Figura 2.6, apesar de alguns pesquisadores acreditarem que o volume pulmonar modifica-se principalmente pelo recrutamento e "desrecrutamento" dos alvéolos, e não pelas mudanças de volume de alvéolos individuais.

Pode ser surpreendente que não haja nenhum consenso sobre o que ocorre com o alvéolo enquanto o volume do pulmão muda. Como foi mostrado na Figura 2.2, todos os alvéolos poderiam expandir-se quase ao mesmo tamanho durante a inspiração, assim como alguns poderiam se expandir mais que outros (p. ex., aqueles mais próximos da pleura durante a pressão negativa respiratória; aqueles mais centralizados durante a ventilação de pressão positiva). Como dito anteriormente, alguns pesquisadores acreditam que a maior parte das mudanças no volume do pulmão durante a respiração normal ocorre por causa do recrutamento e desrecrutamento de alvéolos fechados, com pequena mudança no volume daqueles já abertos; ou por mudanças no tamanho dos dutos alveolares com pequena mudança no volume alveolar em absoluto. Ainda não há um acordo sobre se o alvéolo é expandido simplesmente por aumentar o tamanho dos septos alveolares, das áreas rugosas ou das pregas.

Avaliação clínica da complacência do pulmão e da parede torácica

A complacência do pulmão e da parede torácica proporciona dados extremamente úteis para a avaliação clínica do sistema respiratório de um paciente, pois muitas doenças ou estados patológicos afetam a complacência do pulmão, da parede torácica ou de ambos. O pulmão e a parede torácica estão fisicamente em série um em relação ao outro e, portanto, suas complacências se somam como entidades recíprocas:

$$\frac{1}{\text{Complacência total}} = \frac{1}{\text{Complacência do pulmão}} + \frac{1}{\text{Complacência da parede torácica}}$$

Em contrapartida, a elastância do pulmão e da parede torácica se somam diretamente.

As complacências em paralelo se somam diretamente. Portanto, os pulmões são mais complacentes unidos do que isoladamente; assim como dois alvéolos em paralelo são mais complacentes do que apenas um.

Para fazer determinações clínicas da complacência pulmonar é indispensável ser capaz de medir as mudanças na pressão e no volume. As mudanças de volume podem ser medidas com um espirômetro, porém a mensuração das mudanças de pressão é mais difícil, visto que as mudanças no gradiente de pressão transmural devem ser levadas em consideração. Para os pulmões, o gradiente de pressão transmural é a pressão transpulmonar (alveolar menos intrapleural); para a parede torácica, o gradiente de pressão transmural é a pressão intrapleural menos a pressão atmosférica. Como já foi descrito, a pressão intrapleural pode ser medida pedindo-se ao paciente que degluta um balão esofágico. A curva de complacência para o pulmão pode ser gerada em seguida, pedindo-se ao paciente que realize uma incursão respiratória muito profunda e que expire por etapas, parando periodicamente para as determinações de pressão e volume. Durante essas determinações, não ocorre nenhum fluxo de ar; portanto, a pressão alveolar é igual à pressão atmosférica, de 0 cmH_2O. Mensurações semelhantes podem ser feitas enquanto o paciente inspira por etapas de um baixo volume pulmonar para um alto volume pulmonar. Essas curvas são denominadas curvas de complacência estática, pois todas as mensurações são feitas quando não está ocorrendo nenhum fluxo de ar. A complacência da parede torácica é obtida normalmente pela determinação da complacência do sistema total e da complacência apenas do pulmão e, em seguida, calculando-se a complacência da parede torácica em conformidade com a fórmula mostrada anteriormente. A complacência dinâmica, na qual as características de volume-pressão durante a incursão respiratória são levadas em consideração, será abordada adiante neste capítulo.

As curvas representativas da complacência estática para os pulmões são mostradas na Figura 2.7. Observe que essas curvas correspondem à curva expiratória na Figura 2.6. Muitos estados patológicos desviam a curva para a direita (i. e., para qualquer

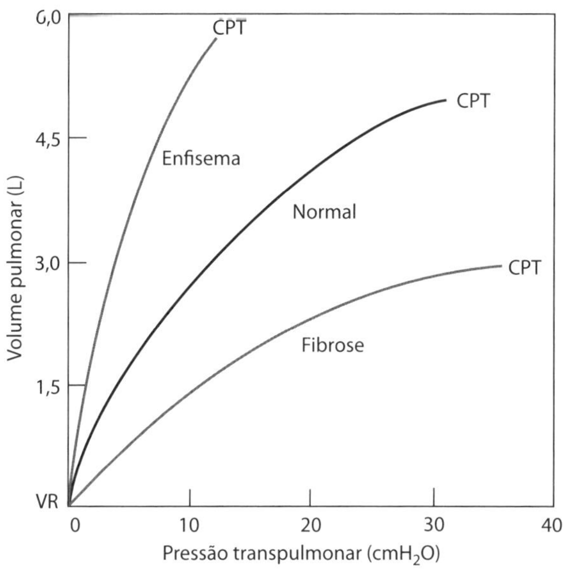

Figura 2.7 Curva representativa da complacência pulmonar estática para pulmões normais, fibróticos e enfisematosos.
Reproduzido com permissão de Murray, 1972, 1986.

aumento na pressão transpulmonar haverá um aumento menor no volume pulmonar). Uma proliferação de tecido conjuntivo, denominada fibrose, pode ser encontrada na sarcoidose ou após uma lesão química ou térmica dos pulmões. Essas mudanças tornam os pulmões menos complacentes, ou "mais rígidos", e acarretam um aumento na retração elástica alveolar. De maneira semelhante, o ingurgitamento vascular pulmonar ou as áreas de alvéolos colapsados (atelectasia) também tornam o pulmão menos complacente. Outras condições que interferem na capacidade de expansão do pulmão (como a presença de ar, de líquido excessivo ou de sangue no espaço intrapleural) reduzirão efetivamente a complacência dos pulmões. O enfisema aumenta a complacência dos pulmões, pois destrói o tecido dos septos alveolares que normalmente se opõem à expansão pulmonar.

A complacência da parede torácica é reduzida nas pessoas obesas, para as quais a movimentação descendente do diafragma e para cima e para fora da caixa torácica é muito mais difícil. As pessoas que sofrem de um distúrbio musculoesquelético que acarrete a mobilidade reduzida da caixa torácica, tal como a cifoescoliose, também tem complacência diminuída da parede torácica. Outras condições podem diminuir a complacência da parede torácica, como ossificação da cartilagem costal, cicatrizes na pele por queimaduras e distensão abdominal.

Visto que precisam gerar pressões transpulmonares maiores para inspirar o mesmo volume de ar, as pessoas com complacência reduzida dos pulmões devem realizar mais trabalho para inspirar do que aquelas com uma complacência pulmonar normal. De maneira semelhante, uma pessoa com menor complacência da parede torácica deverá realizar mais trabalho muscular que uma pessoa com complacência normal dessa parede. Em ambos os casos, a pessoa provavelmente teria que respirar em ritmo acelerado com pouco volume corrente (o volume de ar que vem para dentro e para fora do sistema respiratório a cada respiração).

Como assinalamos anteriormente, a complacência pulmonar depende do volume. É maior para os baixos volumes pulmonares e menor para os altos volumes pulmonares. Por essa razão, a expressão complacência específica é usada com frequência para denotar a complacência com referência ao volume pulmonar original.

A complacência total de uma pessoa normal nas proximidades de um volume pulmonar expiratório final normal (a capacidade residual funcional [CRF]) é de aproximadamente 0,1 L/cmH_2O. A complacência dos pulmões é de cerca de 0,2 L/cmH_2O; a complacência da parede torácica também é de aproximadamente 0,2 L/cmH_2O.

Retração elástica do pulmão

Até aqui a retração elástica dos pulmões foi discutida como se fosse associada apenas às propriedades elásticas do próprio parênquima pulmonar. A elastina é mais complacente ou distensível e é importante tanto nos volumes baixos como nos volumes normais do pulmão. O colágeno é menos complacente ou distensível e não costuma sofrer estresse até que o volume pulmonar seja grande. No entanto, existe outro componente da retração elástica do pulmão além da elastina, do colágeno e de outros elementos do tecido pulmonar. O outro componente é a tensão superficial na interface ar-líquido nos alvéolos.

As forças da tensão superficial ocorrem em qualquer interface gás-liquido (ou até mesmo nas interfaces entre dois líquidos imiscíveis) e são geradas pelas forças de

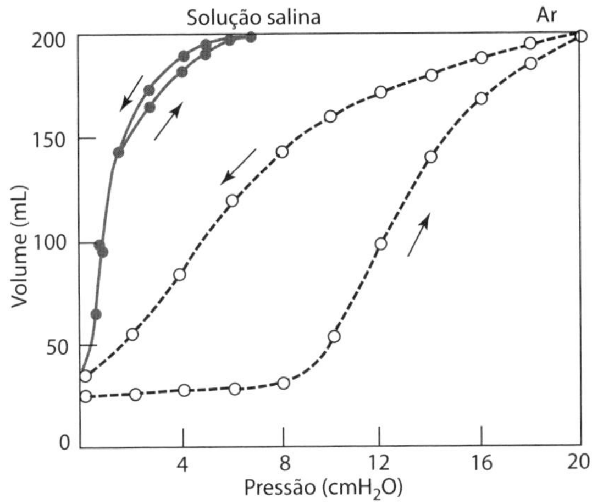

Figura 2.8 Curvas pressão-volume para pulmões excisados de gatos e inflados com ar ou solução salina. Reproduzido com permissão de Clements, 1965.

coesão entre as moléculas do líquido. Essas forças coesivas se equilibram mutuamente dentro da fase líquida, porém não estão sujeitas a qualquer tipo de oposição na superfície do líquido. A tensão superficial é aquilo que faz a água se condensar e formar gotículas, sendo responsável também pelo "encolhimento" do líquido para formar a menor área de superfície possível. A unidade de mensuração da tensão superficial é de dinas por centímetro (dyn/cm).

O papel das forças de tensão superficial na retração elástica do pulmão pode ser demonstrado em uma experiência como aquela mostrada na Figura 2.8.

Nessa experiência, uma curva de volume-pressão para um pulmão retirado da caixa torácica foi gerada como na Figura 2.6. Pelo fato de o pulmão ter sido insuflado com ar, existia uma interface ar-líquido no pulmão, com as forças de tensão superficial contribuindo para a retração elástica alveolar. Em seguida, todo o gás foi removido do pulmão e este foi insuflado novamente, dessa vez com solução salina em vez de ar. Nessa situação, as forças de tensão superficial estão ausentes, pois não existe interface ar-líquido. A retração elástica se deve apenas à retração elástica do próprio tecido pulmonar. Observe que não existe histerese por insuflação com solução salina. O que quer que cause histerese parece estar relacionado com a tensão superficial no pulmão. Para recapitular, a curva à esquerda (insuflação com solução salina) representa a retração elástica em razão apenas do próprio tecido pulmonar. A curva à direita demonstra a retração em razão tanto do tecido como das forças de tensão superficial. A diferença entre as duas curvas é a retração em decorrência das forças de tensão superficial.

A demonstração do importante papel das forças de tensão superficial na pressão de retração do pulmão resultou na análise de como a tensão superficial afeta os alvéolos. Um pensamento tradicional acerca disso tem consistido em considerar o alvéolo como uma esfera suspensa a partir da via aérea, como na Figura 2.9. A relação entre a

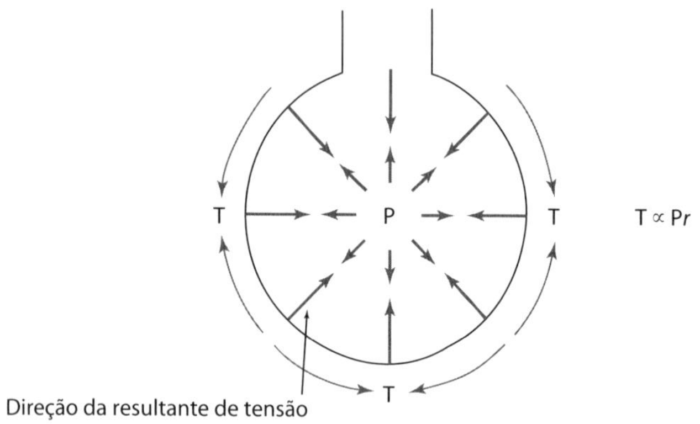

Figura 2.9 Relação entre a pressão no interior de uma esfera distensível, como um alvéolo, e a tensão da parede.

pressão dentro do alvéolo e a pressão na parede do alvéolo pode ser fornecida então pela lei de Laplace (unidades entre parênteses).

$$\text{Pressão (dyn/cm}^2\text{)} = \frac{2 \times \text{tensão (dyn/cm)}}{\text{Raio (cm)}}$$

Ela pode ser assim reagrupada:

$$T = \frac{P \times r}{2}$$

A tensão superficial da maioria dos líquidos (como a água) é constante e não depende da área da interface ar-líquido. Considere o que isso poderia significar no pulmão, onde alvéolos de tamanhos diferentes estão conectados mutuamente por vias aéreas e vias ventilatórias colaterais (como descrito no Cap. 1). Se dois alvéolos de tamanhos diferentes são conectados por uma via aérea comum (Fig. 2.10) e a tensão superficial dos dois alvéolos for igual, então, de acordo com a lei de Laplace, a pressão no alvéolo pequeno deverá ser maior que aquela no alvéolo maior e o alvéolo menor, e o alvéolo menor desaguará dentro do alvéolo maior. A tensão superficial é independente da área de superfície; quanto menor se torna o alvéolo no lado direito, mais alta será a pressão dentro dele.

Desse modo, se o pulmão fosse constituído por alvéolos interconectados de tamanhos diferentes (o que realmente ocorre) com uma tensão superficial constante na interface ar-líquido, era de se esperar que fossem inerentemente instáveis, com uma tendência dos alvéolos menores tornarem-se colapsados em função dos maiores. Normalmente isso não ocorre, o que é bom, já que alvéolos colapsados exigem pressões de distensão muito grandes para serem reabertos, em parte por causa das forças coesivas na interface líquido-líquido dos alvéolos colapsados. Pelo menos dois fatores fazem com que os alvéolos sejam mais estáveis que essa predição baseada na

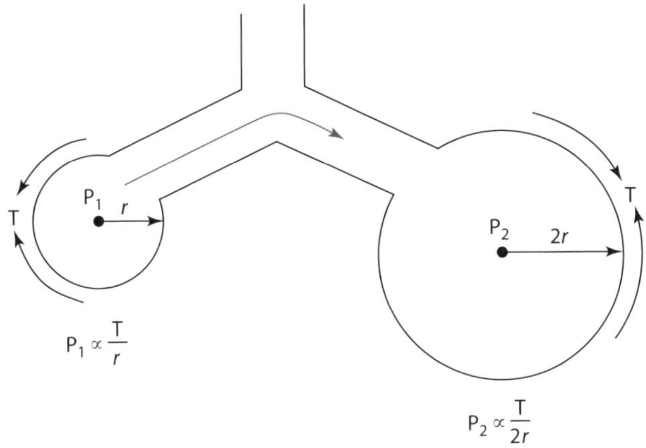

Figura 2.10 Representação esquemática de dois alvéolos de diferentes tamanhos conectados a uma via aérea comum. Se a tensão superficial for a mesma em ambos os alvéolos, o alvéolo menor terá uma pressão mais alta e se esvaziará no alvéolo maior.

tensão superficial constante. O primeiro fator é uma substância denominada surfactante pulmonar, que é produzida por células alveolares especializadas, e o segundo é a interdependência estrutural dos alvéolos.

Surfactante pulmonar

A tensão superficial de um líquido pode ser medida com um aparelho como aquele mostrado na Figura 2.11.

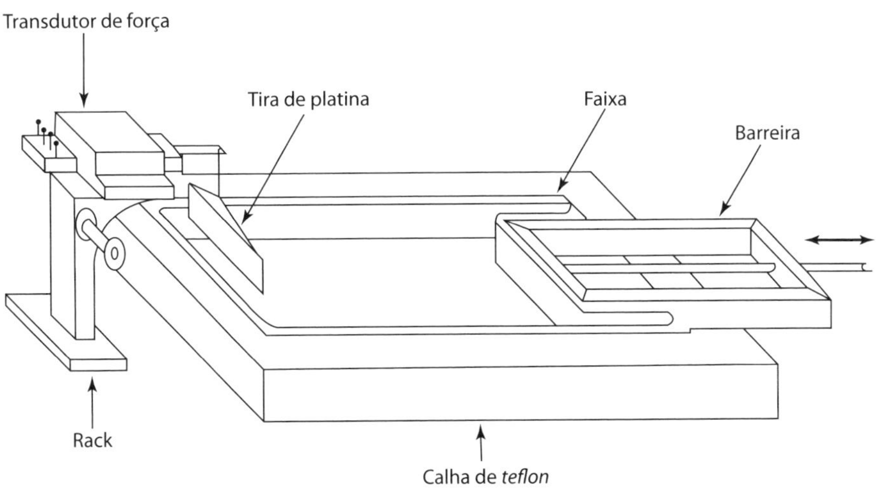

Figura 2.11 Um equilíbrio Langmuir-Wilhelmy para mensuração da tensão de superfície.
Reproduzido com permissão de Clements, 1965.

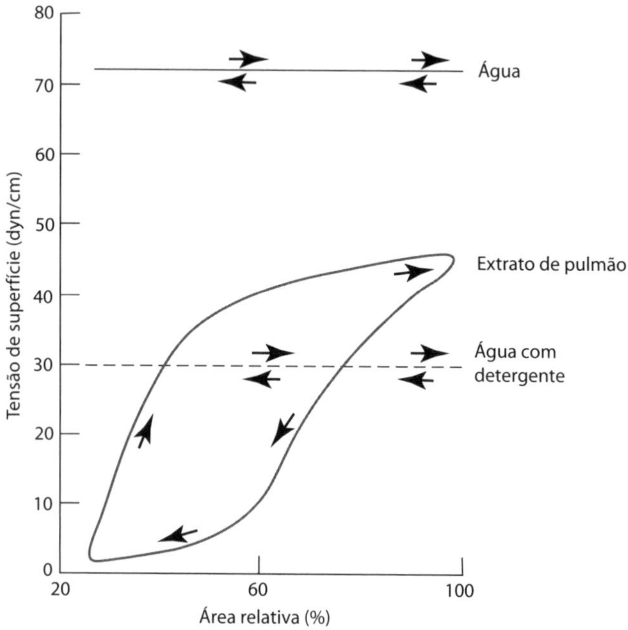

Figura 2.12 Representação das relações área de superfície e tensão de superfície da água, água com detergente e extrato de pulmão.
Reproduzido com permissão de Clements, 1965.

O líquido a ser inspecionado é colocado na bandeja. A barreira móvel (denotada pela seta à direita) possibilita fazer uma determinação do papel da área de superfície da interface ar-líquido sobre a tensão superficial. A tensão superficial é medida pela força descendente sobre a tira de platina, que está suspensa a partir do transdutor de força.

Os resultados de uma série dessas experiências são mostrados na Figura 2.12. As propriedades da tensão superficial da água, da água após o acréscimo de detergente e do extrato de pulmão são construídos com relação à área de superfície relativa da bandeja mostrada na Figura 2.11. A água tem uma tensão superficial relativamente alta (de aproximadamente 72 dyn/cm) que independe completamente da área de superfície da interface ar-líquido. O acréscimo de detergente à água reduz a tensão superficial, mas esta ainda independe da área de superfície. O "extrato de pulmão", que foi obtido removendo-se por lavagem com solução salina a camada líquida que reveste os alvéolos, exibe tanto baixa tensão superficial global como alto grau de dependência em relação à área. Sua tensão superficial máxima é de aproximadamente 45 dyn/cm, que é observada com altas áreas relativas. Para baixas áreas relativas, a tensão superficial cai para quase 0 dyn/cm. Ademais, o extrato de pulmão exibe também um alto grau de histerese, semelhante ao observado nas Figuras 2.6 e 2.8.

Com base nesses dados, pode-se concluir que a superfície alveolar contém um componente líquido que reduz a retração elástica por causa da tensão superficial, até mesmo para altos volumes pulmonares. Isso aumenta a complacência dos pulmões acima daquela prevista por uma interface ar-água e, assim, reduz o trabalho inspiratório da respiração. Sabendo-se que a tensão superficial diminui drasticamente em baixas áreas relativas, pode-se concluir que a tensão superficial de alvéolos com dimensões diferentes não é constante e que os alvéolos menores têm tensões superficiais mais baixas. Isso ajuda a igualar as pressões alveolares através de todo o pulmão (de modo que a pressão expiratória final de todos os alvéolos é de 0 cmH_2O) e a estabilizar os alvéolos. Finalmente, a histerese observada nas curvas de volume-pressão do pulmão, semelhantes àquelas mostradas na Figura 2.6, parece ser uma propriedade do líquido que reveste os alvéolos, apesar de ainda não ter sido compreendida plenamente a razão físico-química precisa.

O componente superficial ativo do extrato de pulmão é denominado surfactante pulmonar. Trata-se de um complexo que consiste em aproximadamente 85 a 90% de lipídios e 10 a 15% de proteínas. Cerca de 85% da porção lipídica consiste em fosfolipídios, sendo aproximadamente 75% dos quais representados por dipalmitoilfosfatidilcolina. Existem quatro proteínas específicas do surfactante: SP-A, SP-B, SP-C e SP-D. Esse complexo é produzido por células alveolares especializadas conhecidas como células epiteliais alveolares tipo II (ver Caps. 1 e 10). SP-A e SP-D não parecem ter relevância na função do surfactante de reduzir a pressão da superfície, mas aparentam ser importantes componentes na resposta de defesa do hospedeiro da imunidade inata. Ambos têm ligação a bactérias, vírus, micobactérias e fungos e aumentam a fagocitose e a liberação de mediadores da resposta imune por macrófagos. O surfactante B, que é necessário para a função do surfactante, ajuda a organizar fosfolipídios em corpos lamelares, formar mielina tubular e filmes de superfície e auxiliar a entrada de fosfolipídios na camada única da superfície à medida que os alvéolos se expandem durante a inspiração (ver Fig. 10.6). A função do SP-C não é conhecida. O surfactante pulmonar parece ser produzido continuamente no pulmão, mas é também continuamente utilizado ou eliminado por este. Parte do surfactante pulmonar retorna para as células tipo II (receptação), onde é reciclado e secretado novamente, ou é degradado e usado para sintetizar outros fosfolipídios. Outro surfactante é removido dos alvéolos pelos macrófagos alveolares, por absorção e subsequente penetração nos linfáticos ou por migração para as pequenas vias aéreas e por meio da escada rolante mucociliar (ver Cap. 10). A superfície alveolar é geralmente considerada completamente revestida por líquido, mas alguns estudos mostraram que a superfície consiste tanto em áreas secas como em úmidas.

As consequências clínicas da falta de surfactante pulmonar funcional podem ser observadas em várias condições. O surfactante não é produzido pelo pulmão fetal até o sétimo mês ou até mais tarde. Recém-nascidos prematuros que não possuem surfactante pulmonar funcional terão muita dificuldade em insuflar seus pulmões, em especial nas primeiras incursões respiratórias. Até mesmo quando seus alvéolos são insuflados, será muito grande a tendência a ter um colapso espontâneo, pois seus alvéolos são bem menos estáveis sem surfactante pulmonar. Portanto, a falta de surfactante pulmonar funcional em um recém-nascido prematuro pode ser um fator significativo na síndrome do desconforto respiratório do recém-nascido. O surfactante pulmonar pode ser importante também na manutenção da estabilidade das pequenas vias aéreas.

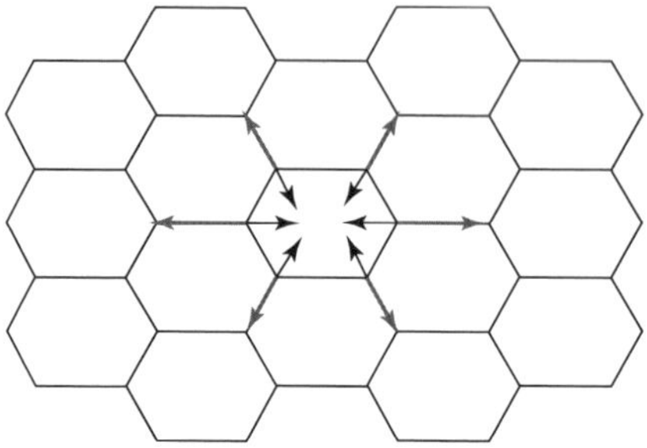

Figura 2.13 Representação da interdependência alveolar auxiliando a evitar que um alvéolo entre em colapso espontaneamente.

Hipóxia ou hipoxemia (baixa concentração de oxigênio no sangue arterial), ou ambas, podem dar origem à redução na produção de surfactante, à inativação de surfactante ou ao aumento de sua destruição. Essa condição pode ser um fator que contribui para a síndrome do desconforto respiratório agudo (também conhecida como "síndrome do pulmão de choque"), observada em pacientes após traumatismo ou cirurgia. Uma conduta que pode ser adotada para ajudar a manter os pacientes que apresentam a síndrome aguda ou do desconforto respiratório do recém-nascido consiste em ventilar seus pulmões com ventiladores de pressão positiva e manter sua pressão alveolar acima da pressão atmosférica durante a expiração (o que é conhecido como pressão expiratória final positiva [PEEP]). Esse processo se opõe à retração elástica aumentada dos alvéolos e à tendência à ocorrência de atelectasia espontânea em virtude da falta de surfactante pulmonar. O surfactante pulmonar exógeno é administrado agora diretamente na via aérea de recém-nascidos, que apresentam a síndrome do desconforto respiratório do recém-nascido.

Em suma, o surfactante pulmonar ajuda a reduzir o trabalho da inspiração baixando a tensão superficial dos alvéolos, reduzindo assim a retração elástica do pulmão e tornando-o mais complacente. O surfactante ajuda também a estabilizar os alvéolos baixando ainda mais a tensão superficial dos alvéolos menores, igualando a pressão dentro dos alvéolos de dimensões diferentes.

Interdependência alveolar

Um segundo fator que tende a estabilizar os alvéolos é sua interdependência mecânica, que foi abordada no início deste capítulo. Os alvéolos não ficam suspensos a partir das vias aéreas como um "cacho de uvas" (a tradução da palavra latina *acinus*), e não representam esferas. Eles são polígonos mecanicamente interdependentes com paredes planas compartilhadas por alvéolos adjacentes. Normalmente, os alvéolos não são mantidos abertos pela pressão positiva nas vias aéreas, como mostram as Figuras 2.9 e 2.10; são mantidos abertos pela pressão exercida pela parede torácica sobre a superfície externa do pulmão, como mostra a Figura 2.2. Se um alvéolo, como aquele mostrado no meio da Figura 2.13, começasse a entrar em colapso, aumentaria a pressão exercida sobre as paredes dos alvéolos adjacentes, os quais tenderiam a mantê-lo aberto. Esse processo funcionaria contra o colapso espontâneo sofrido por alvéolos isolados que sofrem de uma carência relativa de surfactante pulmonar. Inversamente, se uma subdivisão inteira do pulmão (como o lóbulo) entrasse em colapso, assim que o primeiro alvéolo fosse reinsuflado, ajudaria a manter aberto os outros alvéolos por causa de sua interdependência mecânica. Dessa maneira, tanto o surfactante pulmonar como a interdependência mecânica dos alvéolos ajudam a estabilizá-los e se opõem ao colapso alveolar (atelectasia).

INTERAÇÃO ENTRE O PULMÃO E A PAREDE TORÁCICA: A CURVA ESTÁTICA DE VOLUME-PRESSÃO

A interação entre o pulmão e a parede torácica já foi abordada neste capítulo. A retração elástica interna do pulmão normalmente se opõe à tendência à expansão elástica da parede torácica, e vice-versa. Se a integridade do sistema pulmão-parede torácica é alterada por uma ruptura da parede torácica (p. ex., por uma ferida penetrante provocada por uma arma branca), a retração elástica do pulmão não poderá mais ser neutralizada pela expansão elástica da parede torácica, e sua interdependência cessa. O volume pulmonar diminui e os alvéolos mostram uma tendência muito maior ao colapso, especialmente se o ar penetra pela ferida até que a pressão intrapleural e a pressão atmosférica se igualem, com eliminação do gradiente de pressão transpulmonar. Nesse ponto, nada tenta manter os alvéolos abertos e sua retração elástica ocasionará seu colapso. Da mesma forma, a parede torácica tende a expandir-se, uma vez que sua expansão elástica não está mais sendo neutralizada pela retração do pulmão.

Quando o sistema pulmão-parede torácica está intacto e os músculos respiratórios estão relaxados, o volume de gás deixado nos pulmões é determinado pelo equilíbrio dessas duas forças opostas. O volume de gás nos pulmões no final de uma expiração corrente normal, quando nenhum músculo respiratório está se contraindo ativamente, é conhecido como capacidade residual funcional (CRF). Para qualquer situação específica, a CRF será o volume pulmonar no qual a expansão elástica externa da parede torácica é igual à retração elástica dos pulmões. A relação entre a retração elástica do pulmão e a expansão elástica externa da parede torácica é ilustrada nas curvas de volume-pressão estáticas (ou "de relaxamento") (Fig. 2.14).

Nos estudos que proporcionaram esses dados, os participantes inalavam ar proveniente de um espirômetro, o que possibilitava que se medissem os volumes pulmonares. A pressão intrapleural era medida com um balão esofágico e a pressão era medida também na altura do nariz ou da boca da pessoa. Os indivíduos eram instruídos a inspirar ou expirar por meio do espirômetro, a fim de serem alcançados volumes pulmonares diferentes. Uma pequena torneira no tubo do espirômetro próximo à boca do indivíduo era fechada em seguida, e a pessoa era instruída a relaxar subitamente os músculos respiratórios. A pressão medida a seguir na altura do nariz ou da boca (que é igual à pressão alveolar nesse ponto quando não está ocorrendo nenhum fluxo de ar) é a soma da pressão de retração tanto dos pulmões como da parede torácica. Ela é representada pela linha tracejada rotulada como "sistema" (sistema respiratório) na Figura 2.14. As pressões de retração individuais do pulmão e da parede torácica poderão ser calculadas, pois a pressão intrapleural é conhecida. A pressão de retração pulmonar é rotulada como "pulmões" nos gráficos; a pressão de retração da parede torácica é rotulada de "parede torácica" nos gráficos. O gráfico à esquerda foi desenhado com base em dados obtidos quando os participantes esta-

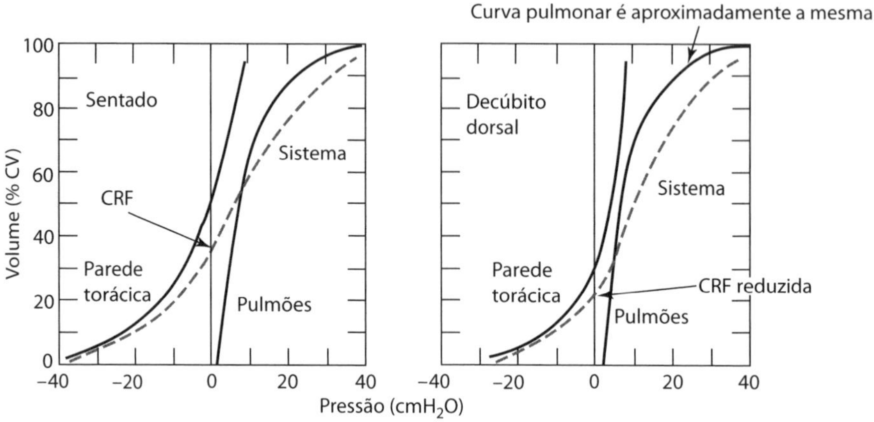

Figura 2.14 Curvas estáticas de pressão-volume do pulmão, da parede torácica e do sistema total na posição sentada e em decúbito dorsal. CRF, capacidade residual funcional; CV, capacidade vital. Reproduzido com permissão de Agostoni, 1972.

vam sentados, com o tronco na vertical; o gráfico à direita foi desenhado com base nos dados obtidos quando os participantes estavam deitados, em decúbito dorsal.

O gráfico à esquerda na Figura 2.14 mostra que a pressão medida na altura da boca (sistema) é igual a 0 cmH_2O no ponto em que a pressão de retração do pulmão é igual e oposta à pressão de expansão da parede torácica. Portanto, a pressão alveolar é igual a 0 cmH_2O. Nesse ponto, o volume pulmonar é a CRF do indivíduo.

À medida que a pessoa aumenta seu volume pulmonar, a pressão de retração total do sistema torna-se positiva, por causa de dois fatores: a retração elástica aumentada do pulmão por causa dos alvéolos distendidos e a tendência à expansão elástica da parede torácica estar reduzida. Na verdade, para volumes pulmonares altos, a pressão de retração da parede torácica também é positiva (observe o ponto em que a linha da parede torácica cruza a linha da pressão positiva 0). Isso ocorre porque, para volumes pulmonares altos, acima de aproximadamente 70% da capacidade pulmonar total (CPT), quando alguém fica na posição ortostática, a parede torácica também tem uma retração elástica. Cerca de 70% da CPT representa aproximadamente 60% da capacidade vital (CV – definida adiante neste capítulo) mostrada no gráfico à esquerda na Figura 2.14. Em outras palavras, se fosse possível imaginar uma parede torácica intacta relaxada sem pulmões em seu interior, o volume do tórax em repouso seria igual à cerca de 70% do volume do tórax quando os pulmões são expandidos ao máximo (voluntariamente); o volume da parede torácica relaxada de um homem de 70 kg é de cerca de 1 L maior que a CRF. Para volumes torácicos abaixo de aproximadamente 70% da CPT, há uma tendência à expansão da parede torácica no sentido externo; para volumes torácicos acima de 70% da CPT, a retração é interna. Assim, para volumes pulmonares altos, a pressão na altura da boca é altamente positiva, visto que há retração elástica tanto do pulmão como da parede torácica.

Para volumes pulmonares abaixo da CRF, a pressão de relaxamento medida na boca é negativa, pois a tendência à expansão da parede torácica é maior que a retração reduzida dos pulmões.

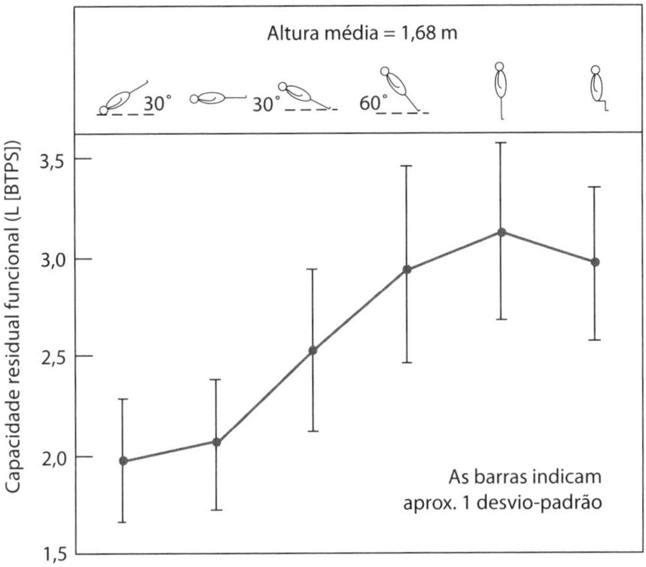

Figura 2.15 Alterações da capacidade residual funcional em diferentes posições corporais.
Reproduzido com permissão de Elsevier Science Limited de Nunn JF. *Applied Respiratory Physiology*. 4.ed. Elsevier Science.

O ponto principal dessa discussão pode ser constatado no gráfico à direita da Figura 2.14, em que os dados coletados vieram de indivíduos na posição de decúbito dorsal. Embora a curva de retração elástica para o pulmão esteja relativamente inalterada, as curvas de retração para a parede torácica estão desviadas para a direita. A razão desse desvio é o efeito da gravidade sobre a mecânica da parede torácica, em especial o diafragma. Quando se está de pé ou sentado, o conteúdo abdominal está sendo empurrado para longe do diafragma pela gravidade. Quando se está deitado, o conteúdo abdominal está sendo empurrado contra o diafragma relaxado. Essa ocorrência reduz a tendência de expansão global da parede torácica e desloca para a direita a curva da retração elástica da parede torácica. Visto que a curva do sistema respiratório é a soma das curvas do pulmão e da parede torácica, ela também é desviada para a direita.

O volume pulmonar no qual a tendência de expansão da parede torácica é igual à retração elástica do pulmão é muito menor no indivíduo na posição de decúbito dorsal, como se pode ver no ponto em que a linha do sistema cruza a linha da pressão de retração 0. Em outras palavras, a CRF diminuiu consideravelmente apenas porque a pessoa passou da posição sentada para a de decúbito dorsal. A Figura 2.15 mostra o efeito da posição sobre a CRF.

RESISTÊNCIA DAS VIAS AÉREAS

Vários fatores além da retração elástica dos pulmões e da parede torácica devem ser superados para que o ar possa penetrar ou sair dos pulmões. Esses fatores incluem a inércia do sistema respiratório, a resistência friccional do tecido pulmonar e da parede torácica, e a resistência friccional das vias aéreas ao fluxo do ar. A inércia do sistema é negligenciável. A resistência do tecido pulmonar é causada pelo atrito enfrentado quando os tecidos pulmonares se movimentam uns em relação aos outros ou contra a parede enquanto o pulmão se expande. A resistência das vias aéreas somada à resistência do tecido pulmonar recebe com frequência a designação de resistência pulmonar. A resistência do tecido pulmonar normalmente contribui com cerca de 20% da resistência pulmonar, sendo a resistência das vias aéreas responsável pelos outros 80%. A resistência do tecido pulmonar pode aumentar em condições como sarcoidose, silicose, asbestose e fibrose pulmonares. Como a resistência das vias aéreas é o principal componente da resistência total e pode aumentar acentuadamente tanto nas pessoas sadias como naquelas que sofrem de várias doenças, o restante deste capítulo se concentrará na resistência das vias aéreas.

Fluxo laminar, turbulento e transicional

Em geral, a relação entre pressão, fluxo e resistência é enunciada da seguinte forma:

$$\text{Diferença de pressão} = \text{fluxo} \times \text{resistência}$$

Portanto,

$$\text{Resistência} = \frac{\text{diferença de pressão (cmH}_2\text{O)}}{\text{fluxo (L/s)}}$$

Isso significa que a resistência é um termo significativo apenas durante o fluxo. Quando se leva em consideração o fluxo de ar, em geral as unidades de resistência são em $cmH_2O/L/s$.

A resistência ao fluxo do ar é análoga à resistência elétrica, pois as resistências em série são somadas diretamente:

$$R_{tot} = R_1 + R_2 + \ldots$$

As resistências em paralelo são somadas como elementos recíprocos:

$$\frac{1}{R_{tot}} = \frac{1}{R_1} + \frac{1}{R_2} + \cdots$$

É difícil compreender e quantificar a resistência ao fluxo do ar no sistema condutor dos pulmões por causa da natureza das próprias vias aéreas. É relativamente fácil inspecionar a resistência ao fluxo de ar em um único tubo sem ramificações que não pode ser distendido; no entanto, o sistema distensível e compressível das vias aéreas, com ramificações e estreitamento progressivos, torna particularmente complicada a análise dos fatores que contribuem para a resistência das vias aéreas. Portanto, as equações podem fornecer apenas uma ideia aproximada do que está realmente acontecendo na esfera clínica.

O fluxo de ar, como aquele de outros fluidos, pode ocorrer em forma de fluxo laminar ou turbulento.

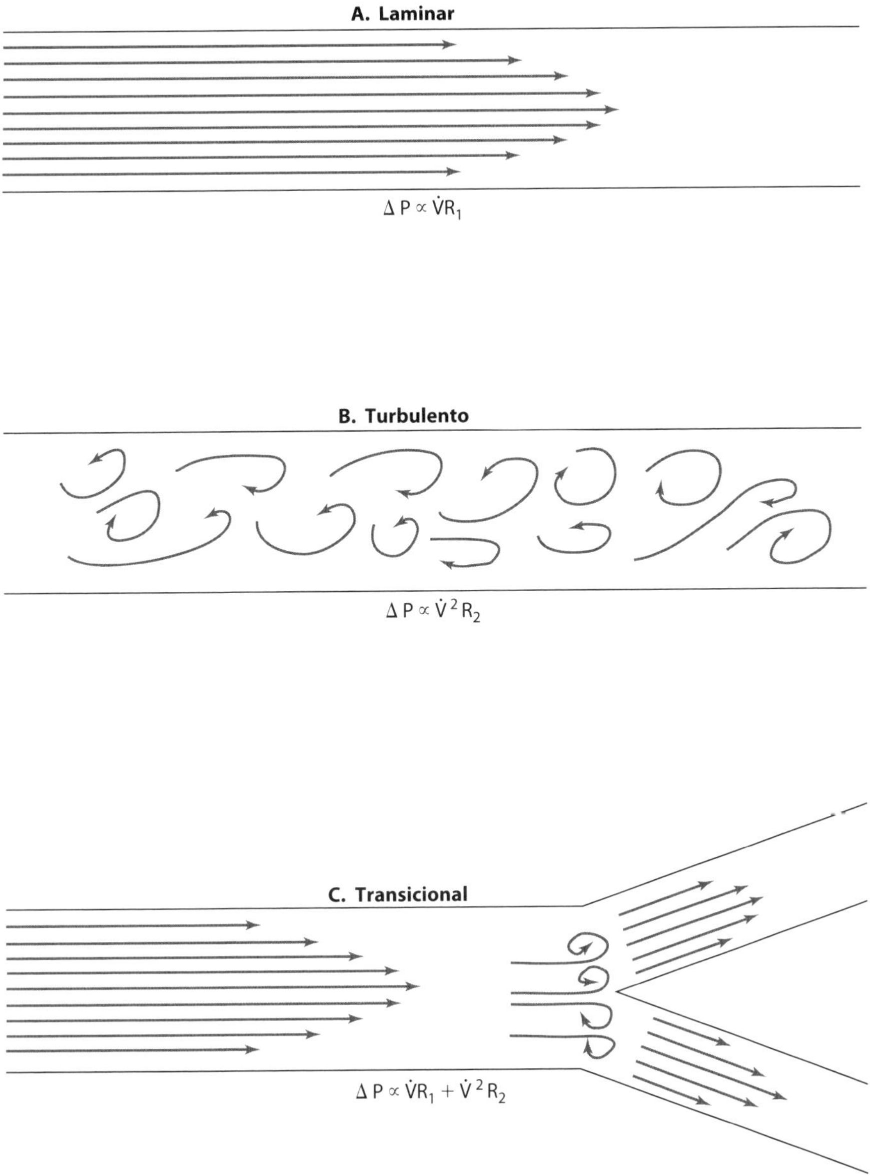

Figura 2.16 Ilustração de fluxo de ar laminar, turbulento e transicional.

Como vemos na Figura 2.16, o fluxo laminar (ou fluxo aerodinâmico) consiste em inúmeros cilindros organizados concentricamente e que contém ar que flui com velocidades diferentes. Esse arranjo semelhante a um telescópio é de tal natureza que o cilindro mais próximo da parede do vaso possui a velocidade mais baixa, por causa das forças friccionais com a parede; a via aérea no centro do vaso tem a velocidade mais alta.

Quando um fluido como o ar transcorre por meio de cubos rígidos de calibre uniforme, seu comportamento é regido pela lei de Poiseuille, cuja diferença de pressão é diretamente proporcional ao fluxo multiplicado pela resistência, se o fluxo for laminar:

$$\Delta P \propto \dot{V} R_1$$

em que ΔP = diferença de pressão, $\dot{V}$ = fluxo de ar e R_1 = resistência.

De acordo com a lei de Poiseuille, a resistência é diretamente proporcional à viscosidade do fluido e ao comprimento do tubo e é inversamente proporcional à quarta potência do raio do tubo:

$$R = \frac{8\eta l}{\pi r^4}$$

em que η = viscosidade do fluido, l = comprimento do tubo e r = raio do tubo.

Observe que, se o raio for reduzido à metade, a resistência será multiplicada por 16, pois é inversamente proporcional à quarta potência do raio.

O fluxo muda de laminar para turbulento quando o número de Reynold é superior a 2.000. O número de Reynold é um número adimensional igual à densidade do fluido multiplicada por sua velocidade vezes o diâmetro do tubo dividido pela viscosidade do fluido:

$$\text{Número de Reynold} = \frac{\rho \times Ve \times D}{\eta}$$

em que ρ = densidade do fluido
Ve = velocidade linear do fluido
D = diâmetro do tubo
η = viscosidade do fluido

Durante o fluxo turbulento, a relação entre a diferença de pressão, o fluxo e a resistência modifica-se. Como a diferença de pressão é proporcional ao fluxo elevado ao quadrado, são necessárias diferenças de pressão muito maiores para produzir o mesmo fluxo de ar. O termo resistência é influenciado muito mais pela densidade que por sua viscosidade durante o fluxo turbulento:

$$\Delta P \propto \dot{V}^2 R_2$$

O fluxo transicional é uma mistura de fluxo laminar e turbulento. Com frequência, esse tipo de fluxo é observado nos pontos de ramificação ou nos pontos distais às obstruções parciais.

O fluxo turbulento costuma ocorrer quando o fluxo de ar é alto, a densidade do gás é alta, o raio do tubo é calibroso ou quando existem as três condições. Durante o fluxo turbulento, o fluxo é inversamente proporcional à densidade do gás, mas a viscosidade não é importante em função da quebra do padrão de cilindros concêntricos do fluxo (lâminas). O fluxo laminar verdadeiro provavelmente ocorre apenas nas vias aéreas menores, onde a velocidade linear do fluxo de ar é extremamente baixa. A velocidade linear (cm/s) é igual ao fluxo (cm^3/s) dividido pela área em corte transversal. A área total em corte transversal das vias aéreas menores é muito extensa (ver Cap. 1) e, desse modo, a velocidade linear do fluxo de ar é muito baixa. O fluxo de ar na traqueia e nas vias aéreas maiores costuma ser turbulento ou transicional.

Distribuição da resistência das vias aéreas

Em um adulto, cerca de 35 a 50% da resistência total ao fluxo de ar estão localizados nas vias aéreas superiores: nariz, conchas nasais, orofaringe, nasofaringe e laringe. A resistência é mais alta quando se respira pelo nariz do que quando se respira pela boca.

As cordas vocais se abrem ligeiramente durante as inspirações normais e se fecham ligeiramente durante as expirações. Durante as inspirações profundas, elas se abrem amplamente. Os músculos da orofaringe também se contraem durante as inspirações normais, o que dilata e estabiliza a via aérea superior. Durante as inspirações forçadas profundas, a elaboração de uma pressão negativa pode fazer com que a via aérea superior seja racionada para dentro e obstrua completa ou parcialmente o fluxo de ar. Normalmente, a contração reflexa desses músculos dilatadores faríngeos mantém abertas as vias aéreas (ver Fig. 2.25).

Como acontece com a árvore traqueobrônquica, o componente com a resistência individual mais alta é a via aérea menor, que possui o menor raio. Não obstante, pelo fato de as vias aéreas menores se organizarem em paralelo, suas resistências se somam como elementos recíprocos, razão pela qual a resistência total ao fluxo de ar oferecida pelas numerosas e pequenas vias aéreas é extremamente baixa durante a respiração tranquila e normal. Portanto, em circunstâncias normais, a maior resistência ao fluxo de ar reside nos brônquios de dimensões médias.

Controle do músculo liso brônquico

O músculo liso das vias aéreas da traqueia até os ductos alveolares é controlado por fibras eferentes do sistema nervoso autônomo. A estimulação das fibras pós-ganglionares parassimpáticas colinérgicas acarreta constrição do músculo liso brônquico, assim como maior secreção glandular de muco. As fibras pré-ganglionares estão contidas nos nervos vagos. A estimulação das fibras simpáticas adrenérgicas produz dilatação do músculo liso brônquico e bronquiolar, bem como inibição da secreção glandular. Essa dilatação do músculo liso das vias aéreas é mediada por receptores beta$_2$ (β_2), que predominam nas vias aéreas. A estimulação seletiva dos receptores alfa (α) com agentes farmacológicos causa broncoconstrição. Os transmissores adrenérgicos carregados no sangue podem ser tão importantes como aqueles liberados pelos nervos simpáticos no desencadeamento da broncodilatação. O músculo liso brônquico fica normalmente sob um maior tônus parassimpático que simpático.

A inalação de irritantes químicos, de fumaça ou de poeira; a estimulação dos quimiorreceptores arteriais; e substâncias como a histamina causam constrição reflexa das vias aéreas. Níveis reduzidos de CO_2 nos ramos do sistema condutor acarretam constrição local do músculo liso das vias aéreas adjacentes; níveis aumentados de

Tabela 2.2 Controle ativo das vias aéreas

Constrição
Estimulação parassimpática
Acetilcolina
Histamina
Leucotrienos
Tromboxano A_2
Serotonina
Agonistas α-adrenérgicos
Endotélio
P_{CO_2} reduzida nas pequenas vias aéreas
Dilatação
Estimulação simpática (receptores β_2)
Agonistas β_2 circulantes
Óxido nítrico
P_{CO_2} aumentada nas pequenas vias aéreas
P_{O_2} reduzida nas pequenas vias aéreas

CO_2 ou reduzidos de O_2 causam dilatação local, o que pode ajudar a equilibrar ventilação e perfusão (ver Cap. 5). Muitas outras substâncias podem exercer efeitos diretos ou indiretos sobre o músculo liso das vias aéreas (Tab. 2.2). Em geral, os leucotrienos causam broncoconstrição, e o mesmo ocorre com algumas prostaglandinas.

Volume pulmonar e resistência das vias aéreas

A resistência nas vias aéreas diminui com o aumento do volume pulmonar, como mostra a Figura 2.17 (curva normal). Essa relação continua vigorando em um pulmão enfisematoso ("anormal", na Fig. 2.17), porém no enfisema a resistência é mais alta que aquela observada em um pulmão saudável, especialmente para baixos volumes pulmonares.

São dois os motivos dessa relação; ambos envolvem principalmente as vias aéreas pequenas que, como descrevemos no Capítulo 1, têm pouco ou nenhum apoio cartilaginoso. As vias aéreas pequenas são, portanto, bastante distensíveis assim como compressíveis. Desse modo, o gradiente de pressão transmural através da parede das vias aéreas pequenas constitui um importante determinante do raio das vias aéreas: já que a resistência é inversamente proporcional à quarta potência do raio, mudanças nos raios das vias aéreas pequenas podem acarretar modificações drásticas na resistência das vias aéreas, mesmo com um número tão grande de vias aéreas em paralelo. Para aumentar o volume pulmonar, quando se respira normalmente realiza-se uma "incursão respiratória profunda", ou seja, realiza um vigoroso esforço inspiratório. Esse esforço faz com que a pressão intrapleural se torne muito mais negativa que o valor de -7 ou -10 cmH_2O, observado em uma respiração tranquila e normal. O gradiente de pressão transmural através da parede torna-se muito mais positivo e as pequenas vias aéreas são distendidas.

Um segundo motivo para a resistência reduzida nas vias aéreas observada em volumes pulmonares mais altos é que a denominada tração sobre as pequenas vias aé-

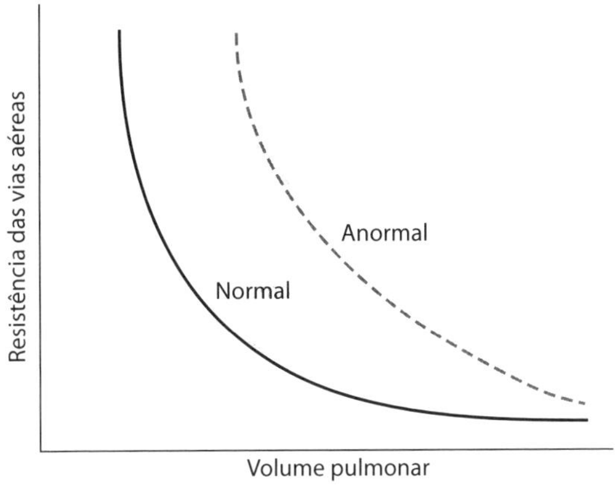

Figura 2.17 Relação entre o volume pulmonar e a resistência das vias aéreas. A capacidade total dos pulmões está à direita, enquanto o volume residual está à esquerda. Linha contínua, pulmão normal; linha tracejada, pulmão anormal (com enfisema).
Reproduzido com permissão de Murray, 1972.

reas aumenta. Como mostra o desenho esquemático na Figura 2.18 (ver também o ducto alveolar na Fig. 1.3), as pequenas vias aéreas espalhadas pelo pulmão formam ligações com as paredes dos alvéolos. Quando os alvéolos se expandem durante a realização de uma inspiração profunda, a retração elástica em suas paredes aumenta; essa retração elástica é transmitida às ligações na via aérea, que será mantida aberta.

Compressão dinâmica das vias aéreas

A resistência das vias aéreas é extremamente alta para os baixos volumes pulmonares, como se pode ver na Figura 2.17. Para conseguir baixos volumes pulmonares, deve-se realizar um esforço expiratório forçado contraindo os músculos da expira-

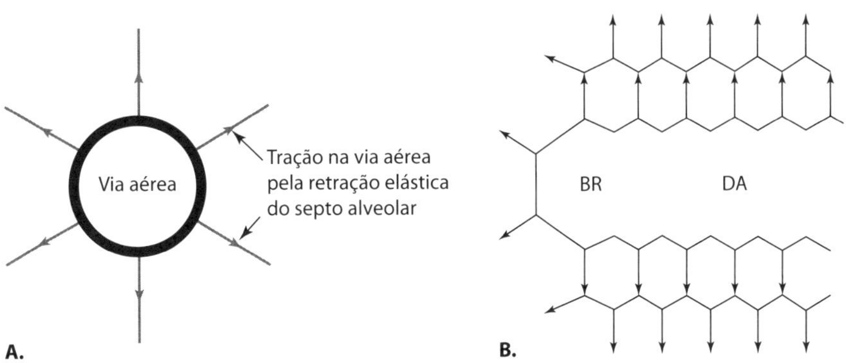

Figura 2.18 Representação da "tração" do septo alveolar em uma pequena via aérea distensível. **A.** Vista transversal. Compare esta figura com a ilustração do ducto alveolar na Figura 1.3. **B.** Vista pelo comprimento da via aérea pequena. Compare esta figura com a Figura 2.2A. DA, ducto alveolar; BR, bronquíolo respiratório.

ção, principalmente os músculos abdominais e intercostais internos. Esse esforço gera uma pressão intrapleural positiva, que pode alcançar um valor altíssimo de até 120 cmH_2O durante um esforço expiratório forçado máximo. (As pressões intrapleurais inspiratórias máximas podem ser de apenas -80 cmH_2O.)

O efeito dessa elevada pressão intrapleural positiva sobre o gradiente de pressão transmural durante uma expiração forçada pode ser visto à direita da Figura 2.19, que é uma ilustração esquemática de um único alvéolo e de uma única via aérea.

Durante o curso de uma expiração forçada, os músculos da expiração estão gerando uma pressão intrapleural positiva de +25 cmH_2O. A pressão no alvéolo é mais alta que a pressão intrapleural, por causa da pressão da retração elástica alveolar de +10 cmH_2O que, junto à pressão intrapleural, produz uma pressão alveolar de +35 cmH_2O. A pressão de retração elástica alveolar diminui com volumes pulmonares mais baixos, pois o alvéolo não fica tão distendido. Na figura, foi estabelecido um gradiente da pressão alveolar de +35 cmH_2O para a pressão atmosférica de 0 cmH_2O.

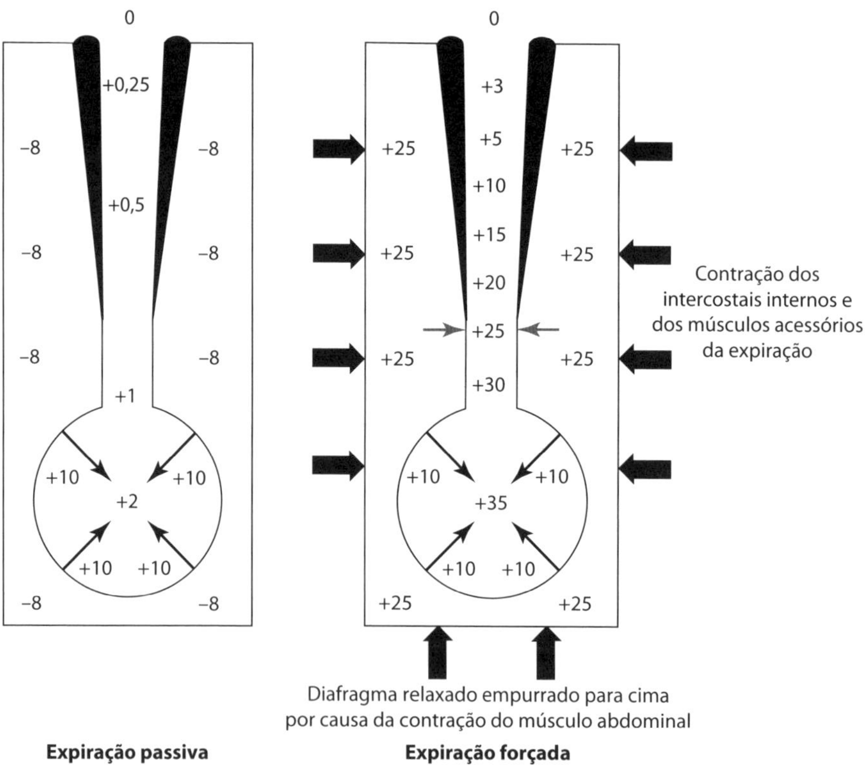

Figura 2.19 Diagrama esquemático ilustrando a compressão dinâmica das vias aéreas e a hipótese do ponto de igual pressão durante uma expiração forçada. *Esquerda*: Expiração passiva (eupneica). A pressão intrapleural é de -8 cmH_2O; a pressão de retração elástica alveolar é de +10 cmH_2O; e a pressão alveolar é de +2 cmH_2O. *Direita*: Expiração forçada no mesmo volume pulmonar. A pressão intrapleural é de +25 cmH_2O; a pressão de retração elástica alveolar é de +10 cmH_2O; e a pressão alveolar é de +35 cmH_2O.

Se a via aérea fosse rígida e resistente à compressão, o amplo gradiente de pressão expiratória geraria velocidades de fluxo aéreo muito altas. No entanto, as vias aéreas não são uniformemente rígidas e as vias aéreas menores, que carecem de um apoio cartilaginoso e dependem da tração exercida pelos septos alveolares para ajudá-las a permanecer abertas, podem ser comprimidas ou até mesmo entrar em colapso. A ocorrência ou não de um colapso depende do gradiente de pressão transmural através das paredes das vias aéreas menores. O colapso das pequenas vias aéreas é o principal motivo de a resistência das vias aéreas parecer estar se aproximando do infinito nos baixos volumes pulmonares (ver Fig. 2.17).

A situação observada durante uma expiração passiva normal para o mesmo volume pulmonar (observe a mesma pressão de retração elástica alveolar) é mostrada à esquerda da Figura 2.19. O gradiente de pressão transmural através das vias aéreas menores é

$$+1 \text{ cmH}_2\text{O} - (-8) \text{ cmH}_2\text{O} = +9 \text{ cmH}_2\text{O}$$

que tende a manter abertas as vias aéreas. Durante a expiração forçada à direita, o gradiente de pressão transmural é de 30 cmH_2O – 25 cmH_2O, ou de apenas 5 cmH_2O para manter abertas as vias aéreas. Assim, a via aérea pode ser comprimida levemente e sua resistência ao fluxo aéreo será ainda maior do que durante a expiração passiva. A resistência aumentada durante uma expiração forçada é denominada compressão dinâmica das vias aéreas. É importante considerar o que precisa ocorrer durante uma expiração forçada máxima. À medida que o esforço expiratório é aumentado para se alcançar um volume pulmonar cada vez menor, a pressão intrapleural se tornará cada vez mais positiva e ocorrerá uma compressão maior e mais dinâmica. Ademais, conforme o volume pulmonar diminuir, haverá menor pressão de retração elástica alveolar e a diferença entre a pressão alveolar e a pressão intrapleural diminuirá.

Uma maneira de interpretar esse processo é por meio da hipótese do ponto de igual pressão. (Outra explicação para a limitação do fluxo durante a expiração forçada, o mecanismo limitante da velocidade da onda de fluxo, é muito complexo para ser abordado aqui.) A qualquer momento durante uma expiração forçada, existe um ponto ao longo das vias aéreas em que a pressão dentro da via aérea é exatamente igual à pressão fora dela. Nesse ponto, o gradiente de pressão transmural é igual a 0 (observe as setas na Fig. 2.19). Após esse ponto, o gradiente da pressão transmural é negativo: a pressão fora da via aérea é maior que a pressão em seu interior, e a via aérea entrará em colapso se o apoio cartilaginoso ou a tração exercida pelos septos alveolares forem insuficientes para mantê-la aberta.

Com a continuação do esforço expiratório forçado, é provável que o ponto de igual pressão se desloque ao longo da via aérea das unidades maiores para as unidades menores dos alvéolos. Esse movimento acontece porque, quando o esforço muscular aumenta, a pressão intrapleural aumenta e também porque, quando o volume pulmonar diminui, a pressão de retração elástica pulmonar também diminui. À medida que o ponto de igual pressão se desloca ao longo da via aérea, a compressão dinâmica aumenta e, finalmente, as vias aéreas começam a entrar em colapso. Esse fechamento das vias aéreas só poderá ser demonstrado com volumes pulmonares particularmente baixos em indivíduos saudáveis. Porém, o volume de fechamento pode ocorrer para volumes pulmonares mais altos nos pacientes com enfisema, o que será abordado no final deste capítulo. (Note que o ponto no qual a resistência das vias aéreas se aproxima do infinito ocorre a um volume maior nos pulmões anormais – ver Fig. 2.17.) O teste do volume de fechamento propriamente dito será abordado no Capítulo 3.

É importante levar em consideração o gradiente de pressão para o fluxo de ar quando se pensa em uma expiração forçada. Durante uma expiração passiva, o gradiente de pressão para o fluxo de ar (o ΔP em $\Delta P = \dot{V}R$) é simplesmente a pressão alveolar menos a pressão atmosférica. Contudo, se ocorre compressão dinâmica, o gradiente de pressão efetiva é a pressão alveolar menos a pressão intrapleural (que é igual à pressão de retração elástica alveolar), pois a pressão intrapleural é mais alta que a pressão atmosférica e porque a pressão intrapleural pode exercer seus efeitos sobre a porção compressível das vias aéreas.

Dessa maneira, durante uma expiração forçada, quando a pressão intrapleural torna-se positiva e ocorre compressão dinâmica, a pressão propulsora efetiva para o fluxo do ar a partir do pulmão é a pressão de retração elástica alveolar. A retração elástica alveolar é importante também para se opor à compressão dinâmica das vias aéreas, em virtude do seu papel na tração dos septos alveolares sobre as pequenas vias aéreas, como mostra a Figura 2.18. Os efeitos da retração elástica alveolar sobre o fluxo de ar durante uma expiração forçada são ilustrados na Figura 2.20.

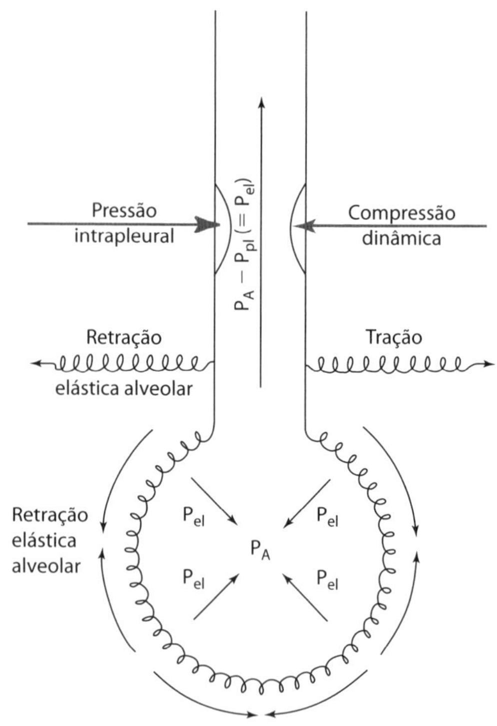

Figura 2.20 Representação dos efeitos da retração elástica alveolar durante uma expiração forçada. Quando a pressão dinâmica ocorre, a retração elástica alveolar auxilia em sua oposição por meio de tração nas vias aéreas pequenas. A pressão da retração elástica alveolar se torna a pressão de impulso efetiva para o fluxo de ar do pulmão. P_A, pressão alveolar; P_{pl}, pressão intrapleural; P_{el}, pressão de retração elástica alveolar.

O princípio de Bernoulli também pode desempenhar um papel na compressão dinâmica das vias aéreas. Em relação a um fluido ideal sem viscosidade, à medida que a velocidade linear do fluxo do fluido aumenta, a pressão exercida pelo fluido sobre as paredes do conduto (a "pressão lateral") diminui. Portanto, conforme a velocidade do fluxo de ar nas pequenas vias aéreas compressíveis aumenta durante uma expiração forçada, a pressão no seu interior diminui. Isso poderia contribuir para uma diferença de pressão transmural reduzida ou mais negativa em toda a parede do conduto.

Avaliação da resistência das vias aéreas

A resistência ao fluxo de ar não pode ser medida diretamente, mas deve ser calculada a partir do gradiente de pressão e do fluxo de ar durante uma incursão respiratória:

$$R = \frac{\Delta P}{\dot{V}}$$

Essa fórmula representa uma simples aproximação, pois pressupõe que todo o fluxo de ar seja laminar, o que não é verdade. Existe, porém, um segundo problema: como se pode determinar o gradiente de pressão? Para se conhecer o gradiente de pressão deve-se saber a pressão alveolar – que também não pode ser medida diretamente. A pressão alveolar pode ser calculada utilizando-se um pletismógrafo corporal, um equipamento caro descrito em detalhes no próximo capítulo, mas esse procedimento não é realizado com frequência. Pelo contrário, em geral a resistência das vias aéreas é determinada indiretamente. É importante enfatizar a avaliação da resistência das vias aéreas durante a expiração, visto que esse fator é de grande interesse em pacientes com enfisema, bronquite crônica e asma.

Capacidade vital forçada

Uma maneira de determinar a resistência das vias aéreas expiratórias consiste em analisar os resultados de uma expiração forçada dentro de um espirômetro, como mostra a Figura 2.21. Essa medida é realizada por meio da manobra da capacidade vital forçada (CVF). A capacidade vital (CV) é o volume de ar que um indivíduo é capaz de expirar após uma inspiração máxima, ou seja, a partir da capacidade pulmonar total (CPT). Uma CVF significa que um esforço expiratório máximo foi realizado durante esse procedimento.

No teste para se determinar a CVF, realiza-se uma inspiração máxima até atingir a CPT. Logo em seguida, realiza-se um esforço expiratório forçado máximo, soprando para fora dos pulmões o máximo possível de ar. Nesse ponto, apenas um volume residual (VR) de ar é deixado nos pulmões. (Os volumes pulmonares serão descritos em detalhes no próximo capítulo.) Esse procedimento leva apenas alguns segundos, como se pode ver na escala temporal.

A parte da curva mais sensível a mudanças na resistência das vias aéreas expiratórias é o primeiro segundo da expiração. O volume de ar expirado no primeiro segundo da expiração (o VEF_1, ou volume expiratório forçado em 1 segundo), especialmente quando enunciado como uma relação com a quantidade total de

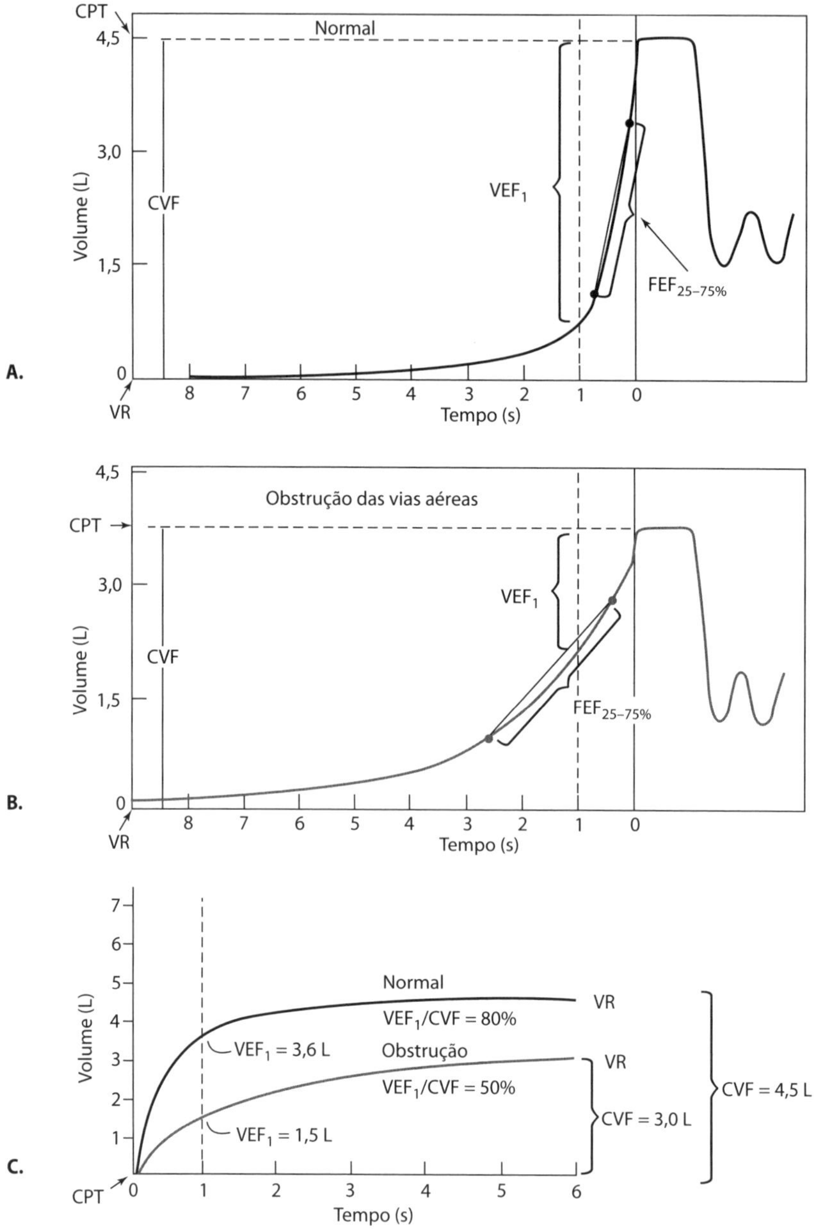

Figura 2.21 Capacidade vital forçada (manobra CVF usando um espirômetro vedado para água). (Ver Fig. 3.4 para avaliar o diagrama de um espirômetro.) **A.** CVF de um indivíduo normal. **B.** CVF de um paciente com doença obstrutiva. VEF_1, volume expiratório forçado no primeiro segundo; $FEF_{25-75\%}$, fluxo expiratório forçado entre 25 e 75% da CVF. **C.** Curvas similares obtidas de um espirômetro utilizado com mais frequência. Observe que a capacidade pulmonar total (CPT) está na parte inferior das curvas, e os volumes residuais (VR) estão na parte superior; o volume, portanto, refere-se ao volume exalado no espirômetro no traçado inferior. A escala de tempo é da esquerda para a direita.

ar expirado durante a CVF, é um bom indicador da resistência das vias aéreas expiratórias. Em indivíduos normais e jovens, a relação VEF_1/CVF é maior que 0,80; ou seja, pelo menos 80% da CVF são expirados durante o primeiro segundo. Uma VEF_1/CVF de 75% seria mais comum em uma pessoa mais velha. Um paciente com obstrução das vias aéreas causada por um episódio de asma, por exemplo, pode apresentar uma VEF_1/CVF muito abaixo de 0,80, como mostra os gráficos médio e inferior na Figura 2.21.

O gráfico inferior da Figura 2.21 mostra curvas semelhantes de CVF que poderiam ser obtidas de um espirômetro com cilindro selado (de selo móvel) comumente utilizado. As curvas são invertidas da direita para a esquerda e de cima para baixo quando comparadas com aquelas nos gráficos superior e médio. A CPT fica na parte esquerda inferior e o VR fica na parte direita superior. A escala temporal é da esquerda para a direita. É importante observar os cálculos para as relações de VEF_1 para CVF.

Outra maneira de expressar a mesma informação é o $FEF_{25-75\%}$, fluxo mesoexpiratório (antigamente denominado MMFR, ou fluxo mesoexpiratório máximo). Essa variável é simplesmente a inclinação de uma linha traçada entre os pontos na curva expiratória para 25 e 75% da CVF. Nos casos de obstrução das vias aéreas, essa linha nem de longe é tão íngreme como em uma curva obtida de alguém que apresente resistência normal das vias aéreas. A VEF_1/CVF normalmente representa vias aéreas mais calibrosas; o $FEF_{25-75\%}$, vias aéreas menores a médias.

O principal conceito em que esses testes de função pulmonar se pautam é que uma resistência elevada nas vias aéreas leva tempo para ser superada.

Curva isovolumétrica de pressão-fluxo

Essa técnica não é usada com frequência na clínica, pois é extremamente cansativa a plotagem dos dados obtidos. A análise dos resultados proporcionados por esse teste, porém, mostra vários pontos que já foram abordados. As curvas isovolumétricas de pressão-fluxo são obtidas pedindo-se ao paciente que realize manobras expiratórias repetidas com diferentes graus de esforço. As pressões intrapleurais são determinadas com um balão esofágico, os volumes pulmonares são determinados com um espirômetro e as velocidades do fluxo de ar são determinadas utilizando-se um pneumotacógrafo. A relação de pressão-fluxo para cada uma das manobras expiratórias de vários esforços é construída sobre uma curva para um determinado volume pulmonar. Por exemplo, a curva média da Figura 2.22 foi construída determinando-se a pressão intrapleural e o fluxo de ar para cada manobra expiratória quando o volume pulmonar do paciente passava de 50% da capacidade vital (CV). Portanto, nenhuma das três curvas na Figura 2.22 é realmente uma linha contínua; cada curva é construída a partir de pontos de dados individuais.

A curva do meio na Figura 2.22 mostra a compressão dinâmica e confirma a hipótese do ponto de igual pressão. Para esse volume pulmonar, no qual a retração elástica dos alvéolos deveria ser a mesma, independente do esforço expiratório, com um aumento no esforço expiratório o fluxo de ar aumenta até um determinado ponto. Além desse ponto, a geração de uma pressão intrapleural mais

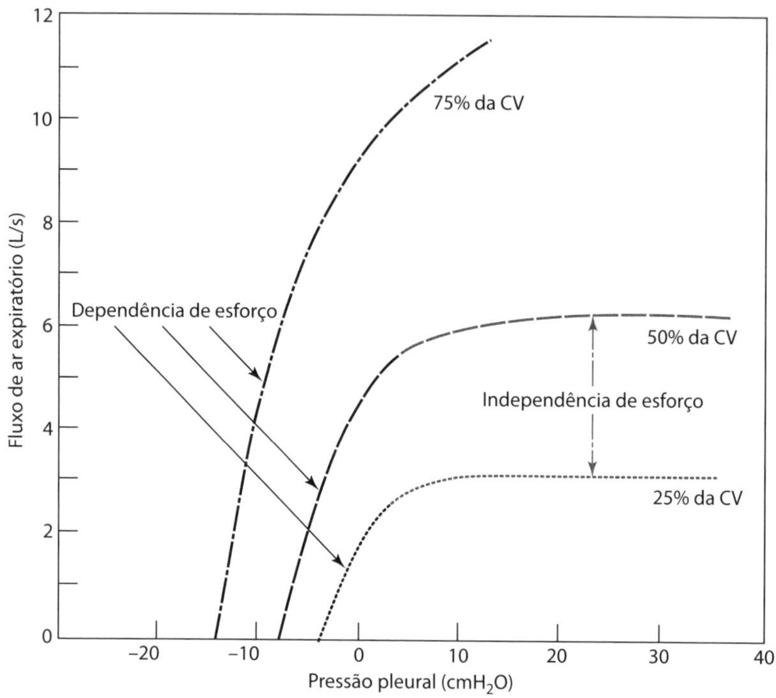

Figura 2.22 Curvas de fluxo de pressão isovolumétrico em três volumes pulmonares diferentes: 75, 50 e 25% da capacidade vital (CV).
Reproduzido com permissão de Hyatt, 1965.

positiva não aumenta o fluxo de ar: isso independe de esforço. A resistência nas vias aéreas deve aumentar com um aumento no esforço expiratório. O fluxo de ar tornou-se independente do esforço por causa da maior compressão dinâmica com pressões intrapleurais mais positivas. O ponto de igual pressão deslocou-se para as vias aéreas pequenas e compressíveis e fixou-se nesse local. Observe que, mesmo com volumes pulmonares mais baixos (25% da CV), para os quais existe menos retração elástica alveolar para estabelecer tração nas vias aéreas pequenas, isso ocorre com velocidades máximas mais baixas do fluxo de ar. Em outras palavras, levando-se em conta que a pressão alveolar é igual à soma da pressão intrapleural e da pressão da retração elástica alveolar durante uma expiração forçada para um determinado volume pulmonar, a pressão propulsora para o fluxo de ar torna-se independente do esforço dos músculos expiratórios, pois um aumento na pressão intrapleural acarreta um aumento igual na pressão alveolar. Apenas a retração elástica alveolar, que é constante para um determinado volume pulmonar, impele o ar para fora do pulmão. Para volumes pulmonares altos (75% da CV), o fluxo de ar aumenta inexoravelmente com a intensificação do esforço. Isso é inteiramente dependente do esforço, pois a pressão de retração elástica alveolar é alta (o que aumenta tanto a tração exercida pelos septos alveolares sobre as pequenas vias aéreas como o gradiente de pressão para o fluxo de ar) e as pressões intrapleurais altamente positivas não poderão ser obtidas para esses volumes pulmonares tão altos com as vias aéreas amplamente abertas.

Curvas de fluxo-volume

Esses mesmos princípios são mostrados na porção expiratória das curvas de fluxo-volume (Fig. 2.23).

Um grupo de curvas de fluxo-volume, como aquelas representadas na Figura 2.23, é obtida da mesma maneira que os dados mostrados na Figura 2.22, só que nesse caso as curvas de velocidades do fluxo são traçadas em relação aos volumes pulmonares para esforços expiratórios de intensidades diferentes. As pressões intrapleurais são desnecessárias. Como essas curvas podem ser construídas instantaneamente, esse teste é usado com frequência em clínicas. Existem dois elementos interessantes acerca desse grupo de curvas, que correspondem às três curvas na Figura 2.22. Para altos volumes pulmonares, a velocidade do fluxo de ar depende do esforço, o que pode ser visto na porção de curvas à esquerda. Para baixos volumes pulmonares, porém, os esforços expiratórios de intensidades iniciais diferentes se fundem na mesma curva independente do esforço, como se pode ver na porção à direita da curva. Novamente, essa diferença deve-se ao fato de serem necessárias pressões intrapleurais suficientemente altas para acarretar a compressão dinâmica a fim de se obterem volumes pulmonares muito baixos, independente do esforço expiratório inicial. Além disso, para baixos volumes pulmonares existe menos pressão de retração elástica alveolar e, portanto, haverá menos tração sobre as vias aéreas, e um menor gradiente de pressão para o fluxo de ar. Observe que normalmente há dependência de esforço nas curvas inspiratórias se o indivíduo respira pela boca. Os pacientes com problemas nas vias aéreas superiores, tais como apneia obstrutiva do sono ou paralisia das cordas vocais, podem apresentar independência de esforço inspiratório.

A curva fluxo-volume máxima é usada com frequência como instrumento diagnóstico, conforme mostra a Figura 2.24, pois ajuda a estabelecer a diferença entre duas importantes classes de doenças pulmonares – doenças obstrutivas e doenças restritivas, como a fibrose. Doenças obstrutivas são aquelas que interferem no fluxo de ar; doenças restritivas são aquelas que restringem a expansão do pulmão (ver a árvore de decisão acerca dos testes de função pulmonar no Cap. 6).

A Figura 2.24 mostra que tanto a obstrução como a restrição podem acarretar uma diminuição na velocidade máxima do fluxo que o paciente consegue alcançar, o pico de fluxo expiratório *(peak flow)* (PFE; mostrado na Figura 2.23), mas que essa redução ocorre por motivos diferentes. As doenças restritivas, que implicam habitualmente uma retração elástica alveolar elevada, podem evidenciar um PFE reduzido, pois a CPT (e, em consequência, a CV) está reduzida. A parte da curva que independe do esforço é semelhante àquela obtida de uma pessoa com pulmões normais. Na verdade, em geral, a relação VEF_1/CVF é normal ou até mesmo acima do normal, pois tanto o VEF_1 como a CVF estão reduzidos, visto que o pulmão tem um volume baixo e a pressão de retração elástica alveolar está aumentada. Por outro lado, em pacientes com doenças obstrutivas, o PFE e a relação VEF_1/CVF são baixos.

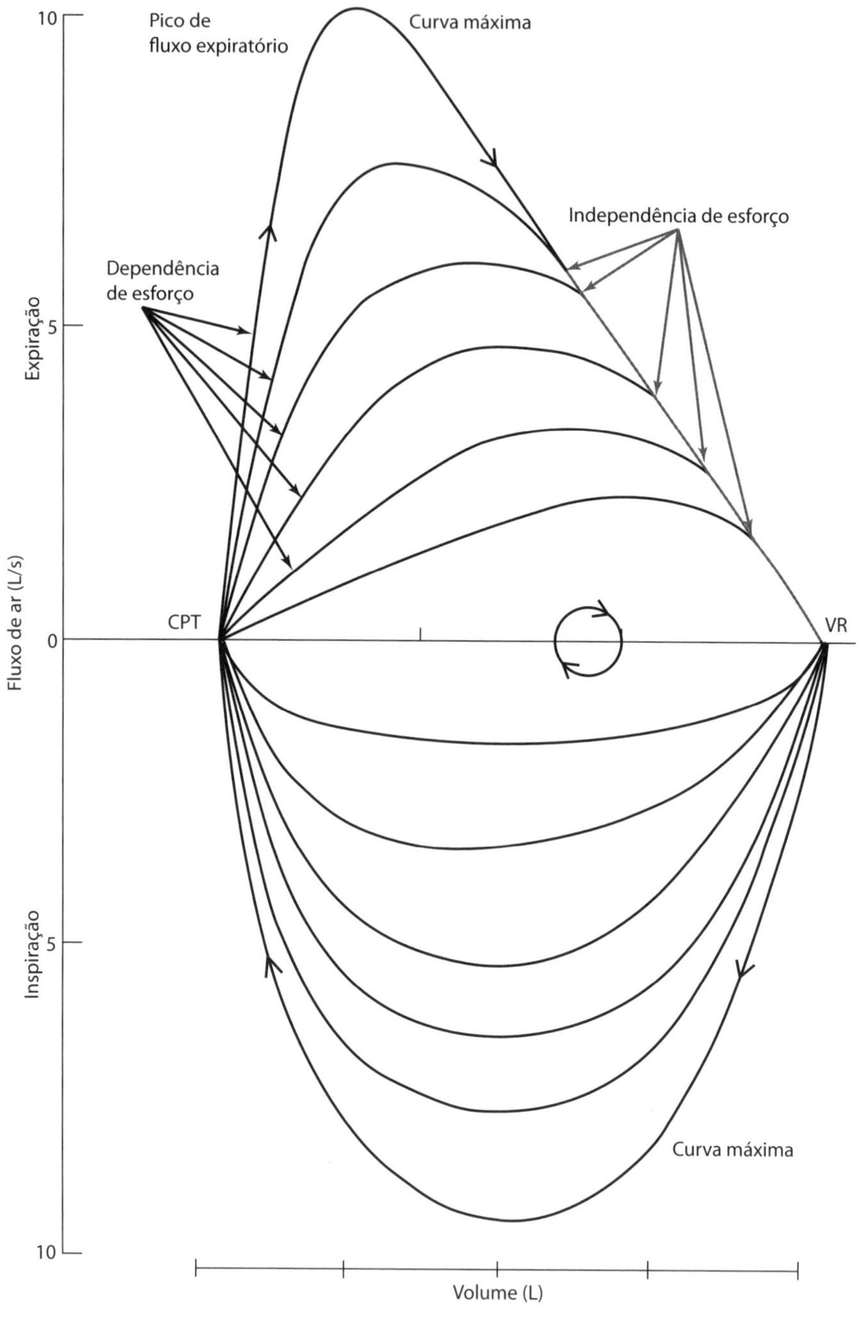

Figura 2.23 Curvas de volume de fluxo de intensidades variadas, demonstrando a dependência de esforço para altos volumes pulmonares e a independência de esforço para baixos volumes pulmonares. Observe que normalmente não há independência de esforço na inspiração. O círculo pequeno representa um volume corrente normal. O pico de fluxo expiratório (PFE) é indicado para a curva expiratória máxima. CPT, capacidade pulmonar total; VR, volume residual.

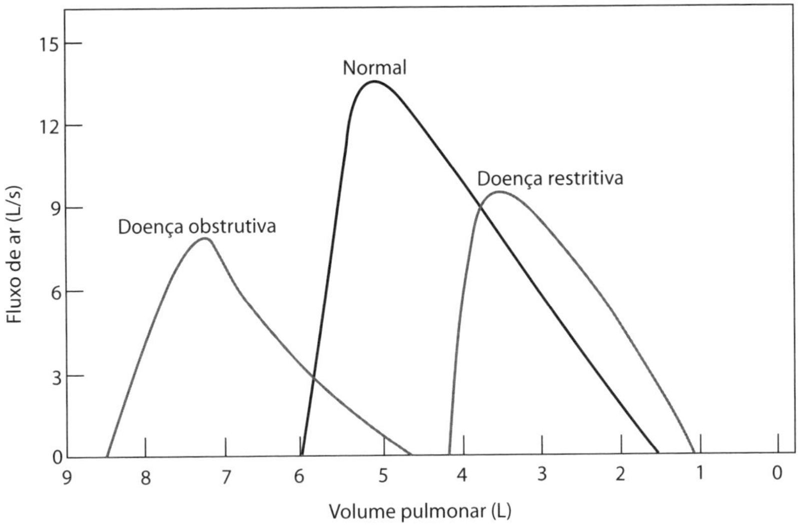

Figura 2.24 Curvas de volume de pico de fluxo expiratório representando doenças obstrutivas e restritivas.

As doenças obstrutivas – como asma, bronquite e enfisema – estão muitas vezes associadas a altos volumes pulmonares, o que pode ser útil, já que os altos volumes aumentam a pressão de retração elástica. O VR pode ser bastante aumentado se o fechamento das vias aéreas ocorre com volumes pulmonares relativamente altos. Uma segunda característica importante da curva de fluxo-volume de um paciente com doença obstrutiva é a porção da curva que independe do esforço, que é côncava: o fluxo é baixo para qualquer volume relativo.

As curvas de fluxo-volume são muito úteis para se avaliarem obstruções das vias aéreas superiores e da traqueia. As alças de fluxo-volume podem ajudar a estabelecer a diferença entre obstruções fixas (aquelas que não são afetadas pelo esforço inspiratório ou expiratório) e obstruções variáveis (as mudanças no gradiente de pressão transmural causadas pelo esforço inspiratório ou expiratório resultam em mudanças na área do corte transversal da obstrução). Se a obstrução for variável, as alças de fluxo-volume poderão mostrar se a obstrução é extratorácica ou intratorácica (Fig. 2.25). Uma obstrução fixa afeta o fluxo de ar tanto expiratório como inspiratório (Fig. 2.25A). As curvas de fluxo-volume tanto expiratórias como inspiratórias são truncadas, com reduções nos picos dos fluxos expiratórios e inspiratórios. A alça de fluxo-volume não consegue distinguir as obstruções extratorácicas fixas das obstruções intratorácicas fixas, o que geralmente deve ser determinado com um broncoscópio. As obstruções fixas podem ser causadas por corpos estranhos ou por cicatrização, geralmente proveniente de intubação prévia ou traqueostomia, que torna uma região da via aérea muito rígida para poder ser afetada pelo gradiente de pressão transmural.

Durante uma expiração forçada, a área em corte transversal de uma obstrução extratorácica variável aumenta quando a pressão dentro da via aérea aumenta

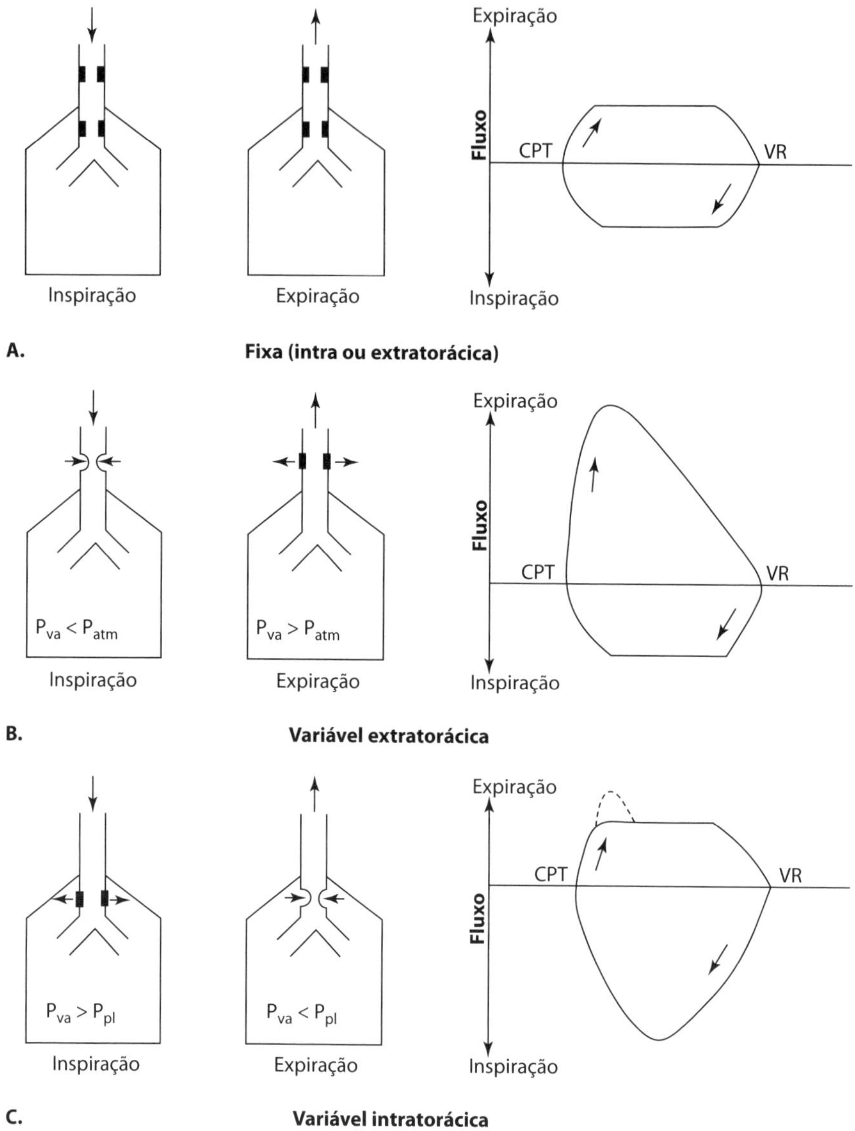

Figura 2.25 Curvas de volume de fluxo inspiratório e expiratório representando os padrões em: **A.** Obstrução fixa intra ou extratorácica. **B.** Obstrução extratorácica variável. **C.** Obstrução intratorácica variável. P_{atm}, pressão atmosférica; P_{va}, pressão da via aérea; P_{pl}, pressão intrapleural; VR, volume residual; CPT, capacidade pulmonar total.

Reproduzido com permissão de Burrows B, Knudson RJ, Quan SF, Kettel LJ. *Respiratory Disorders: A Pathophysiologic Approach*. 2.ed. Chicago: Year Book Medical Publishers; Copyright © 1983.

(Fig. 2.25B). A curva de fluxo-volume expiratória é, portanto, quase normal ou não é afetada. Entretanto, durante uma inspiração forçada, a pressão dentro da via aérea superior diminui abaixo da pressão atmosférica e, a menos que a estabilidade da via aérea superior seja mantida pela contração reflexa dos músculos faríngeos ou por outras estruturas, a área em corte transversal da via aérea superior diminuirá. Portanto, a curva fluxo-volume inspiratória é truncada nos pacientes que apresentam obstruções extratorácicas variáveis, as quais podem ser causadas por tumores, depósitos de gordura, músculos faríngeos enfraquecidos (como ocorre na apneia obstrutiva do sono), cordas vocais paralisadas, linfonodos aumentados de volume ou inflamação.

Durante uma expiração forçada, a pressão intrapleural positiva acarreta uma redução no gradiente de pressão transmural através de uma obstrução traqueal intratorácica variável, reduzindo sua área em corte transversal, assim como o pico de fluxo expiratório (PFE) (Fig. 2.25C). Durante uma inspiração forçada são geradas grandes pressões intrapleurais negativas e o gradiente de pressão transmural da obstrução intratorácica variável aumenta, o que ocorre também com sua área em corte transversal. Desse modo, a curva de fluxo-volume inspiratória é quase normal ou não é afetada. As obstruções intratorácicas variáveis da traqueia são causadas mais comumente por tumores.

Complacência dinâmica

Neste ponto, deve-se levar em conta a complacência dinâmica dos pulmões, que é a mudança no volume dos pulmões dividida pela mudança na pressão de distensão alveolar durante a realização de uma incursão respiratória. Para baixas frequências respiratórias, de aproximadamente 15 incursões respiratórias por minuto e até mais baixas, a complacência dinâmica é aproximadamente igual à complacência estática, e a relação da complacência dinâmica para a complacência estática é igual a 1 (Fig. 2.26).

Em pessoas normais, essa relação continua sendo próxima de 1 até mesmo com frequências respiratórias muito mais altas. Entretanto, nos pacientes com resistência elevada ao fluxo de ar em pequenas vias aéreas, a relação da complacência dinâmica para a complacência estática cai drasticamente à medida que a frequência respiratória aumenta. Isso indica que mudanças na complacência dinâmica refletem mudanças na resistência das vias aéreas, assim como mudanças na complacência dos alvéolos.

Os efeitos da frequência respiratória aumentada sobre a complacência dinâmica podem ser aplicados imaginando-se um par de alvéolos hipotéticos supridos pela mesma via aérea. Vamos considerar o momento de cada mudança como a alteração no volume em resposta a um aumento brusco na pressão das vias aéreas (um aumento "por etapas"), em uma situação na qual a complacência de cada alvéolo ou a resistência no ramo da via aérea que irá supri-lo pode ser alterada arbitrariamente.

Se as resistências e as complacências das duas unidades fossem iguais, os dois alvéolos se encheriam ao longo de sequências temporais idênticas. Se as resistências fossem iguais, porém a complacência de uma unidade fosse igual à metade da outra, é provável que os alvéolos se enchessem com sequências temporais quase idênticas, mas que a unidade menos complacente recebesse apenas metade

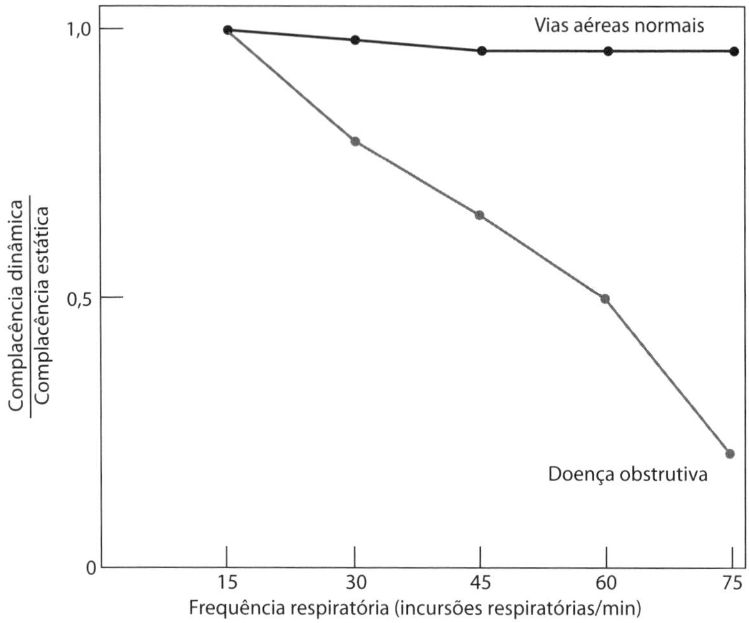

Figura 2.26 Ilustração de alterações na taxa de complacência dinâmica para complacência estática, com aumento de frequências respiratórias. As taxas variam pouco em indivíduos normais, mas são reduzidas drasticamente em pacientes com doenças obstrutivas nas pequenas vias aéreas.

do volume recebido pela outra. Se as complacências das duas unidades fossem iguais, porém uma delas estivesse sendo suprida por uma via aérea com duas vezes a resistência ao fluxo de ar daquela que supre a outra unidade, é provável que as duas unidades se encheriam com o mesmo volume. No entanto, a unidade suprida pela via aérea com resistência elevada se encheria mais lentamente que a outra, por causa de sua resistência elevada. Essa diferença significa que, para elevadas frequências respiratórias, a unidade que se enche mais rapidamente que a outra poderá acomodar um maior volume de ar por incursão respiratória.

Essa situação pode dar origem também a uma redistribuição do ar alveolar depois que a pressão de insuflação já cessou, pois um alvéolo tem mais ar que o outro, apesar de ambos terem características de complacência iguais. Portanto, aquele mais distendido possui uma pressão de retração elástica mais alta e, levando-se em conta que ambos estão unidos por uma via aérea comum, é provável que um pouco de ar acompanhe o gradiente de pressão e se desloque na direção do outro.

Convém agora extrapolar essa situação de duas unidades para um pulmão com milhões de vias aéreas suprindo milhões de alvéolos. Em um paciente com doença das pequenas vias aéreas, muitos alvéolos podem ser supridos por vias aéreas com uma resistência mais alta que o normal ao fluxo de ar. Às vezes, esses alvéolos recebem a designação de "alvéolos lentos" ou "alvéolos com longas constantes temporais". (A constante de tempo é igual à resistência multiplicada pela complacência e representa o tempo que leva para o alvéolo encher até 63% de seu volume final.) À medida que o paciente aumenta a frequência respiratória, os alvéolos mais lentos não terão tempo suficiente para se encher e acabarão não contribuindo para a complacência dinâmica. À medida que a frequência aumenta, cada vez mais alvéolos lentos deixarão de funcionar e a complacência dinâmica continuará caindo. Se esse paciente estiver sendo submetido à ventilação mecânica, os alvéolos podem não ter tempo suficiente para encher ou esvaziar (a expiração é passiva e depende principalmente da retração elástica alveolar) entre as respirações. No último caso, um "novo ar" pode ingressar no pulmão antes que ele tenha tempo de sair ("auto-PEEP" ou "respirações empilhadas").

O TRABALHO DA RESPIRAÇÃO

Os principais pontos abordados neste capítulo podem ser resumidos por meio de uma análise do trabalho da respiração. O trabalho realizado na respiração é proporcional à mudança de pressão multiplicada pela mudança de volume. Na respiração eupneica, a mudança de volume é o volume de ar que entra e sai dos pulmões – o volume corrente. A mudança de pressão é a mudança na pressão transpulmonar necessária para superar os trabalhos elástico e resistivo da respiração. A diferença de pressão necessária para o trabalho elástico corresponde aproximadamente à alteração de volume, dividida pela complacência dos pulmões e da parede torácica (quanto menor a complacência, maior a alteração pressórica necessária para gerar a alteração volêmica). A diferença de pressão necessária para o trabalho resistivo equivale aproximadamente ao fluxo de ar multiplicado pela resistência.

$$\Delta P = \frac{\Delta V}{C} + \dot{V} \times R$$

Observe que parte da energia usada no trabalho elástico da respiração durante a inspiração é armazenada como energia potencial, que pode ser recuperada na expiração, porém não há energia armazenada no trabalho resistivo da respiração – ela é perdida como calor.

Trabalho elástico

O trabalho elástico da respiração é aquele realizado para superar a retração elástica da parede torácica e do parênquima pulmonar e o trabalho realizado para superar a tensão superficial dos alvéolos. As doenças restritivas são aquelas nas quais o trabalho elástico da respiração é aumentado. Por exemplo, o trabalho da respiração é elevado nos pacientes obesos (que exibem maior retração elástica interna da parede torácica) e nos pacientes com fibrose pulmonar ou com ausência relativa de surfactante pulmonar (que apresentam maior retração elástica dos alvéolos).

Trabalho resistivo

O trabalho resistivo da respiração é aquele realizado para superar a resistência tecidual e a resistência das vias aéreas. A resistência tecidual pode ser elevada em condições como a sarcoidose, silicose e asbestose. A resistência elevada nas vias aéreas é muito mais comum; é observada em doenças obstrutivas como asma, bronquite e enfisema; obstrução da via aérea superior; e aspirações acidentais de objetos estranhos. Normalmente, a maior parte do trabalho resistivo é aquele realizado para superar a resistência das vias aéreas.

O trabalho resistivo da respiração pode ser extremamente significativo durante uma expiração forçada, quando ocorre a compressão dinâmica. Isso é particularmente verdadeiro em pacientes que já apresentam uma resistência elevada nas vias aéreas durante a respiração tranquila e normal. Por exemplo, nos pacientes com enfisema, uma doença que atinge e oblitera as paredes alveolares, o trabalho da respiração pode ser enorme, por causa da destruição do apoio tecidual elástico sobre as pequenas vias aéreas, o que permite que a compressão dinâmica seja processada sem qualquer oposição. Além disso, a retração elástica reduzida dos alvéolos dá origem a um menor gradiente de pressão para a expiração.

O custo em oxigênio da respiração tranquila e normal (eupneica) normalmente é inferior a 5% da captação corporal total de oxigênio. Esse percentual pode aumentar para até 30% em pessoas normais durante o exercício máximo. Em pacientes com doença pulmonar obstrutiva, porém, o trabalho da respiração pode ser o fator que limita a realização de exercícios.

CONCEITOS-CHAVE

1. Deve ser estabelecido um gradiente de pressão entre a atmosfera e os alvéolos para que o ar possa entrar e sair dessas estruturas.

2. Durante a inspiração, os alvéolos se expandem passivamente em resposta a um **gradiente de pressão transmural** aumentado; durante a expiração tranquila e normal, a retração elástica dos alvéolos lhes restitui seu volume original.

3. O volume de gás nos pulmões ao final de uma expiração corrente normal (a **CRF**), quando nenhum músculo respiratório está se contraindo ativamente, é determinado pelo ponto de equilíbrio da retração interna dos pulmões e da expansão externa da parede torácica.

4. Para a CRF, a pressão intrapleural é **negativa**, pois o líquido pleural está entre as forças que se opõem à expansão elástica externa da parede torácica.

5. Os alvéolos são mais complacentes (e têm menor retração elástica) para baixos volumes; os alvéolos são menos complacentes (e têm maior retração elástica) para altos volumes.

6. O surfactante pulmonar aumenta a complacência alveolar e ajuda a prevenir atelectasia por reduzir a tensão superficial nos alvéolos menores.

7. Durante a expiração forçada, quando a pressão intrapleural torna-se positiva, as pequenas vias aéreas são comprimidas (**compressão dinâmica**) e podem até entrar em colapso.

8. Os dois principais componentes do **trabalho da respiração** são a retração elástica dos pulmões e a expansão elástica da parede torácica, e a resistência ao fluxo de ar.

QUESTÕES CLÍNICAS

2.1 Uma mulher inspira 500 mL de um espirômetro. A pressão intrapleural, determinada com a utilização de um balão esofágico, era de -5 cmH_2O antes do esforço inspiratório e de -10 cmH_2O ao final da inspiração. Qual é a complacência pulmonar?

2.2 Um paciente em pós-operatório cujos músculos respiratórios foram paralisados com brometo de pancurônio, um agente semelhante ao curare, é mantido por um respirador com pressão positiva. Ao final da expiração (quando a pressão alveolar é igual a 0), a pressão intrapleural, quando medida por um balão esofágico, é igual a -3 cmH_2O. Por ocasião do pico da inspiração, a pressão alveolar é de +20 cmH_2O e a pressão intrapleural é de +10 cmH_2O. O volume corrente é de 500 mL.

a. Qual é a complacência pulmonar do paciente?
b. Qual é a complacência total do paciente?
c. Qual é a complacência da parede torácica do paciente?

2.3 Quais das condições a seguir representam explicações possíveis para a complacência pulmonar estática reduzida do paciente (a curva de volume-pressão para os pulmões desviou-se para a direita)?

a. Quantidade reduzida de surfactante pulmonar funcional.
b. Fibrose dos pulmões.
c. Remoção cirúrgica de um lobo.
d. Congestão vascular pulmonar.
e. Todas as respostas acima.

2.4 Qual dos seguintes itens tende a aumentar a resistência das vias aéreas?

a. Estimulação das fibras pós-ganglionares parassimpáticas que inervam os músculos lisos brônquicos e bronquiolares.
b. Baixos volumes pulmonares.
c. Expirações forçadas.
d. Respirar pelo nariz em vez de fazê-lo pela boca.
e. Todas as respostas acima.

2.5 Qual(is) das seguintes afirmações acerca da pressão alveolar está(ão) correta(s)?

a. A pressão alveolar é mais baixa que a pressão atmosférica durante uma inspiração normal com pressão negativa.
b. A pressão alveolar é maior que a pressão atmosférica durante uma expiração forçada.
c. A pressão alveolar é igual à soma da pressão intrapleural com a pressão da retração elástica alveolar.

d. A pressão alveolar é igual à pressão atmosférica ao final de uma expiração corrente normal.
e. Todas as respostas acima.

2.6 Qual(is) das seguintes afirmações acerca das pequenas vias aéreas está(ão) correta(s)?
a. A resistência total ao fluxo de ar diminui com as gerações sucessivas de vias aéreas, pois passam a existir números cada vez maiores de unidades organizadas em paralelo.
b. A velocidade linear do fluxo de ar diminui à medida que as vias aéreas reduzem seu tamanho, pois sua área total em corte transversal aumenta.
c. A retração elástica alveolar desempenha um importante papel no sentido de determinar a resistência ao fluxo de ar nas pequenas vias aéreas, pois a tração exercida sobre os septos alveolares ajuda a neutralizar a compressão dinâmica.
d. Em geral, o fluxo de ar nas pequenas vias aéreas é laminar.
e. Todas as respostas acima.

2.7 Qual(is) das seguintes afirmações acerca da mecânica pulmonar durante a parte inicial de uma expiração forçada, quando o volume pulmonar ainda é alto, está(ão) correta(s)?
a. Existe menos retração elástica alveolar para altos volumes pulmonares do que para baixos volumes pulmonares.
b. A resistência das vias aéreas é maior para altos volumes pulmonares do que para baixos volumes pulmonares.
c. Existe mais compressão dinâmica das vias aéreas para altos volumes pulmonares do que para baixos volumes pulmonares.
d. O gradiente de pressão efetiva para o fluxo de ar é maior com altos volumes pulmonares do que com baixos volumes pulmonares.

ESTUDO DE CASO

De Raff H. Levitzky MG, eds. *Medical Physiology: A Systems Approach*. New York: McGraw-Hill; 2011:329-330.

Um homem de 26 anos de idade chega à emergência do hospital em razão de uma súbita **dispneia** (sensação de respiração difícil, também chamada de "falta de ar") e dor na parte superior à esquerda do tórax. Ele não tem histórico de doenças. Ele tem 1,73 m de altura e pesa cerca de 63,5 kg. Sua pressão sanguínea é de 125/80 mmHg, os batimentos cardíacos são de 90/min e a frequência respiratória é de 22/min (normalmente, 12-15/min em um adulto saudável). Não há ruídos respiratórios no pulmão esquerdo, que é **hiperressonante** (mais alto e com um som mais oco) à ausculta (quando o médico bate com os dedos no tórax do paciente).

O paciente tem um **pneumotórax.** O ar entrou no espaço pleural do lado esquerdo do tórax, e ele não é capaz de expandir o pulmão esquerdo. Portanto, não há ruídos respiratórios do lado esquerdo do tórax, que é hiperressonante à ausculta. Nesse caso, o pneumotórax é um **pneumotórax espontâneo primário**, porque ocorreu de repente e não pode ser atribuído a uma doença pulmonar subjacente (**pneumotórax espontâneo secundário**) ou trauma (**pneumotórax traumático**). A incapacidade de ventilar seu pulmão esquerdo, aliada à dor e à ansiedade, explica sua elevada frequência respiratória, como será discutido nos Capítulos 3 e 9.

O pneumotórax espontâneo primário é mais comum em indivíduos do sexo masculino, altos e magros, entre 10 e 30 anos, embora o motivo não seja conhecido. Acredita-se que ocorra quando alvéolos excessivamente expandidos se rompem (*blebs* ou pequenas bolhas de localização apical pulmonar), talvez como resultado de uma tosse ou espirro.

Se o pneumotórax é moderado e o paciente está estável, a condição pode ser resolvida sem tratamento, ficando apenas em observação. Um pneumotórax mais acentuado é tratado por meio da inserção de um cateter ou tubo torácico pela pele e músculos intercostais no espaço pleural, para permitir a remoção do ar por sucção externa.

Um **pneumotórax de tensão ou hipertensivo** é uma condição de alto risco de vida, que ocorre com mais frequência como resultado de um trauma ou lesão pulmonar. O ar penetra no espaço pleural com a inspiração, mas não consegue sair pela expiração, aumentando de forma progressiva a pressão intrapleural acima da atmosférica. Isso pode comprimir as estruturas do lado afetado do tórax (p. ex., vasos sanguíneos, coração, etc.) e, eventualmente, as estruturas do outro lado também.

SUGESTÕES DE LEITURA

Agostoni E. Mechanics of the pleural space. *Physiol Rev.* 1972;52:57–128.

Agostoni E, Hyatt RE. Static behavior of the respiratory system. In: Macklem PT, Mead J, eds. *Mechanics of Breathing, part 1, Handbook of Physiology, sec 3: The Respiratory System.* Bethesda, MD: American Physiological Society; 1986;3:113–130.

Boggs DS, Kinasewitz GT. Review: pathophysiology of the pleural space. *Am J Med Sci.* 1995;309:53–59.

Burrows B, Knudson RJ, Quan SF, Kettel LJ. *Respiratory Disorders: A Pathophysiologic Approach.* 2nd ed. Chicago, IL: Year Book; 1983:78–93.

Clements JA, Tierney DF. Alveolar instability associated with altered surface tension. In: Fenn WO, Rahn H, eds. *Handbook of Physiology, sec 3: Respiration.* Washington, DC: American Physiological Society; 1965;2:1567–1568.

Comroe JH. *Physiology of Respiration*. 2nd ed. Chicago: Year Book; 1974:94–141.
Decramer M. The respiratory muscles. In: Fishman AP et al., eds. *Pulmonary Diseases and Disorders*. 3rd ed. New York: McGraw-Hill; 1998:63–71.
De Troyer A, Kirkwood PA, Wilson TA. Respiratory action of the intercostal muscles. *Physiol Rev*. 2005;85:717–756.
Dorrington KL, Young JD. Development of a concept of a liquid pulmonary alveolar lining layer (editorial). *Br J Anaesth*. 2001;86:614–617.
Hyatt RE. Dynamic lung volumes. In: Fenn WO, Rahn H, eds. *Handbook of Physiology*, sec 3: Respiration. Washington, DC: American Physiological Society; 1965;2:1381–1398.
Hyatt RE. Forced expiration. In: Macklem PT, Mead J, eds. *Mechanics of Breathing, part 1, Handbook of Physiology, sec 3: The Respiratory System*. Bethesda, MD: American Physiological Society; 1986;3:295–314.
Ingram RH Jr, Pedley TJ. Pressure-flow relationships in the lungs. In: Macklem PT, Mead J, eds. *Mechanics of Breathing, part 1, Handbook of Physiology, sec 3: The Respiratory System*. Bethesda, MD: American Physiological Society; 1986;3:277–293.
Lai-Fook SJ. Pleural mechanics and fluid exchange. *Physiol Rev*. 2004;84:385–410.
Levitzky MG, Cairo JM, Hall SM. *Introduction to Respiratory Care*. Philadelphia, PA: WB Saunders and Company; 1990.
Lumb AB. *Nunn's Applied Respiratory Physiology*. 7th ed. London: Churchill Livingstone; 2011;27–59,83–98.
Mason RJ, Lewis JF. Pulmonary surfactant. In: Mason RJ, Broaddus VC, Martin TR, eds. *Murray & Nadel's Textbook of Respiratory Medicine*. 5th ed. Philadelphia, PA: WB Saunders and Company; 2010:200–216.
Mead J, Takashima T, Leith D. Stress distribution in lungs: a model of pulmonary elasticity. *J Appl Physiol*. 1970;28:596–608.
Mead J, Turner JM, Macklem PT, Little JB. Significance of the relationship between lung recoil and maximum expiratory flow. *J Appl Physiol*. 1967;22:95–108.
Murray JF. *The Normal Lung*. 2nd ed. Philadelphia, PA: WB Saunders and Company; 1986:83–138.
Murray JF, Greenspan RH, Gold WM, Cohen AB. Early diagnosis of chronic obstructive lung disease. *Calif Med*. 1972;116:37–55.
Nieman GF. Amelia Earhart, alveolar mechanics, and other great mysteries. *J Appl Physiol* . 2012;112:935–936.
Osmond DG. Functional anatomy of the chest wall. In: Roussos C, Macklem PT, eds. T*he Thorax, part A*. New York: Marcel Dekker; 1985:199–233.
Poole DC, Sexton WL, Farkas GA, Powers SK, Reid MB. Diaphragm structure and function in health and disease. *Med Sci Sports Exerc*. 1997;29:738–754.
Prange HD. Laplace's law and the alveolus: a misconception of anatomy and a misapplication of physics. *Adv Physiol Educ*. 2003;27:34–40.
Weibel ER. *The Pathway for Oxygen: Structure and Function in the Mammalian Respiratory System*. Cambridge, MA: Harvard University Press; 1984.
Wetzel RC, Herold CJ, Zerhouni EA, Robotham JL. Hypoxic bronchodilation. *J Appl Physiol*. 1992;73:1202–1206.

Ventilação alveolar 3

OBJETIVOS

O leitor será capaz de compreender a ventilação alveolar.

- Definir o que é ventilação alveolar.
- Definir o padrão de volumes pulmonares e compreender suas medidas.
- Predizer os efeitos das alterações na mecânica dos pulmões e da parede torácica sobre os volumes pulmonares em situações patológicas ou normais.
- Definir o que é espaço morto anatômico e relacioná-lo ao volume corrente e à ventilação alveolar.
- Entender a medida do espaço morto anatômico e a determinação da ventilação alveolar.
- Definir o espaço morto alveolar e fisiológico e compreender sua determinação.
- Prever os efeitos de alterações da ventilação alveolar nos níveis de dióxido de carbono e oxigênio.
- Descrever as diferenças regionais na ventilação alveolar encontradas em um pulmão normal e saber explicá-las.
- Prever os efeitos de alterações no volume pulmonar, envelhecimento e processos de doenças na distribuição regional da ventilação alveolar.
- Definir o volume de fechamento e explicar como ele pode ser demonstrado.
- Prever os efeitos de alterações da mecânica pulmonar no volume de fechamento.

A ventilação alveolar é a troca de gases entre os alvéolos e o ambiente externo. Este é o processo pelo qual o oxigênio é transportado aos pulmões a partir da atmosfera e pelo qual o dióxido de carbono levado aos pulmões pelo sangue venoso misto é eliminado do corpo. Embora a ventilação alveolar seja geralmente definida como o volume de ar fresco que entra nos alvéolos por minuto, um volume similar de ar alveolar que deixa o corpo por minuto está implícito nessa definição.

VOLUMES PULMONARES

O volume de gás nos pulmões, em qualquer momento, depende da mecânica dos pulmões e da parede torácica e da atividade dos músculos da inspiração e da expiração. O volume pulmonar sob quaisquer condições pode ser alterado por processos comuns patológicos e fisiológicos. A padronização das condições sob as quais os volumes pulmonares são medidos permite comparações entre indivíduos ou pacientes. O tamanho dos pulmões de uma pessoa depende da altura e do peso ou da área de superfície corporal, bem como da idade e do sexo do indivíduo. Portanto, os volumes pulmonares são em geral comparados aos volumes pulmonares "previstos" de acordo com a idade, o sexo e a constituição física, sendo normalmente expressos de acordo com a temperatura corporal e com a pressão barométrica ambiente saturada com vapor de água (BTPS).

Volumes e capacidades pulmonares

Existem quatro volumes pulmonares (que não estão subdivididos) e quatro capacidades pulmonares padronizados, que consistem em dois ou mais volumes pulmonares padronizados em conjunto (Fig. 3.1).

Volume corrente

O volume corrente (Vc) é o volume que entra ou sai da boca a cada incursão respiratória. Ele é determinado pela atividade dos centros de controle respiratório no cérebro, enquanto afetam os músculos respiratórios, e pelos mecanismos do pulmão e da parede torácica. Durante a respiração normal de repouso (eupneia), o Vc de um adulto de 70 kg é de cerca de 500 mL a cada incursão respiratória, mas esse volume pode aumentar consideravelmente, por exemplo, durante o exercício.

Volume residual

O volume residual (VR) é o volume de gás que permanece nos pulmões após uma expiração máxima forçada. O VR é determinado pela força gerada pelos músculos da expiração e pela retração elástica no sentido interno dos pulmões oposto pela retração elástica no sentido externo da parede torácica. A compressão dinâmica das vias aéreas durante a expiração forçada pode ser também um importante determi-

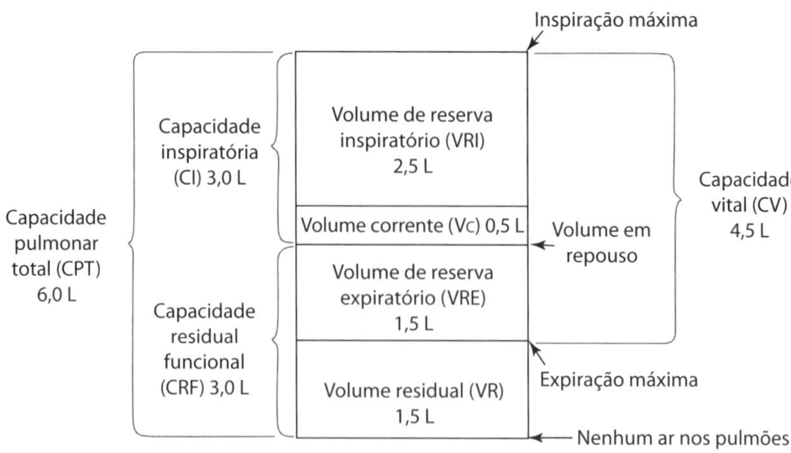

Figura 3.1 Volumes e capacidades pulmonares padronizados. São mostrados os valores típicos para um adulto de 70 kg (em pé ou sentado, com o tronco ereto).

nante do VR, por causa do aprisionamento de gás que ocorre no interior dos alvéolos quando as vias aéreas entram em colapso. O VR de um adulto saudável de 70 kg é de aproximadamente 1,5 L, mas pode ser maior em doenças como enfisema, uma doença pulmonar em que ocorre o aumento da complacência e a redução da retração elástica alveolar, ocasionando o colapso das vias aéreas e o aprisionamento de ar. O VR é importante para uma pessoa saudável porque previne o colapso dos alvéolos em volumes muito baixos. O colapso alveolar tornaria necessário um maior esforço inspiratório para a reinsuflação alveolar.

Volume de reserva expiratório

O volume de reserva expiratório (VRE) é o volume de gás exalado dos pulmões durante uma expiração máxima forçada que se inicia no final de uma expiração corrente normal. É, portanto, determinado pela diferença entre a capacidade residual funcional (CRF, ver a seguir) e o VR. O VRE é de cerca de 1,5 L em um adulto saudável de 70 kg.

Volume de reserva inspiratório

O volume de reserva inspiratório (VRI) é o volume de gás inspirado para os pulmões durante uma inspiração máxima forçada que se inicia no final de uma inspiração corrente normal. O VRI é determinado pela força de contração dos músculos inspiratórios, pela retração elástica dos pulmões e da parede torácica e pelo ponto de partida, que é a CRF mais o Vc. O VRI de um adulto saudável de 70 kg é de aproximadamente 2,5 L.

Capacidade residual funcional

A capacidade residual funcional (CRF) é o volume de gás que permanece nos pulmões ao final de uma expiração corrente de repouso. Visto que se presumia, tradicionalmente, que nenhum músculo respiratório era contraído no final de uma expiração corrente normal, a CRF representa o ponto de equilíbrio entre a retração elástica dos pulmões e a retração elástica da parede torácica, como discutido no Capítulo 2.

Entretanto, os músculos respiratórios podem exercer um papel importante na CRF e, em algumas circunstâncias, a CRF pode ser maior ou até menor que o volume pulmonar do sistema respiratório em repouso total. Assim, o volume pulmonar no qual a retração elástica dos pulmões é igual e oposta à retração elástica da parede torácica, também pode ser chamado de volume de repouso do sistema respiratório. A CRF pode ser maior que o volume de repouso se a inspiração seguinte ocorrer antes que o volume de repouso seja alcançado, tanto por causa das elevadas frequências respiratórias ou elevada resistência ao fluxo de ar expiratório na laringe ou nas vias aéreas periféricas, como por causa da contração ativa dos músculos inspiratórios na expiração final. Qualquer uma dessas possibilidades ou ambas podem ocorrer em bebês que apresentam CRF mais alta que o previsto pela maior retração elástica de seus pulmões e pela menor retração elástica de sua parede torácica. Durante o exercício, a CRF pode ser mais baixa que o volume de repouso, por causa da contração ativa dos músculos expiratórios.

A CRF, como visto na Figura 3.1 consiste no VR mais o VRE. É, portanto, de cerca de 3 L em um adulto saudável de 70 kg.

Capacidade inspiratória

A capacidade inspiratória (CI) é o volume de ar inalado pelos pulmões durante um esforço inspiratório máximo que se inicia no final de uma expiração corrente normal (a CRF). É, portanto, igual ao Vc mais o VRI, como mostra a Figura 3.1. A CI de um adulto saudável de 70 kg é de aproximadamente 3 L.

Capacidade pulmonar total

A capacidade pulmonar total (CPT) é o volume de ar nos pulmões após um esforço inspiratório máximo. É determinada pela força de contração dos músculos inspiratórios e pela retração elástica no sentido interno tanto dos pulmões como da parede torácica. A CPT é a soma de todos os quatro volumes pulmonares: o VR, o Vc, o VRI e o VRE. É de aproximadamente 6 L em um adulto saudável de 70 kg.

Capacidade vital

A capacidade vital (CV), discutida no Capítulo 2, é o volume de ar exalado dos pulmões durante uma expiração máxima forçada, que se inicia após uma inspiração máxima forçada. É, portanto, igual à CPT menos o VR, ou aproximadamente 4,5 L em um adulto saudável de 70 kg. A CV é também igual à soma de Vc, VRI e VRE. É obtida pelos fatores que determinam a CPT e o VR.

MEDIDA DOS VOLUMES PULMONARES

A medida dos volumes pulmonares é clinicamente importante, uma vez que muitos estados patológicos podem alterar volumes pulmonares específicos ou suas inter-relações. Entretanto, os volumes pulmonares também podem ser modificados por motivos fisiológicos normais. Mudar de posição em pé para decúbito dorsal diminui a CRF, pois a ação da gravidade de empurrar o conteúdo abdominal para longe do diafragma deixa de ser exercida. Isso diminui a retração elástica no sentido externo da parede torácica, como foi ressaltado no Capítulo 2, na Figura 2.14. O VR e a CPT não sofrem mudanças consideráveis quando um indivíduo passa da posição em pé para decúbito dorsal. Se a CRF é reduzida, o VRE também é diminuído (ver Fig. 3.2), e o VRI será aumentado. A CV, o VR e a CPT podem sofrer uma leve redução porque parte do volume sanguíneo reunido nas extremidades inferiores e no abdome quando uma pessoa está em pé retorna à cavidade torácica quando a pessoa se deita.

A determinação dos volumes pulmonares pode ser útil do ponto de vista diagnóstico para se diferenciarem os dois principais tipos de distúrbios pulmonares – as doenças restritivas e as obstrutivas. As doenças restritivas, como a fibrose pulmonar, que reduzem a complacência dos pulmões, são responsáveis por volumes pulmonares reduzidos (Fig. 3.3). O aumento da retração elástica dos pulmões ocasiona uma redução de CRF, CPT, CV, VRI e VRE, podendo inclusive reduzir o VR. O Vc também pode ser reduzido, com um aumento correspondente na frequência respiratória para minimizar o trabalho da respiração.

As doenças obstrutivas, como o enfisema e a bronquite crônica, induzem uma maior resistência ao fluxo de ar. As vias aéreas podem tornar-se completamente obstruídas

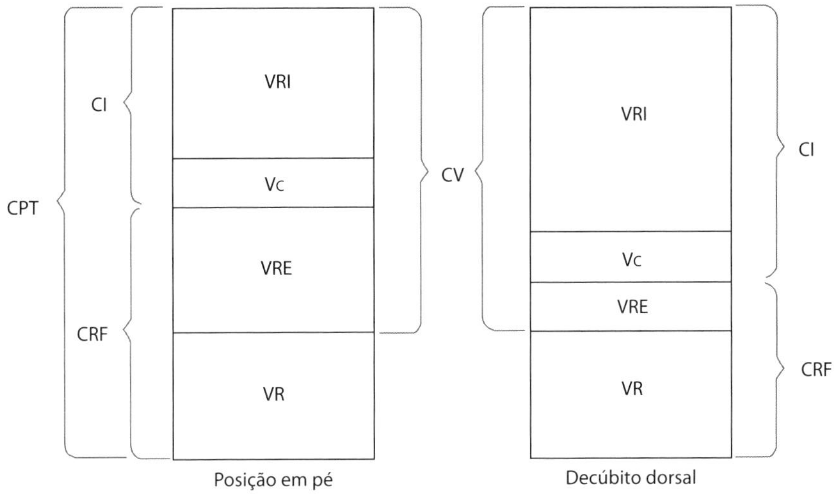

Figura 3.2 Ilustração das alterações nos volumes e nas capacidades pulmonares que ocorrem quando o indivíduo passa da posição em pé para decúbito dorsal. CI, capacidade inspiratória; CPT, capacidade pulmonar total; CRF, capacidade residual funcional; CV, capacidade vital; Vc, volume corrente; VR, volume residual; VRE, volume de reserva expiratório; VRI, volume de reserva inspiratório.

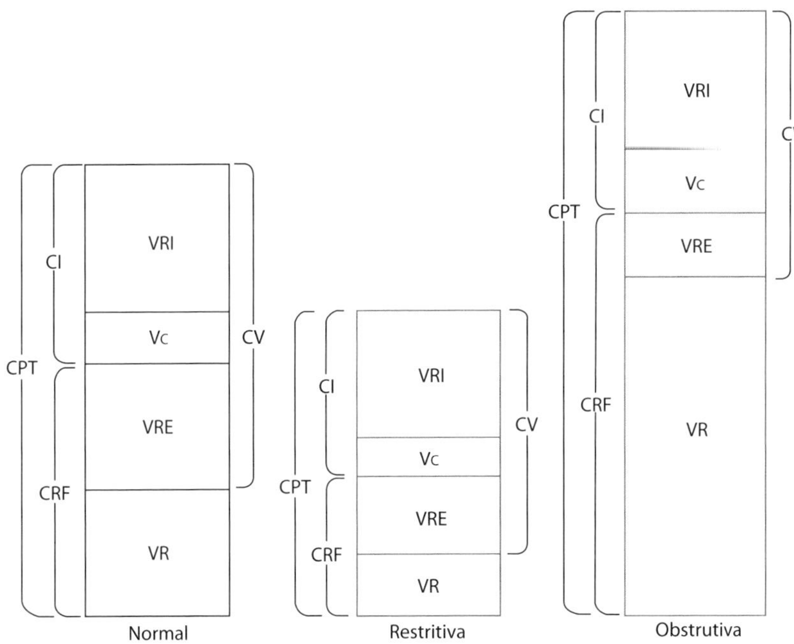

Figura 3.3 Ilustração das alterações típicas nos volumes e nas capacidades pulmonares em doenças restritivas e obstrutivas. O padrão mostrado para as doenças obstrutivas é mais característico para enfisema e asma que para bronquite crônica. CI, capacidade inspiratória; CPT, capacidade pulmonar total; CRF, capacidade residual funcional; CV, capacidade vital; Vc, volume corrente; VR, volume residual; VRE, volume de reserva expiratório; VRI, volume de reserva inspiratório.

em virtude das rolhas de muco, assim como pelas elevadas pressões intrapleurais geradas para superar a resistência elevada nas vias aéreas durante uma expiração forçada. Isso constitui um problema especialmente no caso de enfisema, no qual a destruição dos septos alveolares causa uma diminuição na retração elástica dos alvéolos, assim como uma menor tração radial, que normalmente ajudam a manter abertas as pequenas vias aéreas. Por essas razões, VR, CRF e CPT podem aumentar de maneira acentuada nas doenças obstrutivas, como vemos na Figura 3.3. A CV e o VRE em geral diminuem. A frequência respiratória pode diminuir a fim de reduzir o trabalho empreendido para superar a resistência das vias aéreas, com um aumento correspondente no Vc.

Espirometria

O espirômetro é um dispositivo simples utilizado para medir o volume dos gases. O tradicional espirômetro de água, mostrado na Figura 3.4, consiste em uma campânula invertida, ou "sino", que flutua em um espaço cheio de água entre dois cilindros organizados concentricamente. O espaço dentro do tambor interno, que é fechado e isolado da atmosfera pelo sino, é conectado a um tubo que se estende até uma peça bucal dentro da qual o indivíduo respira. À medida que a pessoa inspira e expira, o gás entra e sai do espirômetro e, então, o sino flutua em uma posição mais alta (durante a expiração) e em uma posição mais baixa (durante a inspiração). A parte superior do sino é conectada por uma polia a uma caneta que escreve sobre um tambor giratório, traçando, assim, o padrão respiratório do indivíduo.

Como evidenciado pela Figura 3.4, o espirômetro pode medir apenas os volumes pulmonares que o indivíduo consegue permutar com ele. Como ocorre em muitos testes de função pulmonar, a pessoa deve estar consciente e ser cooperativa, bem como compreender as instruções para a realização do teste. O Vc, o VRI, o VRE, a CI e a CV podem ser medidos com um espirômetro (e o mesmo ocorre com o volume expiratório forçado em 1 s [VEF_1], a capacidade vital forcada [CVF] e o fluxo expiratório forçado [$FEF_{25\text{-}75\%}$], como discutido no Cap. 2). No entanto, o VR, a CRF e a CPT não podem ser determinados com um espirômetro, pois o indivíduo não consegue exalar todo o gás existente nos pulmões. O gás em um espirômetro está em pressão, saturação de vapor de água e temperatura ambiente (ATPS), e os volumes de gás coletados em um espirômetro deverão ser transformados em volumes equivalentes no corpo. Outros tipos de espirômetro são aqueles de selo móvel e os do tipo foles. Esses espirômetros não são preenchidos com água e apresentam maior portabilidade.

Medida dos volumes pulmonares que não podem ser medidos por espirometria

Os volumes pulmonares que não podem ser medidos por espirometria podem ser determinados pela técnica de remoção do nitrogênio, pela técnica de diluição com hélio e por pletismografia corporal. Em geral determina-se a CRF, o VR (que é igual à CRF menos o VRE) e a CPT (que é igual à CV mais o VR) são calculados em seguida a partir dos volumes obtidos por espirometria.

Técnica de remoção do nitrogênio

Na técnica de remoção do nitrogênio, a pessoa respira oxigênio a 100% por uma válvula unidirecional, para que todo o gás expirado possa ser coletado. A concentra-

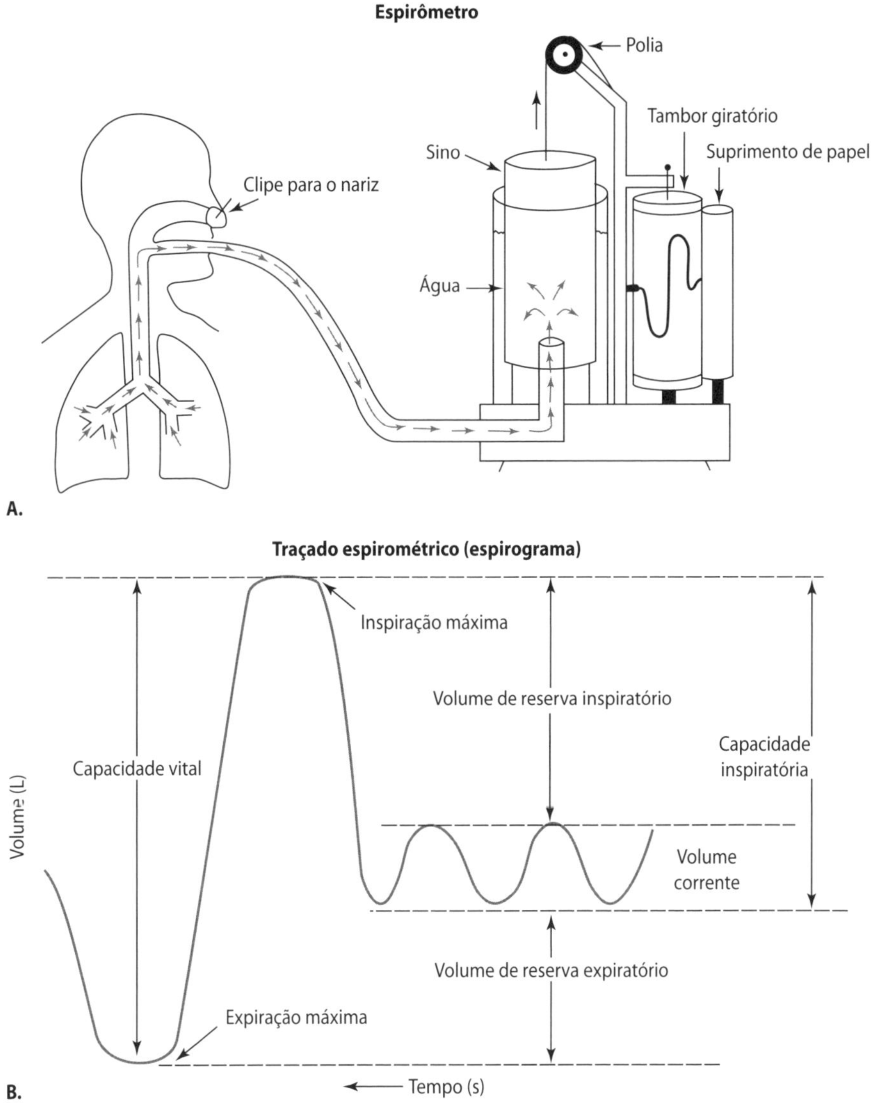

Figura 3.4 Determinação de volumes e capacidades pulmonares com um espirômetro. **A.** Representação esquemática de um espirômetro cheio de água. **B.** Determinação do volume corrente, da capacidade vital, da capacidade inspiratória, do volume de reserva inspiratório e do volume de reserva expiratório a partir de um traçado espirométrico.

ção de nitrogênio no ar expirado é monitorada com um analisador de nitrogênio até alcançar o nível zero. Nesse ponto, todo o nitrogênio é teoricamente removido dos pulmões do indivíduo. Determina-se o volume total de todo o gás expirado, e essa quantidade é multiplicada pelo percentual de nitrogênio no ar misto expirado, que pode ser determinado com o analisador de nitrogênio. Dessa forma, o volume total de nitrogênio nos pulmões da pessoa no início do teste pode ser determinado. O nitrogênio constitui cerca de 80% do volume pulmonar inicial do indivíduo e, desse modo, ao se multiplicar o volume inicial de nitrogênio por 1,25 é obtido o volume pulmonar inicial da pessoa. Se o teste é iniciado ao final de uma expiração corrente normal, o volume determinado será a CRF:

Volume total expirado × % de N_2 = volume original de N_2 nos pulmões
Volume original de N_2 nos pulmões × 1,25 = volume pulmonar original

Técnica de diluição do hélio

A técnica de diluição do hélio emprega a seguinte relação: se a quantidade total de uma substância dissolvida em um volume conhecido e sua concentração puderem ser medidas, poderá ser determinado o volume no qual a substância foi dissolvida. Por exemplo, se uma quantidade conhecida de um soluto é dissolvida em um volume desconhecido de solvente, e a concentração do soluto puder ser determinada, pode-se calcular então o volume de solvente:

Quantidade de soluto (mg) = concentração do soluto (mg/mL)
× volume do solvente (mL)

Na técnica de diluição do hélio, este é dissolvido no gás nos pulmões e sua concentração é determinada com um medidor de hélio, o que possibilita calcular o volume do pulmão. O hélio é usado para esse teste porque não é captado pelo sangue capilar pulmonar e não se difunde para fora do sangue. Assim, a quantidade total de hélio não se modifica durante o teste. A pessoa inspira e expira em um espirômetro preenchido com uma mistura de hélio e oxigênio, como mostra a Figura 3.5. A concentração de hélio é monitorada continuamente com um medidor de hélio até que sua concentração no ar inspirado seja igual a sua concentração no ar expirado da pessoa. Nesse ponto, a concentração de hélio será a mesma nos pulmões da pessoa e no espirômetro, e o teste é interrompido ao final de uma expiração corrente normal – em outras palavras, ao ser alcançada a CRF.

A CRF pode ser então determinada pela seguinte fórmula (quantidade total de He antes do teste = quantidade total de He ao final do teste):

$$FHE_i \, Vsp_i = FHE_f (Vsp_f + VL_f)$$

Ou seja, inicialmente a quantidade total de hélio no sistema é igual à sua concentração fracional inicial (FHE_i) vezes o volume inicial do espirômetro (Vsp_i). O resultado será igual à quantidade total de hélio nos pulmões e no espirômetro ao final do teste, que é igual à concentração fracional final (mais baixa) de hélio (FHE_f) vezes o volume final do espirômetro (Vsp_f) e o volume dos pulmões ao final do teste (VL_f). Visto que poderão ser necessários alguns minutos para que a concentração do hélio estabeleça um equilíbrio entre os pulmões e o espirômetro, na prática, o CO_2 é absorvido a partir do sistema, e o oxigênio é acrescentado ao espirômetro na velocidade em que é usado pelo indivíduo. Um fator de correção é utilizado para justi-

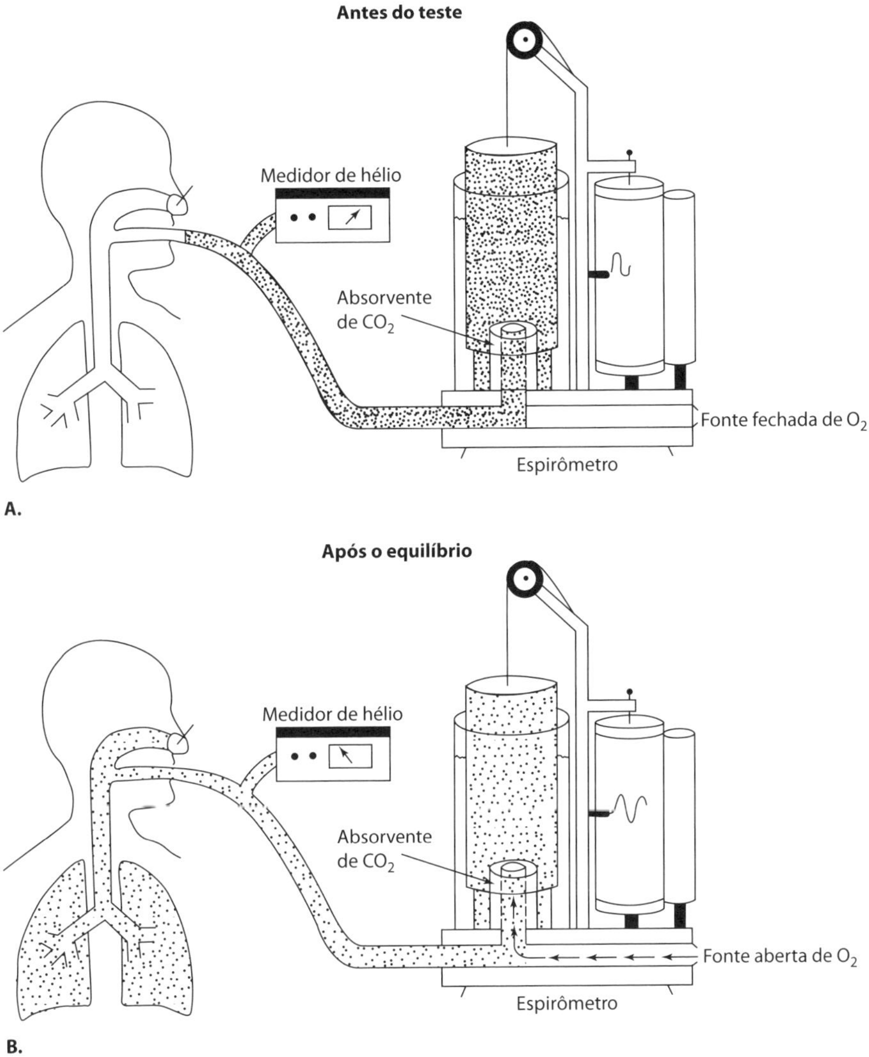

Figura 3.5 Técnica de diluição do hélio para a determinação da capacidade residual funcional. **A.** Antes do teste, o espirômetro é preenchido com uma mistura de hélio (denotado pelos pontos) e oxigênio. A concentração de hélio é determinada pelo medidor. **B.** O indivíduo respira a partir do espirômetro até haver equilíbrio entre a concentração de hélio nos pulmões e a existente no espirômetro. Durante o período de equilíbrio, o dióxido de carbono expirado do indivíduo é absorvido e acrescenta-se oxigênio ao espirômetro em conformidade com o ritmo de consumo de oxigênio. A concentração de hélio e o volume do espirômetro são determinados após o equilíbrio, quando o indivíduo encontra-se em sua capacidade residual funcional.

ficar a pequena quantidade de hélio que não é diluída no sangue durante o teste. Os métodos de remoção do nitrogênio e de diluição do hélio podem ser empregados em pacientes inconscientes.

Pletismografia corporal

Um problema comum às técnicas de remoção do nitrogênio e de diluição do hélio é que nenhuma delas consegue medir o gás aprisionado, pois o nitrogênio que fica preso nos alvéolos ligados a vias aéreas fechadas não poderá ser removido e o hélio não conseguirá penetrar nos alvéolos supridos por vias aéreas fechadas. Além disso, se os pulmões do paciente têm muitos alvéolos supridos por vias aéreas com alta resistência ao fluxo de ar (os "alvéolos lentos", discutidos no final do Cap. 2), poderá ser necessário um tempo muito longo para que todo o nitrogênio seja removido dos pulmões do paciente ou para que haja um equilíbrio entre as concentrações inspiradas e expiradas de hélio. Nesses pacientes, as medidas dos volumes pulmonares com um pletismógrafo corporal são muito mais precisas, pois incluem o gás que ficou preso.

O pletismógrafo corporal utiliza a lei de Boyle, a qual estabelece que, para um recipiente fechado a uma temperatura constante, a pressão multiplicada pelo volume é constante. O pletismógrafo corporal, que é um equipamento dispendioso, é mostrado de forma esquemática na Figura 3.6.

Como podemos ver na figura, o pletismógrafo é uma câmara hermética ampla o suficiente para que o paciente possa ficar sentado dentro dela. O paciente fica sentado no pletismógrafo fechado, ou "câmara", e respira por meio de uma peça bucal e um tubo. O tubo contém um dispositivo lateral conectado a um transdutor de pressão ("pressão da boca"), um obturador controlado eletricamente que pode ocluir a via aérea quando ativado pela pessoa que realiza o teste e um pneumotacógrafo para medir o fluxo de ar, o que possibilita ao operador acompanhar o padrão respiratório do indivíduo. Um segundo transdutor de pressão, que deve ser extremamente sensível, monitora a pressão no pletismógrafo ("pressão na câmara").

Depois que o indivíduo respira pelo tubo aberto por um curto período a fim de estabelecer um padrão respiratório normal, o operador fecha o obturador na via aérea ao final de uma expiração corrente normal. Nesse ponto, o indivíduo inspira por um curto período contra uma via aérea fechada. À medida que o indivíduo inspira contra a via aérea fechada, o tórax continua se expandindo, e a pressão medida pelo transdutor no pletismógrafo ($P_{câmara}$) aumenta, pois o volume de ar no pletismógrafo ($V_{câmara}$) diminui na mesma quantidade em que o volume torácico do paciente (ΔV) aumenta.

$$P_{câmara\,i} \times V_{câmara\,i} = P_{câmara\,f} \times (V_{câmara\,i} - \Delta V) \quad (1)$$

em que: $(V_{câmara\,i} - \Delta V) = V_{câmara\,f}$

Ou seja, o produto da pressão inicial na câmara vezes o volume inicial da câmara deve ser igual à pressão final na câmara multiplicada por seu volume final (o volume inicial da câmara menos uma mudança no volume), em conformidade com a lei de Boyle. Naturalmente, a medida direta do volume da câmara, que é, de fato, igual ao volume do pletismógrafo menos o volume ocupado pelo paciente, é impossível. Assim, o pletismógrafo é calibrado com o paciente dentro dele injetando-se volumes conhecidos de ar dentro do aparelho e determinando-se o aumento na pressão. Após a construção desse tipo de gráfico das mudanças de pressão com modificações conhecidas no volume, poderá ser determinado o ΔV na Equação (1).

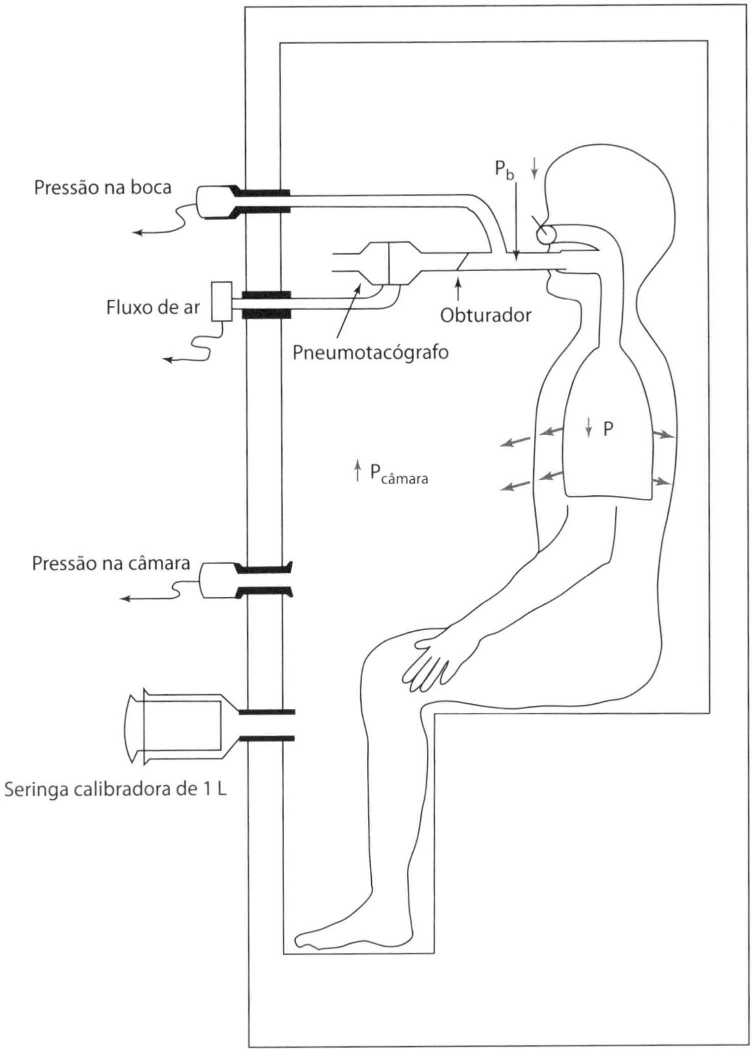

Figura 3.6 Uso do pletismógrafo corporal para determinação da capacidade residual funcional. O indivíduo está sentado na pequena câmara hermética e respira por meio do aparelho mostrado. Pelo monitoramento do fluxo de ar do indivíduo com um pneumotacógrafo, o operador consegue ocluir rapidamente a via aérea ao final da expiração. À medida que o indivíduo realiza um esforço inspiratório contra a via aérea fechada, a pressão na câmara ($P_{câmara}$) aumenta e a pressão na boca do indivíduo (P_b) diminui. Pode ser calculada, então, a capacidade residual funcional do indivíduo.

O produto da pressão medida na boca (P_b) multiplicado pelo volume dos pulmões do paciente (V_p) também deve ser constante durante a inspiração contra uma via aérea fechada. Quando o paciente inspira, o volume dos pulmões aumenta na mesma quantidade em que o volume da câmara determinado na Equação (1) (ΔV) reduz. À medida que o volume do pulmão aumenta, a pressão medida na boca diminui, conforme previsto pela lei de Boyle:

$$P_{bi} \times V_{pi} = P_{bf} \times (V_{pi} + \Delta V) \qquad (2)$$

em que: $(V_{pi} + \Delta V) = V_{pf}$

O ΔV na Equação (2) é igual ao evidenciado na Equação (1), e agora o V_{pi} já terá sido solucionado. Ele é igual à CRF, pois a via aérea estava ocluída ao final de uma expiração corrente normal. Na prática atual, o paciente realiza vários esforços inspiratórios contra a via aérea fechada, e todos os cálculos descritos anteriormente serão feitos de modo automático por um computador que recebe influxos provenientes dos transdutores de pressão.

ESPAÇO MORTO ANATÔMICO E VENTILAÇÃO ALVEOLAR

O volume de ar que entra e sai pelo nariz ou pela boca por minuto, que é o volume-minuto, não é igual ao volume de ar que entra e sai dos alvéolos a cada minuto. A ventilação alveolar é menor que o volume-minuto, pois a última parte de cada inspiração permanece nas vias aéreas condutoras e não alcança os alvéolos. De forma semelhante, a última parte de cada expiração permanece nas vias aéreas condutoras e não será expelida do corpo. Nenhuma troca de gás ocorre nas vias condutoras, por motivos anatômicos. As paredes das vias aéreas condutoras são muito espessas para que possa ocorrer um grau significativo de difusão: o sangue venoso misto não entra em contato com o ar. Portanto, as vias aéreas condutoras recebem a designação de espaço morto anatômico. Elas correspondem à zona condutora na Figura 1.2.

O espaço morto anatômico é ilustrado na Figura 3.7. O indivíduo inspira a partir de um balão preenchido com 500 mL de um gás-teste, como o hélio, que não é captado nem liberado pelo sangue dos capilares pulmonares. Inicialmente (Fig. 3.7A), nenhuma quantidade do gás-teste estará presente nas vias aéreas ou nos pulmões do indivíduo, o qual em seguida (Fig. 3.7B) inspira os 500 mL de gás. Entretanto, nem todo o gás alcança os alvéolos. A porção final do gás inspirado permanece nas vias aéreas condutoras, enchendo-as completamente. O volume do gás-teste que alcança os alvéolos é igual ao volume inspirado do balão menos o volume do espaço morto anatômico, neste caso de 500 mL menos 150 mL, ou 350 mL. Os 350 mL de gás-teste misturam-se ao ar existente nos alvéolos e serão diluídos. Durante a expiração (Fig. 3.7C), o primeiro gás expirado para dentro do balão é o gás-teste sem qualquer diluição que permaneceu no espaço morto anatômico. Em seguida, o gás-teste não diluído passa a fazer parte do gás que alcançou os alvéolos e que foi diluído pelo ar alveolar. Os últimos 150 mL de gás alveolar expirados permanecem no espaço morto anatômico. A concentração do gás-teste coletado no balão após a expiração é mais baixa que antes da incursão respiratória, embora mais alta que a concentração deixada nos alvéolos e nas vias condutoras, pois esse ar é constituído pelo gás-teste puro proveniente do espaço morto anatômico e pelo gás-teste diluído proveniente dos alvéolos.

Portanto, para qualquer ciclo respiratório, nem todo o volume corrente alcança os alvéolos, pois a última parte de cada inspiração e de cada expiração permanece no

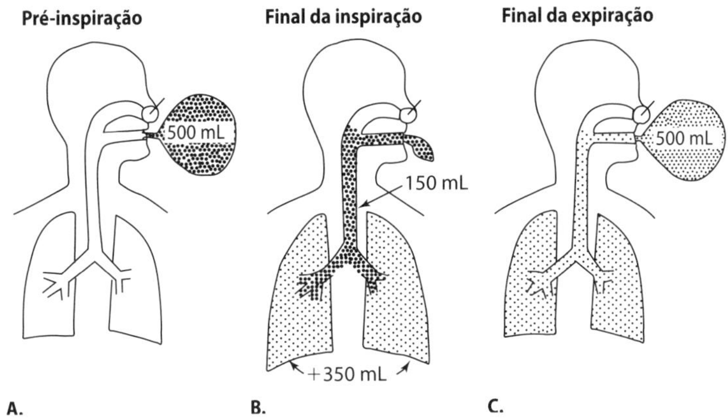

Figura 3.7 Ilustração do espaço morto anatômico. **A.** O indivíduo inspira 500 mL a partir de um balão preenchido com uma alta concentração de um gás-teste (denotado pelos pontos). **B.** No final da inspiração, apenas 350 mL do gás-teste alcançaram os alvéolos. Esses 350 mL são acrescentados aos 2 a 3 L de gás alveolar já existentes nos pulmões para a capacidade residual funcional e, assim, sua concentração é diluída. Os outros 150 mL do gás-teste permanecem praticamente inalterados no espaço morto anatômico do indivíduo. **C.** Ao final da expiração, o gás-teste diluído permanece praticamente inalterado no espaço morto anatômico do indivíduo e permanece igualmente concentrado no ar alveolar e no espaço morto anatômico. O gás-teste no balão é uma mistura do gás não diluído proveniente do espaço morto e do gás alveolar diluído.

espaço morto. A relação entre o V_C inalado e exalado pelo nariz ou pela boca, o volume do espaço morto (V_M) e o volume do gás que entra e sai dos alvéolos em cada incursão respiratória (V_A) é:

$$V_C = V_M + V_A$$
$$\text{ou } V_A = V_C - V_M$$

Assim, se o indivíduo com um espaço morto anatômico de 150 mL possui um V_C de 500 mL por incursão respiratória, apenas 350 mL do gás penetram e deixam os alvéolos a cada incursão respiratória.

A ventilação alveolar (por minuto) pode ser determinada multiplicando-se ambos os lados da equação acima pela frequência respiratória (n) em incursões respiratórias por minuto:

$$n(V_A) = n(V_C) - n(V_M)$$

Assim, se $n = 12$ incursões respiratórias por minuto no exemplo anterior:

$$4.200\,\frac{\text{mL}}{\text{min}} = 6.000\,\frac{\text{mL}}{\text{min}} - 1.800\,\frac{\text{mL}}{\text{min}}$$

A ventilação alveolar ($\dot{V}$) em litros por minuto é igual ao volume-minuto ($\dot{V}_E$) menos o volume desperdiçado para ventilar a cada minuto o espaço morto ($\dot{V}_M$):

$$\dot{V}_A = \dot{V}_E - \dot{V}_M$$

O ponto sobre a letra V indica por minuto. O símbolo $\dot{V}_E$ é usado porque em geral é coletado o gás expirado. Existe uma diferença entre o volume de gás inspirado e o volume de gás expirado, porque, quando o ar é inspirado, será aquecido até a temperatura corporal e umedecido, bem como porque normalmente menos dióxido de carbono é produzido que a quantidade de oxigênio consumida. (Ver a equação do ar alveolar na p. 82.)

MEDIDA DA VENTILAÇÃO ALVEOLAR

A ventilação alveolar não pode ser medida diretamente, mas deverá ser determinada com base no V_C, na frequência respiratória e na ventilação do espaço morto, como indicado anteriormente.

Determinação do espaço morto anatômico

Para um indivíduo saudável, o espaço morto anatômico pode ser determinado por meio de consulta a um quadro de valores padronizados equivalentes para sexo, idade, altura e peso ou área de superfície corporal. Uma estimativa razoável do espaço morto anatômico é de 1 mL de espaço morto por 454 g de peso corporal predito. O espaço morto anatômico pode ser determinado por meio do método de Fowler, que emprega um medidor de nitrogênio para avaliar a concentração de nitrogênio expirado após uma única inspiração de oxigênio a 100%. O volume do gás expirado é medido simultaneamente. O método de Fowler é resumido na Figura 3.8.

O indivíduo realiza uma única inspiração de oxigênio a 100% através de uma válvula unidirecional, prende a respiração por um segundo e, em seguida, expira através da válvula unidirecional. A concentração de nitrogênio na boca e o volume expirado são monitorados ao mesmo tempo.

No início, a concentração de nitrogênio na boca é de 80%, igual à da atmosfera ambiente. Quando a válvula reguladora é aberta e o indivíduo começa a inspirar oxigênio a 100%, a concentração de nitrogênio na boca cai para zero. O indivíduo prende a respiração por cerca de um segundo e, em seguida, expira através da válvula para dentro de um espirômetro ou pneumotacógrafo. A primeira parte do gás expirado registra 0% de nitrogênio, pois representa o oxigênio a 100% sem qualquer diluição proveniente do espaço morto anatômico. No período transicional subsequente, o gás expirado registra uma lenta elevação na concentração de nitrogênio. Durante esse período, o gás expirado é uma mistura do gás do espaço morto e do gás alveolar, em virtude de uma transição gradual entre as vias aéreas condutoras e os bronquíolos respiratórios, como foi apresentado na Figura 1.2. A porção final do gás expirado é oriunda exclusivamente dos alvéolos e recebe a designação de platô alveolar. Sua concentração de nitrogênio é inferior a 80%, pois parte da inalação de oxigênio a 100% alcançou os alvéolos e diluiu a concentração alveolar de nitrogênio, como mostra a Figura 3.7. O volume do espaço morto anatômico é o volume expirado entre o início da expiração e o ponto médio da fase

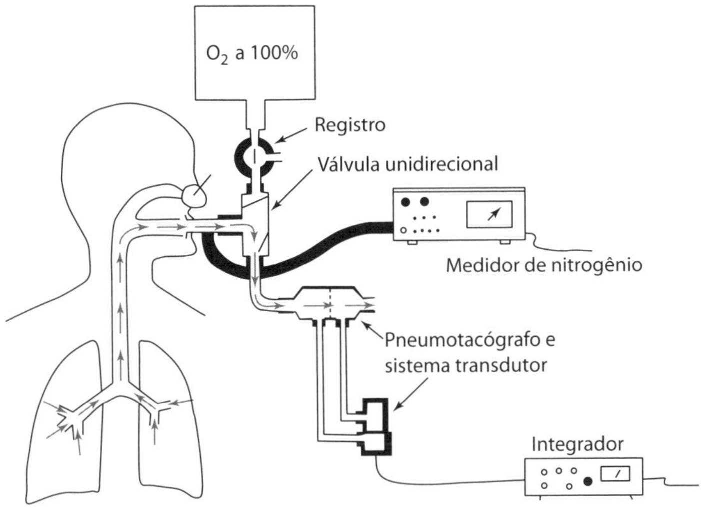

A.

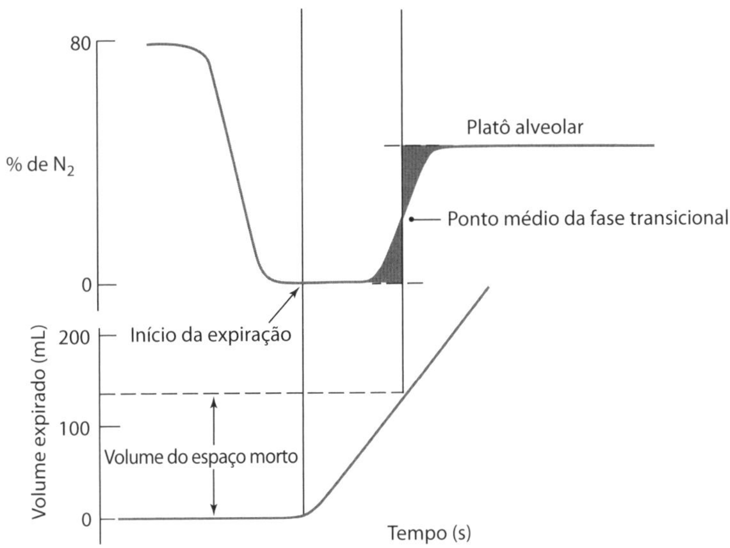

B.

Figura 3.8 Método de Fowler para determinação do espaço morto anatômico. **A.** O indivíduo realiza uma única incursão respiratória de oxigênio a 100%, prende a respiração por um segundo e, em seguida, expira. A concentração de nitrogênio é monitorada junto ao volume de gás expirado, nesse caso, pela integração com o tempo do fluxo de ar (L/s), determinado pelo sistema do pneumotacógrafo transdutor de pressão do ar diferencial. **B.** O volume de gás expirado entre o início da expiração e o ponto médio da fase ascendente da curva de concentração de nitrogênio expirado representa o espaço morto anatômico. (O ponto médio deve ser determinado de modo que as duas áreas sombreadas sejam iguais.)

transicional, como mostra a Figura 3.8. O método de Fowler é raramente utilizado no meio clínico.

Espaço morto fisiológico: equação de Bohr

O método de Fowler é particularmente útil para a determinação do espaço morto anatômico. No entanto, não permite calcular outra forma de ventilação desperdiçada no pulmão – o espaço morto alveolar, que é o volume de gás que penetra nos alvéolos que não são perfundidos a cada incursão respiratória. Portanto, o espaço morto alveolar é ventilado, porém, sem ser perfundido. Nenhuma troca gasosa ocorre nesses alvéolos por motivos muito mais fisiológicos que anatômicos. Um indivíduo jovem e saudável possui pouco ou nenhum espaço morto alveolar, mas uma pessoa com baixo débito cardíaco pode ter um enorme espaço morto alveolar, por razões que serão explicadas no próximo capítulo. A equação de Bohr permite determinar a soma dos espaços mortos anatômico e alveolar. O espaço morto anatômico somado ao espaço morto alveolar é conhecido como espaço morto fisiológico:

Espaço morto fisiológico = espaço morto anatômico + espaço morto alveolar

A equação de Bohr baseia-se em um conceito muito simples: qualquer volume mensurável de dióxido de carbono encontrado no gás expirado misto deve ter origem em alvéolos que são tanto ventilados como perfundidos, pois existem quantidades negligenciáveis de dióxido de carbono no ar inspirado. O ar inspirado que permanece no espaço morto anatômico ou que penetra nos alvéolos que não são perfundidos deixará o corpo tal como entrou (exceto quanto ao fato de ter sido aquecido até a temperatura corporal e umedecido), contribuindo com pouco ou nenhum dióxido de carbono para o ar expirado misto:

$$F\bar{E}_{CO_2} \times V_C = FI_{CO_2} \times VM_{CO_2} + FA_{CO_2} \times V_A$$

$F\bar{E}_{CO_2} \times V_C$	=	$FI_{CO_2} \times VM_{CO_2}$	+	$FA_{CO_2} \times V_A$
Volume de CO_2 no ar expirado misto		Volume de CO_2 originado do espaço morto		Volume de CO_2 originado dos alvéolos

em que F = concentração fracional

$\bar{E}$ = expirado misto

I = inspirado

A = alveolar

VM_{CO_2} = espaço morto para CO_2 (espaço morto fisiológico)

FA_{CO_2} = concentração fracional de CO_2 nos alvéolos que são tanto ventilados como perfundidos

Como FI_{CO_2} é aproximadamente igual a zero, o termo $FI_{CO_2} \times VM_{CO_2}$ deixa de existir. Substituindo V_A por $(V_C - VM_{CO_2})$, temos:

$$F\bar{E}_{CO_2} \times V\text{C} = F\text{A}_{CO_2}(V\text{C} - V\text{M}_{CO_2})$$

$$F\bar{E}_{CO_2} \times V\text{C} = F\text{A}_{CO_2} \times V\text{C} - F\text{A}_{CO_2} \times V\text{M}_{CO_2}$$

$$V\text{M}_{CO_2} \times F\text{A}_{CO_2} = V\text{C}\,(F\text{A}_{CO_2} - F\bar{E}_{CO_2})$$

$$\frac{V\text{M}_{CO_2}}{V\text{C}} = \frac{F\text{A}_{CO_2} - F\bar{E}_{CO_2}}{F\text{A}_{CO_2}}$$

Uma vez que $F_{CO_2} = \dfrac{P_{CO_2}}{P_{tot}}$

Então, $\dfrac{V\text{M}_{CO_2}}{V\text{C}} = \dfrac{P\text{A}_{CO_2} - P\bar{E}_{CO_2}}{P\text{A}_{CO_2}}$

A P_{CO_2} do gás expirado misto coletado pode ser determinada com um medidor de CO_2, o qual é usado também, com frequência, para se estimar a P_{CO_2} alveolar por meio da análise do gás expelido ao final de uma expiração corrente normal, que constitui o "CO_2 corrente final" (Fig. 3.9). Contudo, em uma pessoa com um espaço morto alveolar significativo, a P_{CO_2} alveolar estimada obtida dessa maneira pode não refletir a P_{CO_2} dos alvéolos que são ventilados e perfundidos, pois parte desse gás corrente final misto provem de alvéolos que não são perfundidos. Esse gás dilui o CO_2 proveniente de alvéolos que são tanto ventilados como perfundidos. Existe, porém, um equilíbrio entre a P_{CO_2} dos alvéolos perfundidos e sua P_{CO_2} capilar final (ver Cap. 6 para uma discussão mais detalhada), razão pela qual, nos pacientes sem derivações arteriovenosas significativas, a P_{CO_2} arterial representa a P_{CO_2} média dos alvéolos perfundidos. Portanto, a equação de Bohr deve ser reescrita assim:

$$\frac{V\text{M}_{CO_2}}{V\text{C}} = \frac{Pa_{CO_2} - P\bar{E}_{CO_2}}{Pa_{CO_2}}$$

O Vc é determinado com um espirômetro e o espaço morto fisiológico é calculado em seguida.

Se a P_{CO_2} arterial for mais alta que a P_{CO_2} alveolar mista determinada por amostragem do CO_2 corrente final, o espaço morto fisiológico provavelmente será maior que o espaço morto anatômico. Ou seja, uma diferença alveoloarterial de CO_2 significativa demonstra a existência de um espaço morto alveolar significativo. Como já assinalado, essa diferença é determinada a partir da P_{CO_2} de uma amostra da gasometria arterial e da P_{CO_2} da corrente final. Situações em que os alvéolos são ventilados sem ser perfundidos incluem aquelas nas quais porções da vasculatura pulmonar foram ocluídas por coágulos sanguíneos provenientes do sangue venoso (embolias pulmonares), situações nas quais existe um baixo retorno venoso que acarreta débito ventricular direito também baixo (hemorra-

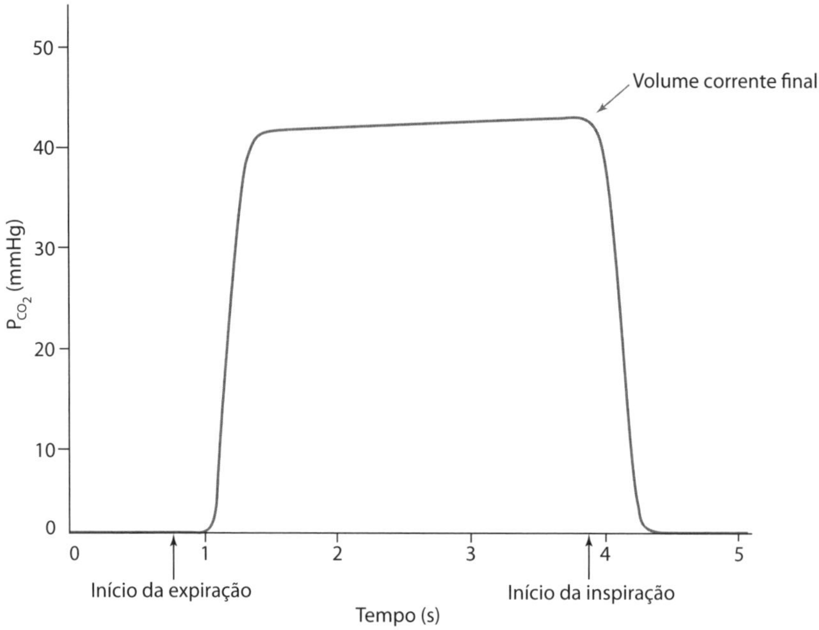

Figura 3.9 Um capnógrafo normal: pressão parcial do dióxido de carbono na boca, conforme determinada por um medidor infravermelho de dióxido de carbono ou um espectrômetro de massa. Durante a inspiração, a P_{CO_2} diminui rapidamente até próximo de zero (0,3 mmHg). O primeiro gás expirado é oriundo do espaço morto anatômico e, portanto, também apresenta uma P_{CO_2} próxima de zero. Após a expiração de uma mistura de gás proveniente dos alvéolos e do espaço morto anatômico, o gás expirado é uma mistura proveniente de todos os alvéolos ventilados. Em geral, a inclinação do platô alveolar sobe ligeiramente, pois a P_{CO_2} alveolar aumenta um pouco a mmHg entre as inspirações. O último gás alveolar expirado antes da inspiração é denominado volume corrente final.

gia) e situações em que a pressão alveolar é alta (ventilação com pressão positiva e com pressão expiratória final positiva).

O espaço morto anatômico pode ser alterado por broncoconstrição, que reduz o VM; por broncodilatação, que aumenta o VM; ou por tração ou compressão das vias aéreas, que aumenta e reduz o VM, respectivamente.

VENTILAÇÃO ALVEOLAR E NÍVEIS ALVEOLARES DE OXIGÊNIO E DIÓXIDO DE CARBONO

Os níveis de oxigênio e de dióxido de carbono no gás alveolar são determinados pela ventilação alveolar, pelo consumo de oxigênio ($\dot{V}_{O_2}$) do corpo e pela produção de dióxido de carbono do corpo ($\dot{V}_{CO_2}$). Cada inspiração acrescenta aos 3 L de gás já existentes nos pulmões aproximadamente 350 mL de ar fresco contendo cerca de 21% de oxigênio, e cada expiração remove aproximadamente 350 mL de ar contendo cerca de 5 a 6% de dióxido de carbono. Nesse interim, cerca de 250 mL de dióxido de carbono por minuto se difundem do sangue nos capilares pulmonares para os alvéolos, e cerca de 300 mL de oxigênio por minuto se difundem do ar alveolar para dentro do sangue existente nos capilares pulmonares.

Pressões parciais dos gases respiratórios

De acordo com a lei de Dalton, em uma mistura gasosa a pressão exercida por cada gás individual independe das pressões de outros gases existentes na mistura. A pressão parcial de um determinado gás é igual a sua concentração fracional multiplicada pela pressão total de todos os gases existentes na mistura. Assim, para qualquer gás em uma mistura ($gás_1$) sua pressão parcial é:

$$P_{gás_1} = \% \text{ total gás} \times P_{tot}$$

O oxigênio constitui 20,93% do ar atmosférico seco. Para uma pressão barométrica padronizada de 760 mmHg,

$$P_{O_2} = 0{,}2093 \times 760 \text{ mmHg} = 159 \text{ mmHg}$$

(As unidades em mmHg são enunciadas também como torr, em homenagem a Evangelista Torricelli, o inventor do barômetro.) O dióxido de carbono constitui apenas cerca de 0,04% do ar atmosférico seco e, assim:

$$P_{CO_2} = 0{,}0004 \times 760 \text{ mmHg} = 0{,}3 \text{ mmHg}$$

Gás atmosférico seco à pressão barométrica padronizada	
P_{O_2}	159,0 mmHg
P_{CO_2}	0,3 mmHg
P_{N_2}	600,6 mmHg

À medida que o ar é inspirado pelas vias aéreas superiores, acaba sendo aquecido e umedecido, como será apresentado no Capítulo 10. A pressão parcial do vapor de água é relativamente constante em 47 mmHg à temperatura corporal e, assim, a umidificação de 1 L de gás seco em um recipiente fechado com 760 mmHg aumentaria sua pressão total para 760 mmHg + 47 mmHg = 807 mmHg. No corpo, o gás simplesmente se expandirá, em conformidade com a lei de Boyle, fazendo com que 1 L de gás a 760 mmHg seja diluído pelo vapor de água acrescentado. A P_{O_2} do ar inspirado, ou PI_{O_2} (saturada com vapor de água a uma pressão barométrica padronizada), é igual à concentração fracional de oxigênio inspirado (a FI_{O_2}) vezes a pressão barométrica menos a pressão do vapor de água:

$$PI_{O_2} = FI_{O_2} (P_B - P_{H_2O})$$

em que: P_B = pressão barométrica e P_{H2O} = pressão do vapor de água

$$0{,}2093\ (760 - 47)\ \text{mmHg} = 149\ \text{mmHg}$$

A P_{CO_2} do ar inspirado (PI_{CO_2}) é igual a FI_{CO_2} ($P_B - P_{H2O}$) ou 0,0004 (760 – 47) mmHg = 0,29 mmHg. Esse valor pode ser arredondado para 0,3 mmHg.

Gás inspirado à pressão barométrica padronizada	
$P_{I_{O_2}}$	149,0 mmHg
$P_{I_{CO_2}}$	0,3 mmHg
$P_{I_{N_2}}$	564,0 mmHg
$P_{I_{H_2O}}$	47,0 mmHg

O gás alveolar é constituído pelos 2,5 a 3 L de gás já existentes nos pulmões para a CRF e os cerca de 350 mL por incursão respiratória que penetram e saem dos alvéolos. Cerca de 300 mL de oxigênio se difundem continuamente dos alvéolos para o sangue dos capilares pulmonares por minuto, em repouso, e estão sendo substituídos pela ventilação alveolar. De modo semelhante, cerca de 250 mL de dióxido de carbono estão se difundindo do sangue venoso misto nos capilares pulmonares para os alvéolos por minuto e, então, são removidos pela ventilação alveolar. (A P_{O_2} e a P_{CO_2} do sangue venoso misto são de aproximadamente 40 mmHg e 45 a 46 mmHg, respectivamente.) Em razão desses processos, as pressões parciais de oxigênio e de dióxido de carbono no ar alveolar são determinadas pela ventilação alveolar, pela perfusão dos capilares pulmonares, pelo consumo de oxigênio e pela produção de dióxido de carbono. Normalmente, a ventilação alveolar é ajustada pelo centro de controle respiratório no cérebro de forma a manter a P_{CO_2} arterial e alveolar média em cerca de 40 mmHg (ver Cap. 9). A P_{O_2} alveolar média é de aproximadamente 104 mmHg.

Gás alveolar à pressão barométrica padronizada	
PA_{O_2}	104 mmHg
PA_{CO_2}	40 mmHg
PA_{N_2}	569 mmHg
PA_{H_2O}	47 mmHg

A P_{O2} alveolar aumenta em 2 a 4 mmHg a cada inspiração corrente normal e cai lentamente até a inspiração seguinte. De forma semelhante, a P_{CO2} alveolar cai em 2 a 4 mmHg a cada inspiração e aumenta lentamente até a inspiração seguinte. O ar expirado é uma mistura de aproximadamente 350 mL de ar alveolar e de 150 mL de ar proveniente do espaço morto. Portanto, a P_{O_2} do ar expirado misto é mais alta que a P_{O_2} alveolar e mais baixa que a P_{O_2} inspirada, ou de cerca de 120 mmHg. De modo semelhante, a P_{CO_2} do ar expirado misto é muito mais alta que a P_{CO_2} inspirada, embora mais baixa que a P_{CO2} alveolar, ou de cerca de 27 mmHg.

Ar expirado misto à pressão barométrica padronizada	
$P_{E_{O_2}}$	120 mmHg
$P_{E_{CO_2}}$	27 mmHg
$P_{E_{N_2}}$	566 mmHg
$P_{E_{H_2O}}$	47 mmHg

Ventilação alveolar e dióxido de carbono

A concentração de dióxido de carbono no gás alveolar depende, como já foi visto, da ventilação alveolar e do ritmo de produção do dióxido de carbono pelo corpo (e de seu fornecimento ao pulmão no sangue venoso misto). O volume de dióxido de carbono expirado por unidade de tempo ($\dot{V}e_{CO_2}$) é igual à ventilação alveolar ($\dot{V}a$), multiplicada pela concentração fracional alveolar de CO_2 (Fa_{CO_2}). Nenhum dióxido de carbono é oriundo do espaço morto:

$$\dot{V}e_{CO_2} = \dot{V}a \times Fa_{CO_2}$$

De modo similar, a concentração fracional do dióxido de carbono nos alvéolos é diretamente proporcional à produção de dióxido de carbono pelo corpo ($\dot{V}co_2$) e inversamente proporcional à ventilação alveolar:

$$Fa_{CO_2} \propto \frac{\dot{V}CO_2}{\dot{V}a}$$

Considerando-se que $Fa_{CO_2} \times (P_B - P_{H_2O}) = Pa_{CO_2}$

Temos, então, $Pa_{CO_2} \propto \dfrac{\dot{V}CO_2}{\dot{V}a}$

Em pessoas saudáveis, a P_{CO_2} alveolar está em equilíbrio com a P_{CO_2} arterial (Pa_{CO_2}). Assim, se a ventilação alveolar for duplicada (e a produção de dióxido de carbono se mantiver inalterada), as P_{CO_2} alveolar e arterial serão reduzidas à metade. Se a ventilação alveolar for reduzida à metade, ou cerca de 40 mmHg, as P_{CO_2} alveolar e arterial serão duplicadas. Isso pode ser observado na parte superior da Figura 3.10.

Ventilação alveolar e oxigênio

É evidente que, à medida que a ventilação alveolar aumenta, a P_{O_2} alveolar também aumentará. A duplicação da ventilação alveolar, porém, não será capaz de duplicar a Pa_{O_2} em uma pessoa cuja P_{O_2} alveolar já é de aproximadamente 104 mmHg, uma vez que a Pa_{O_2} mais alta que poderia ser alcançada (respirando ar ao nível do mar) seria a P_{O_2} inspirada de aproximadamente 149 mmHg. A P_{O_2} alveolar pode ser calculada por meio da equação do ar alveolar. (A derivação dessa fórmula está além do objetivo deste livro.)

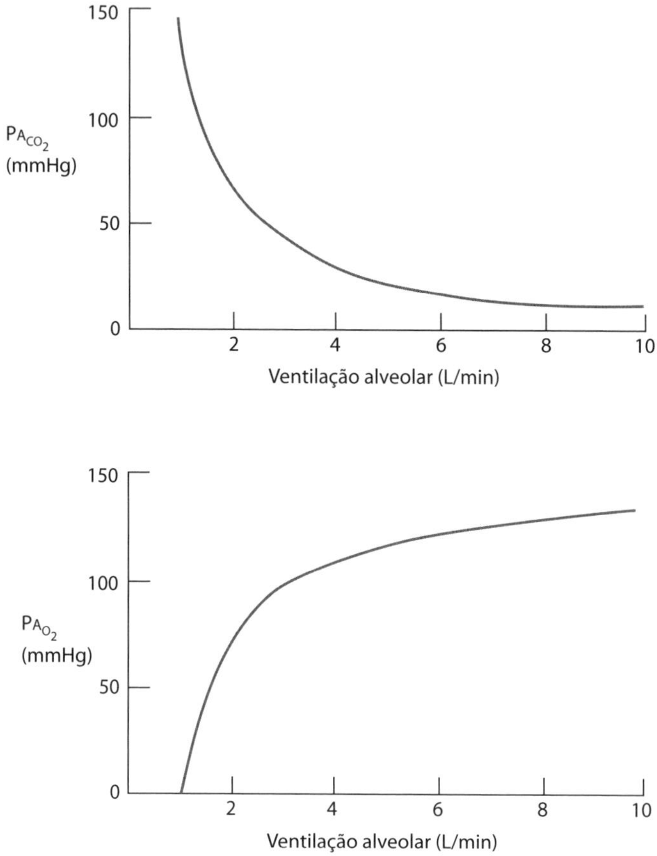

Figura 3.10 Pressões previstas do gás alveolar para diferentes níveis de ventilação alveolar. Reproduzido com permissão de Elsevier Science Limited, de Nunn JF. *Applied respiratory physiology*, 4. ed., 1993.

$$PA_{O_2} = PI_{O_2} - \frac{PA_{CO_2}}{R} + F$$

em que: R = relação de troca respiratória, $\frac{\dot{V}CO_2}{\dot{V}O_2}$

F = um pequeno fator de correção

Como já foi observado, $PI_{O_2} = FI_{O_2}\,(P_B - P_{H_2O})$. Em geral, F é ignorado. Portanto:

$$PA_{O_2} = FI_{O_2}(P_B - P_{H_2O}) - \frac{PA_{CO_2}}{R}$$

À medida que a ventilação alveolar aumenta, a P_{CO_2} alveolar diminui, trazendo a P_{O_2} alveolar para mais perto da P_{O_2} inspirada, como se pode ver na parte inferior da Figura 3.10. Observe que a P_{O_2} alveolar obtida quando se utiliza a equação do ar alveolar é uma P_{O_2} alveolar média calculada em condições idealizadas. Representa aquilo que a P_{O_2} alveolar deveria ser, e não necessariamente o que ela é.

A frequência de troca respiratória, F, representa o conjunto completo de dióxido de carbono produzido por tempo dividido por todo o oxigênio consumido por tempo. Depende principalmente dos alimentos metabolizados pelas células do corpo. Em um indivíduo com uma dieta diversificada comum, é de aproximadamente 0,8; uma pessoa cuja dieta consiste basicamente de carboidratos ou proteínas teria uma F de cerca de 1,0; um indivíduo consumindo uma dieta formada basicamente de gordura teria uma F de aproximadamente 0,7.

DISTRIBUIÇÃO REGIONAL DA VENTILAÇÃO ALVEOLAR

Como já mencionado, uma pessoa de 70 kg tem cerca de 2,5 a 3 L de gás nos pulmões para a CRF. Cada incursão respiratória traz cerca de 350 mL de ar fresco para dentro dos alvéolos e remove aproximadamente 350 mL de ar alveolar do pulmão. Embora seja razoável pressupor que a ventilação alveolar se distribui de maneira bastante uniforme nos alvéolos espalhados pelos pulmões, na verdade isso não ocorre. Estudos realizados em indivíduos normais sentados com o tronco ereto mostraram que os alvéolos nas regiões inferiores dos pulmões recebem mais ventilação por unidade de volume que aqueles localizados nas regiões superiores do pulmão.

Demonstração das diferenças entre as regiões dependentes e não dependentes

Se um indivíduo normal, sentado com o tronco ereto e respirando normalmente (inspirando a partir da CRF), realiza uma única incursão respiratória de uma mistura de oxigênio e Xe^{133} radioativo, pode-se determinar a ventilação relativa das várias regiões do pulmão colocando-se contadores de cintilação sobre as áreas apropriadas do tórax, como mostra a Figura 3.11.

Presume-se que, se o oxigênio e o Xe^{133} forem bem misturados, a quantidade de radioatividade medida pelos contadores de cintilação em cada região será diretamente proporcional à ventilação relativa (a ventilação por unidade de volume) em cada região.

Os resultados de uma série dessas experiências são mostrados no gráfico, no lado direito da Figura 3.11. Em um indivíduo sentado com o tronco ereto e respirando normalmente a partir da CRF, as regiões inferiores do pulmão são relativamente mais bem ventiladas que as regiões superiores.

Se um estudo semelhante for realizado em um indivíduo deitado em decúbito lateral esquerdo, as diferenças regionais na ventilação entre as regiões anatômicas superiores, médias e inferiores do pulmão desaparecem, mas observa-se uma melhor ventilação relativa do pulmão esquerdo que do direito. Dessa maneira, as diferenças regionais na ventilação parecem ser influenciadas pela gravidade, com as regiões in-

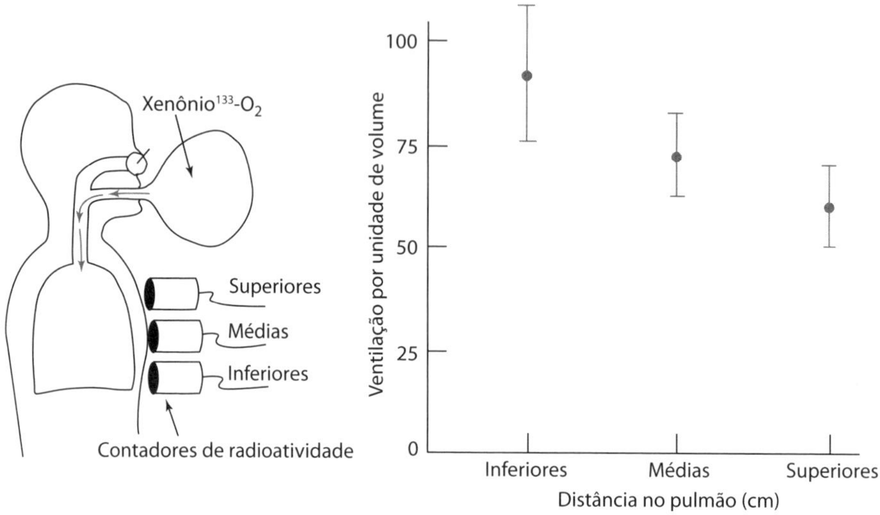

Figura 3.11 Distribuição regional da ventilação alveolar, conforme determinada por uma incursão respiratória de uma mistura de Xe^{133} e O_2.
Reproduzido com permissão de Bryan, 1964.

feriores do pulmão em relação à gravidade (as regiões dependentes) sendo relativamente mais bem ventiladas que as regiões acima delas (as regiões não dependentes).

Explicação para as diferenças na ventilação alveolar regional

No Capítulo 2, a pressão superficial intrapleural foi discutida como se fosse uniforme em todo o tórax. Medidas precisas feitas para determinar as pressões superficiais intrapleurais de tórax intactos na posição ereta mostraram que isso não ocorre: a pressão superficial intrapleural é menos negativa nas regiões inferiores do tórax, dependentes da gravidade, que nas regiões superiores, não dependentes. Existe um gradiente de pressão superficial intrapleural, de modo que, para cada centímetro de deslocamento descendente vertical sobre o pulmão (das regiões não dependentes para as regiões dependentes), a pressão superficial intrapleural aumenta em cerca de +0,2 a 0,5 cmH_2O. Esse gradiente é causado aparentemente pela gravidade e pelas interações mecânicas entre o pulmão e a parede torácica.

A influência desse gradiente da pressão superficial intrapleural sobre a ventilação alveolar regional pode ser explicada pela previsão de seu efeito sobre os gradientes de pressão transpulmonar nas regiões superiores e inferiores do pulmão. O lado esquerdo da Figura 3.12 mostra que a pressão alveolar é igual a zero em ambas as regiões do pulmão para a CRF. Já que a pressão intrapleural é mais negativa nas regiões superiores do pulmão que nas regiões inferiores, a pressão transpulmonar (alveolar menos intrapleural) é maior nas regiões superiores do pulmão que nas regiões inferiores. Considerando-se que os alvéolos nas regiões superiores do pulmão estão sujeitos a maiores pressões de distensão que aqueles localizados nas regiões mais dependentes do pulmão, eles têm volumes maiores que os alvéolos localizados nas regiões mais dependentes.

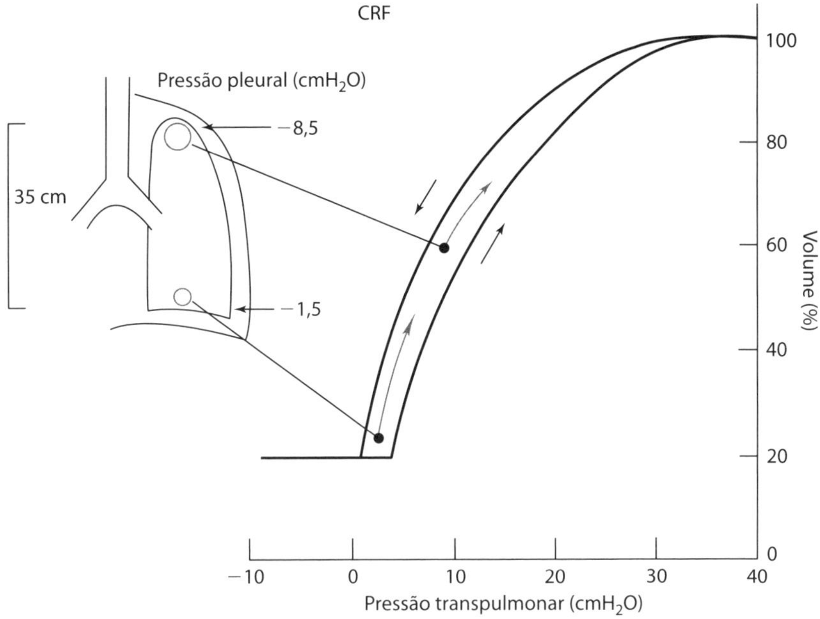

Figura 3.12 Efeito do gradiente de pressão superficial pleural sobre a distribuição do gás inspirado para a capacidade residual funcional (CRF).
Reproduzido com permissão de Milic-Emili, 1977.

É essa diferença no volume que ocasiona a diferença na ventilação entre os alvéolos localizados nas regiões dependentes e não dependentes do pulmão. Isso pode ser visto na hipotética curva de volume-pressão mostrada à direita da Figura 3.12. Essa curva é semelhante à curva de volume-pressão para todo o pulmão mostrada na Figura 2.6, exceto quanto ao fato de que essa curva é traçada tendo-se em mente as características de volume-pressão de um único alvéolo. A abscissa é a pressão transpulmonar (pressão alveolar menos pressão intrapleural). A ordenada é o volume do alvéolo enunciado como um percentual de seu máximo.

O alvéolo na região superior não dependente do pulmão exibe uma pressão transpulmonar mais elevada que o alvéolo na região mais dependente, pois a pressão intrapleural nas regiões superiores não dependentes do pulmão é mais negativa que nas regiões mais dependentes. Por causa dessa pressão transpulmonar mais elevada, o alvéolo na região superior do pulmão tem um maior volume que o alvéolo na região do pulmão que depende mais da gravidade. Para a CRF, o alvéolo na parte superior do pulmão fica em uma porção menos inclinada da curva de pressão-volume alveolar (i. e, menos complacente), na Figura 3.12, que o alvéolo mais complacente na região inferior do pulmão. Portanto, qualquer alteração na pressão transpulmonar durante um ciclo respiratório normal ocasionará maior mudança no volume do alvéolo na região inferior do pulmão, que depende da gravidade, que no alvéolo localizado na região não dependente do pulmão, como mostram as setas na figura. Como os alvéolos nas partes inferiores do pulmão sofrem maior mudança no volume para cada inspiração e expiração, eles são mais ventilados que os alvéolos nas regiões não dependentes (durante a respiração eupneica a partir da CRF).

Um segundo efeito do gradiente de pressão intrapleural em uma pessoa sentada com o tronco ereto é observado sobre o volume pulmonar estático regional, conforme evidencia a discussão anterior. Para a CRF, a maior parte do ar alveolar fica nas regiões superiores do pulmão, pois os volumes desses alvéolos são maiores. A maior parte do VRE também se encontra nas porções superiores do pulmão. Por outro lado, a maior parte do VRI e da CI (a habilidade de levar ar para dentro do alvéolo) se encontra nas regiões inferiores do pulmão.

Alterações da distribuição para diferentes volumes pulmonares

Como foi discutido anteriormente, a maior parte do ar inspirado durante uma incursão respiratória corrente iniciada com a CRF penetra nos alvéolos dependentes. Se uma inspiração lenta for iniciada com o VR, no entanto, a parte inicial da incursão respiratória (volume inspiratório menor que o VRE) penetra nos alvéolos superiores não dependentes e os alvéolos dependentes começam a se encher nos períodos subsequentes à incursão respiratória. O gradiente de pressão intrapleural das partes superiores do pulmão para as partes inferiores também é a causa dessa ventilação preferencial dos alvéolos não dependentes para os baixos volumes pulmonares.

As pressões intrapleurais positivas são geradas pelos músculos expiratórios durante uma expiração forçada até o VR. Isso resulta em compressão dinâmica das pequenas vias aéreas, como descrito no Capítulo 2. Com as pressões intrapleurais mais altas, essas vias aéreas se fecham e o gás fica preso em seus alvéolos. Por causa do gradiente da pressão intrapleural observado na parte superior do pulmão, em baixos volumes pulmonares a pressão superficial pleural é mais positiva nas regiões inferiores do pulmão que nas regiões superiores. Além disso, os alvéolos nas regiões pulmonares inferiores têm menor retração elástica para auxiliá-los a manter abertas as pequenas vias aéreas, pois têm menores volumes que os alvéolos localizados nas regiões superiores. Isso significa que o fechamento das vias aéreas ocorrerá primeiro nas vias aéreas localizadas nas regiões inferiores do pulmão, como se pode ver na hipotética curva de pressão-volume alveolar para o VR, mostrada na Figura 3.13. O esforço expiratório já terminou e o esforço inspiratório acabou de começar. As vias aéreas nas regiões inferiores do pulmão ainda estão fechadas e a pressão superficial pleural local ainda é ligeiramente positiva. Nenhum ar penetra nesses alvéolos durante a primeira parte do esforço inspiratório (conforme indica a seta horizontal) até que uma pressão negativa suficiente tenha sido gerada para abrir essas vias aéreas fechadas.

Ao contrário da situação que vigora para a CRF, para o VR os alvéolos nas regiões superiores dos pulmões agora se localizam em uma porção muito mais inclinada da curva de volume-pressão. Eles exibem agora uma mudança muito maior no volume para cada alteração na pressão transpulmonar. Eles são mais complacentes para esse volume pulmonar mais baixo. Portanto, recebem a maior parte do ar inspirado inicialmente a partir do VR.

Já foi dito que, mesmo para os baixos volumes pulmonares, os alvéolos superiores têm maior volume que os inferiores, que dependem da gravidade e, portanto, constituem a maior parte do VR.

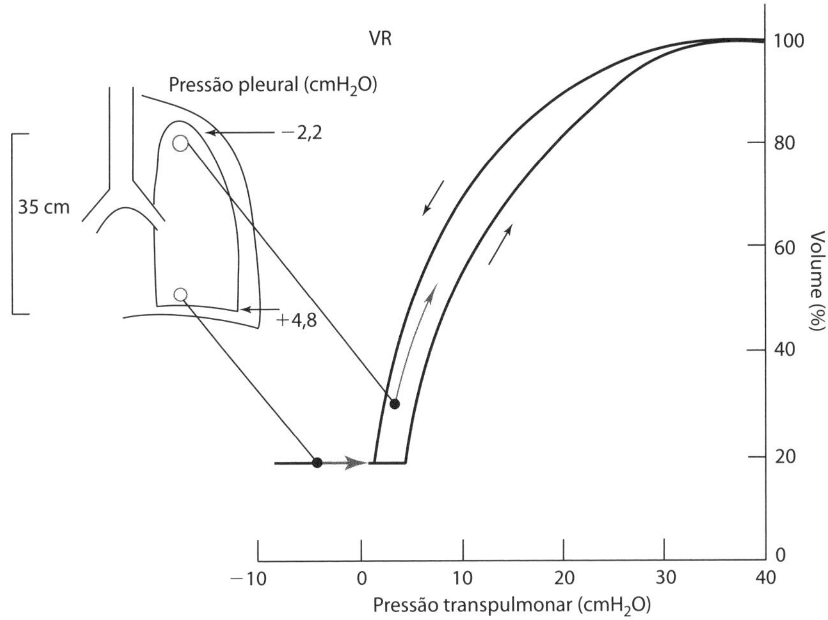

Figura 3.13 Efeito do gradiente de pressão superficial pleural sobre a distribuição do gás inspirado para o volume residual (VR).
Reproduzido com permissão de Milic-Emili, 1977.

Os pacientes com enfisema apresentam uma retração elástica alveolar extremamente reduzida, dando origem a CRF mais altas, VR extremamente altos e fechamento das vias aéreas nas partes dependentes do pulmão, mesmo com altos volumes pulmonares. Portanto, recebem relativamente mais ventilação nos alvéolos não dependentes.

VOLUME DE FECHAMENTO

O volume pulmonar no qual começa a ocorrer o fechamento das vias aéreas é conhecido como volume de fechamento. Isso pode ser demonstrado pelo uso do mesmo equipamento empregado no método de Fowler para quantificação do espaço morto anatômico, visto na Figura 3.8. Esse método pode demonstrar também certas distribuições inadequadas da ventilação alveolar.

O indivíduo, sentado com o tronco ereto, começa a partir do VR e realiza uma única inspiração de oxigênio a 100% até ser alcançada a CPT. Em seguida, a pessoa expira durante o período necessário para ser alcançado o VR. A concentração de nitrogênio na boca e o volume de gás expirado são monitorados simultaneamente durante todo o período da segunda expiração.

Considere o que ocorre durante a primeira expiração até o VR. Por causa do gradiente de pressão intrapleural da parte superior do pulmão para a parte mais inferior, os alvéolos nas áreas pulmonares superiores são maiores que os localizados nas regiões mais baixas. Qualquer gás deixado nos pulmões ao final dessa expiração forçada inicial até o VR é constituído por cerca de 80% de nitrogênio e, assim, a maior parte do nitrogênio (e a maior parte do VR) fica nas partes superiores do pulmão. Os alvéolos nas porções inferiores do pulmão têm menores volumes e, por isso, contêm menos nitrogênio. Na região inferior do pulmão, as vias aéreas estão fechadas, retendo nesses alvéolos qualquer volume de gás residual, por menor que seja.

O indivíduo em seguida inspira oxigênio a 100% até a CPT. Apesar de a parte inicial dessa incursão respiratória penetrar provavelmente nos alvéolos superiores, como descrito anteriormente, a maior parte do oxigênio a 100% penetrará nos alvéolos mais dependentes. (De qualquer forma, a primeiríssima parte, que penetra de fato nos alvéolos superiores, é representada por gás do espaço morto, que corresponde a 80% de nitrogênio.) Se a concentração de nitrogênio dos alvéolos em diferentes partes do pulmão pudesse ser medida nesse ponto, seria mais alta nas regiões superiores do pulmão e mais baixa nas inferiores.

Em seguida, o indivíduo expira até o VR enquanto estão sendo monitorados a concentração do nitrogênio expirado e o volume dos gases. O traçado da concentração de nitrogênio expirado é ilustrado na Figura 3.14.

O primeiro gás que o indivíduo expira (fase I) é um gás proveniente do espaço morto anatômico, sendo constituído ainda por 100% de oxigênio ou 0% de nitrogênio. A segunda porção do gás expirado pelo indivíduo (fase II) é uma mistura de

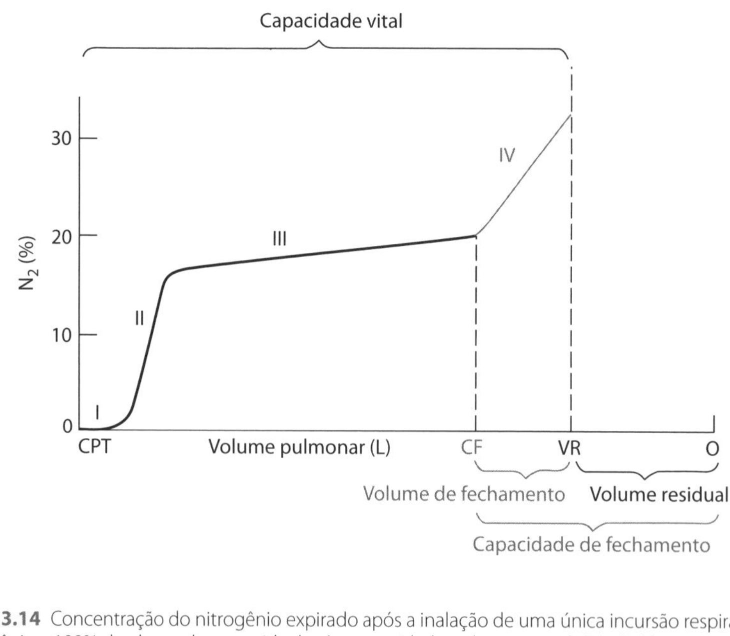

Figura 3.14 Concentração do nitrogênio expirado após a inalação de uma única incursão respiratória de oxigênio a 100% desde o volume residual até a capacidade pulmonar total. O indivíduo expira até o volume residual. *Fase I:* 0% de nitrogênio do espaço morto anatômico. *Fase II:* mistura de gás do espaço morto anatômico e dos alvéolos. *Fase III:* gás proveniente dos alvéolos, "platô alveolar". Uma inclinação mais acentuada da fase III indica distribuição heterogênea do gás alveolar. *Fase IV:* volume de fechamento. O ponto de partida (capacidade de fechamento) da fase IV denota o início do fechamento das vias aéreas nas porções dependentes do pulmão.

gás do espaço morto e gás alveolar. A terceira porção do gás expirado pelo indivíduo é representada por gás alveolar misto, proveniente das regiões superiores e inferiores (fase III, ou o "platô alveolar").

Observe que, em uma pessoa saudável, a inclinação da fase III é quase horizontal. Nos pacientes com certos tipos de distribuição inadequada da resistência das vias aéreas, a inclinação da fase III sobe rapidamente. Isso ocorre porque os alvéolos que são supridos por vias aéreas de alta resistência se enchem mais lentamente que os supridos pelas vias aéreas normais durante a inspiração com oxigênio a 100%. Assim, eles têm uma concentração de nitrogênio relativamente mais alta. Durante a expiração, eles se esvaziam de forma mais lenta e, nesse processo, a concentração do nitrogênio expirado aumenta.

Com a continuação da expiração até o VR, a pressão superficial pleural positiva causa compressão dinâmica e, finalmente, o fechamento das vias aéreas. Por causa do gradiente de pressão intrapleural das partes superiores do pulmão para as partes mais inferiores, e pelo fato de os alvéolos menores nas regiões inferiores do pulmão terem menos retração elástica, o fechamento das vias aéreas ocorre primeiro nas regiões inferiores do pulmão, onde a concentração de nitrogênio é a mais baixa. Dessa maneira, com o início do fechamento das vias aéreas, a concentração do nitrogênio expirado aumenta abruptamente, pois uma quantidade cada vez maior do gás expirado provém agora dos alvéolos localizados nas regiões superiores do pulmão. Esses alvéolos têm a mais alta concentração de nitrogênio. O ponto em que o traçado da concentração de nitrogênio expirado sobe bruscamente é o volume no qual começa o fechamento das vias aéreas nas partes dependentes do pulmão. Nesse ponto, o indivíduo terá alcançado sua capacidade de fechamento, que é igual ao VR mais o volume expirado entre o início do fechamento das vias aéreas e o VR. Esse volume é denominado volume de fechamento. (Infelizmente, muitas pessoas, entre as quais se inclui o autor, costumam utilizar as expressões volume de fechamento e capacidade de fechamento como sinônimas.) O problema com o teste de volume de fechamento é que pacientes com resistência aumentada das vias aéreas apresentaram concentrações rapidamente crescentes de nitrogênio durante a fase III, porque as unidades que têm resistência baixa normal ao fluxo de ar obtêm a maior parte do oxigênio. Elas se preenchem primeiro na inspiração e se esvaziam primeiro na expiração. À medida que mais gás flui das unidades de alta resistência, a concentração de nitrogênio expirado aumenta, de modo que o rápido crescimento da concentração de nitrogênio na fase IV pode não ocorrer.

EFEITOS DO ENVELHECIMENTO

O envelhecimento induz importantes modificações na estrutura e na função do sistema respiratório, que incluem perda da retração elástica alveolar, alterações na estrutura da parede torácica responsáveis por uma maior retração elástica externa, diminuição na força dos músculos respiratórios e perda da área de superfície alveolar e do volume de sangue nos capilares pulmonares.

A perda progressiva de retração elástica alveolar, aliada à calcificação das cartilagens costais, menores espaços entre as vértebras e um maior grau da curvatura vertebral, resulta em aumento da complacência pulmonar estática e diminuição da complacência da parede torácica. Isso geralmente evolui para um aumento na CRF com o envelhecimento, como mostra a Figura 3.15. A CPT, se for ajustada para a diminuição na altura observada nas pessoas mais idosas, se mantém razoavelmente constante com o avanço da idade.

A perda de retração elástica alveolar resulta em menor tração sobre as pequenas vias aéreas para neutralizar a compressão dinâmica durante as expirações forçadas, assim como em pressões propulsoras reduzidas para o fluxo de ar. Isso ocasiona o fechamento das vias aéreas com volumes pulmonares mais altos, como mostra a capacidade de fechamento em elevação ilustrada na Figura 3.15 que, combinada com uma queda na força dos músculos expiratórios, acarreta aumento no VR e menores velocidades do fluxo de ar expiratório máximo, como $FEF_{25-75\%}$ e VEF_1. Como mostra a Figura 3.15, o fechamento das vias aéreas pode ocorrer nas regiões mais dependentes dos idosos mesmo com volumes pulmonares acima da CRF. Essas pessoas mais idosas podem, portanto, evidenciar relativamente mais ventilação das

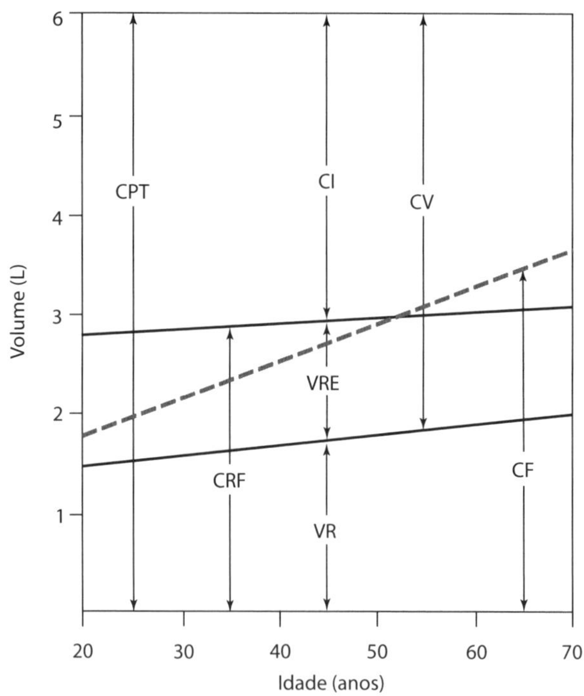

Figura 3.15 Ilustração das alterações nos volumes e nas capacidades pulmonares padronizados que ocorrem com o envelhecimento. CF, capacidade de fechamento; CI, capacidade inspiratória; CPT, capacidade pulmonar total; CRF, capacidade residual funcional; CV, capacidade vital; VR, volume residual; VRE, volume de reserva expiratório.

Reproduzido com permissão de Levitzky, 1984.

vias aéreas superiores que indivíduos mais jovens. Se o fluxo sanguíneo para essas regiões dependentes precariamente ventiladas não for reduzido, isso dará origem a uma menor tensão do oxigênio arterial, o que será abordado no Capítulo 5. A perda de área de superfície alveolar e a redução no volume sanguíneo dos capilares pulmonares resultam em menor capacidade difusora pulmonar, que será abordada no Capítulo 6. Isso também pode contribuir para uma diminuição progressiva na tensão do oxigênio arterial observada com o envelhecimento.

CONCEITOS-CHAVE

1. A **ventilação alveolar** é menor que o volume de ar que entra ou sai pelo nariz ou pela boca a cada minuto (o volume-minuto), pois a última parte de cada inspiração permanece nas vias aéreas condutoras (o **espaço morto anatômico**).

2. Os alvéolos que são ventilados mas não são perfundidos constituem o **espaço morto alveolar.**

3. O **espaço morto fisiológico** é a soma do espaço morto anatômico e do espaço morto alveolar.

4. Para uma produção constante de dióxido de carbono, a P_{CO_2} alveolar é quase inversamente proporcional à ventilação alveolar; a P_{O_2} alveolar deve ser calculada com a **equação do ar alveolar**.

5. Ao nível ou próximo da capacidade residual funcional, os alvéolos nas regiões inferiores do pulmão, quando o indivíduo se encontra com o tronco ereto, são relativamente mais bem ventilados que aqueles localizados nas regiões superiores.

QUESTÕES CLÍNICAS

3.1 Quais das seguintes condições são explicações possíveis para a capacidade residual funcional de um paciente que seja muito inferior ao valor previsto?

a. Terceiro trimestre de gestação.
b. Fibrose pulmonar.
c. Obesidade.
d. Enfisema.
e. Todas as alternativas acima.
f. a, b e c.

3.2 Qual é o efeito sobre cada um dos seguintes volumes e capacidades pulmonares padronizados da mudança da posição de decúbito dorsal para a posição vertical (ereta)?
a. Capacidade residual funcional (CRF).
b. Volume residual (VR).
c. Volume de reserva expiratório (VRE).
d. Capacidade pulmonar total (CPT).
e. Volume corrente (Vc).
f. Volume de reserva inspiratório (VRI).
g. Capacidade inspiratória (CI).
h. Capacidade vital (CV).

3.3 Em que os valores previstos para os volumes e as capacidades pulmonares padronizados e a capacidade de fechamento de uma pessoa idosa, mas saudável, diferem daqueles de uma pessoa jovem e saudável?

3.4 Um volume de 1 L de gás é medido em um espirômetro a 23°C (296 K; a P_{H_2O} é de 21 mmHg) e a pressão barométrica é de 770 mmHg.
a. Qual seria o volume em condições STPD?
b. Qual seria o volume em condições BTPS?

3.5 Uma pessoa começa com sua CRF e respira oxigênio a 100% por meio de uma válvula unidirecional. O ar expirado é coletado em um espirômetro muito grande (denominado espirômetro de Tissot). O teste continua até que a concentração expirada de N_2, conforme medida por um analisador de nitrogênio, seja praticamente zero. Nesse momento, há 36 L de gás no espirômetro, dos quais 5,6% são representados por N_2. Qual é a CRF dessa pessoa?

3.6 Uma mulher de 63 anos que tem 1,65 cm de altura e pesa 45,4 kg queixa-se de dispneia. Durante a determinação de seus volumes pulmonares, ela reinala o gás em um espirômetro com capacidade de 20 L que continha originalmente 10 L de hélio a 15%. Após inúmeras incursões respiratórias, a concentração de hélio em seus pulmões é igual à que existe agora no espirômetro, que é de 11% de hélio. (Durante o período de equilíbrio, o CO_2 expirado era absorvido por um absorvente químico colocado no espirômetro e acrescentava-se O_2 no espirômetro para o $\dot{V}_{O_2}$ da paciente.) Ao final de uma expiração normal, o espirômetro contém 10,64 L quando corrigido para BTPS. Qual é a CRF da paciente?

3.7 A mesma paciente da questão anterior, agora em um pletismógrafo corporal, respira normalmente por meio de uma peça bucal. Ao final de uma expiração normal, uma válvula existente na peça bucal é fechada. O esforço inspiratório seguinte é feito contra a válvula fechada. Nenhum ar adicional consegue penetrar nos pulmões; pelo contrário, o esforço inspiratório reduz a pressão na boca em 10 mmHg e expande o gás existente nos pulmões em 50 mL, conforme determinado pelo aumento na pressão do pletismógrafo e sua curva de calibração com o indivíduo na câmara. Qual é a CRF da paciente medida por essa técnica?

3.8 Como se explica a diferença entre as duas CRF obtidas para essa paciente?

3.9 Um paciente em um ventilador tem uma frequência de 10 incursões respiratórias por minuto e um volume corrente (VC) de 500 mL.

a. Qual é o $\dot{V}_E$ do paciente?
b. Se o espaço morto anatômico do paciente for estimado em 150 mL, qual será seu $\dot{V}_A$?
c. Se sua frequência for aumentada para 15 incursões respiratórias por minuto com o VC permanecendo em 500 mL, quais serão seus novos $\dot{V}_E$ e $\dot{V}_A$?
d. Caso seu VC seja aumentado para 750 mL, com sua frequência permanecendo em 10 incursões respiratórias por minuto, quais serão seus novos $\dot{V}_E$ e $\dot{V}_A$?

3.10 Foram feitas em um paciente as seguintes medidas quando a pressão barométrica era de 747 mmHg:

$P_{A_{CO_2}} = 40$ mmHg
$F_{\bar{E}_{CO_2}} = 0{,}04$
$\dot{V}_E = 6$ L/min
frequência respiratória = 12 incursões/min

em que $F_{\bar{E}_{CO_2}}$ = concentração fracional de CO_2 no ar expirado misto do indivíduo.

Qual é o VM/VC do paciente? Qual é o espaço morto fisiológico do paciente? Presumindo-se que o espaço morto anatômico do paciente seja de 100 mL, qual seria seu espaço morto alveolar? É provável que a P_{CO_2} arterial do paciente seja mais baixa, mais alta ou igual a sua P_{CO_2} corrente final?

3.11 Uma pessoa com uma $P_{A_{CO_2}}$ de 40 mmHg, uma $P_{A_{O_2}}$ de 104 mmHg e uma relação de permuta respiratória de 0,8 respirando ar ambiente a uma pressão barométrica de 760 mmHg duplica a ventilação alveolar. Qual será a $P_{A_{CO_2}}$ e a $P_{A_{O_2}}$ para o novo estado estável (equilíbrio dinâmico) dessa pessoa (presumindo-se que não houve qualquer mudança no consumo de oxigênio e na produção de dióxido de carbono e presumindo-se também que o fator de correção [F] = O)?

3.12 Uma pessoa normal, sentada com o tronco ereto, começa a inspirar a partir do volume residual. Os primeiros 100 mL de gás inspirado são marcados com xenônio[133]. A maior parte desse gás radioativo (i. e., os primeiros 100 mL de gás inspirado após o espaço morto) será encontrada provavelmente:

a. Nos alvéolos localizados nas porções inferiores do pulmão.
b. Nos alvéolos localizados nas porções superiores do pulmão.
c. Distribuída uniformemente em todos os alvéolos.

ESTUDO DE CASO

De Raff H, Levitzky MG, eds. *Medical physiology: a systems approach*. New York: McGraw Hill; 2011:339-340.

Um homem de 38 anos de idade com uma curvatura evidente na coluna vertebral, nos planos coronal e sagital, é atendido por um pneumologista em razão de uma dispneia que piorou nos últimos meses. Ele tem 1,63 m de altura e pesa 61,2 kg. A pressão sanguínea é de 135/95 mmHg, a frequência cardíaca é de 80/min, e sua frequência respiratória está aumentada, em 25 incursões/min. Sua força muscular respiratória aparenta estar normal. O pneumologista solicita teste de função pulmonar e gasometria sanguínea arterial (com variações de referência em parênteses) com os seguintes resultados:

Capacidade pulmonar total (CPT):	45% previsto
Capacidade vital (CV):	40% previsto
Volume residual (VR):	75% previsto
Capacidade residual funcional (CRF):	50% previsto
Volume expiratório forçado em 1 segundo (VEF_1):	40% previsto
Capacidade vital forçada (CVF):	40% previsto
VEF_1/CVF:	80% (100% do previsto)
P_{O_2} arterial:	75 mmHg (80-100 mmHg)
P_{CO_2} arterial:	46 mmHg (35-45 mmHg)
pH arterial:	7,38 (7,35-7,45)

O paciente tem **cifoscoliose**, que é uma curvatura lateral da coluna (**escoliose**), assim como curvatura sagital (**cifose**). Pode ser congênito; secundário a muitos distúrbios, incluindo **distrofia muscular, poliomielite, espinha bífida** e **paralisia cerebral**; ou pode ter causa **idiopática** (de causa desconhecida). A cifoscoliose resulta em complacência diminuída da caixa torácica com redução importante da retração da parede torácica a baixos volumes torácicos e retração pulmonar a volumes mais altos. A cifoscoliose é, portanto, uma doença restritiva.

É difícil para o paciente inspirar e, como resultado, seu trabalho da respiração inspiratória é aumentado. Isso explica sua frequência respiratória aumentada de repouso (normalmente 12-15 inspirações/min) porque inalar volumes correntes menores em uma frequência respiratória aumentada reduz seu trabalho respiratório. Os efeitos das mudanças na mecânica do tórax podem ser vistos nos volumes e capacidades pulmonares determinados nesse paciente (ver Fig. 3.3). Sua CRF está baixa porque, com menos retração da parede torácica, o ponto de equilíbrio entre a retração externa desta e a retração interna de seus pulmões ocorre a um volume pulmonar mais baixo. Sua CPT está baixa porque sua habilidade de inalar ao máximo está acentuadamente prejudicada. Seu VR também está mais baixo que o previsto, mas não tanto quanto a CPT, uma vez que sua habilidade de exalar não está tão prejudicada. Seu CV, CVF, VEF_1 estão mais baixos que o previsto porque sua CPT está muito baixa – ele não é capaz de exalar muito bem por não poder inalar muito. Por outro lado, esse paciente não apresenta obstrução das vias aéreas. Embora o VEF_1 e a CVF estejam baixas, a VEF_1/CVF estão dentro do intervalo regular. Os gases sanguíneos demonstram que o aumento do trabalho respiratório resultou em redução da ventilação alveolar. Sua P_{CO_2} arterial está alta, enquanto sua P_{O_2} está baixa.

O tratamento para pacientes com cifoscoliose objetiva melhorar a ventilação alveolar, por exemplo, com ventilação mecânica não invasiva à noite. A cirurgia ortopédica para corrigir o problema pode ser eficaz em alguns pacientes.

SUGESTÕES DE LEITURA

Bryan AC, Bentivoglio LG, Beerel F, MacLeish H, Zidulka A, Bates DV. Factors affecting regional distributionof ventilation and perfusion in the lung. *J Appl Physiol.* 1964;19:395–402.

Cotes JE. *Lung Function: Assessment and Application in Medicine.* 4th ed. Oxford: Blackwell; 1979.

Forster RE II, Dubois AB, Briscoe WA, Fisher AB. *The Lung: Physiologic Basis of Pulmonary Function Tests.* 3rd ed. Chicago, IL: Year Book; 1986.

Levitzky MG. The effect of aging on the respiratory system. *Physiologist.* 1984;27:102–107.

Lumb AB. *Nunn's Applied Respiratory Physiology.* 7th ed. London: Churchill Livingstone; 2011:83–98, 119–123.

Macklem PT, Murphy BR. The forces applied to the lung in health and disease. *Am J Med.* 1974;57:371–377.

Milic-Emili J. Ventilation. In: West JB, ed. *Regional Differences in the Lung.* New York, NY: Academic Press; 1977:167–199.

Milic-Emili J. Pulmonary statics. In: Widdicombe JG, ed. *MTP International Review of Sciences: Respiratory Physiology.* London, England: Butterworth; 1974:105–137.

Milic-Emili J. Static distribution of lung volumes. In: Macklem PT, Mead J, eds. *Mechanics of Breathing, part 2, Handbook of Physiology, sec 3: The Respiratory System*. Bethesda, MD: American Physiological Society; 1986;3:561–574.

Murray JF. *The Normal Lung*. 2nd ed. Philadelphia, PA: WB Saunders and Company; 1986:108–117, 339–358.

Palecek F. Hyperinflation: control of functional residual capacity. *Physiol Res*. 2001;50:221–230.

Watson RA, Pride NB. Postural changes in lung volumes and respiratory resistance in subjects with obesity. *J Appl Physiol*. 2005;98:512–517.

West JB. *Ventilation/Blood Flow and Gas Exchange*. 5th ed. Oxford: Blackwell; 1990:25–29.

Fluxo sanguíneo para o pulmão

4

OBJETIVOS

O leitor será capaz de conhecer a estrutura, a função, a distribuição e o controle do suprimento sanguíneo do pulmão.

- Comparar e contrastar a circulação brônquica e a circulação pulmonar.
- Descrever a anatomia da circulação pulmonar e explicar suas consequências fisiológicas.
- Comparar e contrastar a circulação pulmonar e a circulação sistêmica.
- Descrever e explicar os efeitos do volume pulmonar sobre a resistência vascular pulmonar.
- Descrever e explicar os efeitos de pressões intravasculares elevadas sobre a resistência vascular pulmonar.
- Enumerar os fatores neurais e humorais que influenciam a resistência vascular pulmonar.
- Descrever o efeito da gravidade sobre o fluxo sanguíneo pulmonar.
- Descrever as inter-relações de pressão alveolar, pressão arterial pulmonar e pressão venosa pulmonar, assim como seus efeitos sobre a distribuição regional do fluxo sanguíneo pulmonar.
- Prever os efeitos de alterações na pressão alveolar, nas pressões pulmonares arterial e venosa e na posição do corpo sobre a distribuição regional do fluxo sanguíneo pulmonar.
- Descrever a vasoconstrição pulmonar hipóxica e discutir seu papel na hipóxia alveolar localizada e generalizada.
- Descrever as causas e consequências do edema pulmonar.

O pulmão recebe sangue por meio da circulação brônquica e da circulação pulmonar. O fluxo sanguíneo brônquico constitui uma porção muito pequena do débito do ventrículo esquerdo e irriga parte da árvore traqueobrônquica com sangue arterial sistêmico. O fluxo sanguíneo pulmonar (FSP) constitui todo o débito do ventrículo direito e fornece ao pulmão o sangue venoso misto, que drena todos os tecidos do corpo. Esse é o sangue em que se processa a troca gasosa com o ar alveolar nos capilares pulmonares. Uma vez que os ventrículos direito e esquerdo estão organizados em série, em adultos saudáveis, o fluxo sanguíneo pulmonar é aproximadamente igual a 100% do débito do ventrículo esquerdo. Ou seja, o fluxo sanguíneo pulmonar é igual ao débito cardíaco – normalmente cerca de 3,5 L/min/m^2 de área de superfície corporal em repouso.

Existem cerca de 250 a 300 mL de sangue por metro quadrado de área de superfície corporal na circulação pulmonar. Cerca de 60 a 70 mL/m^2 desse sangue estão localizados nos capilares pulmonares. Um eritrócito leva cerca de 4 a 5 segundos para percorrer a circulação pulmonar com o débito cardíaco de repouso; cerca de 0,75 segundo desse período é gasto nos capilares pulmonares, os quais têm diâmetro médio de aproximadamente 6 μm; ou seja, são ligeiramente menores que o eritrócito médio, que tem um diâmetro de aproximadamente 8 μm. Desse modo, os eritrócitos terão que modificar ligeiramente seu formato quando passarem pelos capilares pulmonares. Um eritrócito passa por inúmeros capilares pulmonares em seu trajeto pelo pulmão. A troca gasosa começa a ocorrer nos vasos arteriais pulmonares menores, que, na verdade, pelos padrões histológicos, não são capilares. Esses segmentos arteriais e capilares sucessivos podem ser considerados capilares pulmonares funcionais. Na maioria dos casos, neste livro, a expressão capilares pulmonares refere-se aos capilares pulmonares funcionais e não aos capilares anatômicos.

Cerca de 280 bilhões de capilares pulmonares abastecem os aproximadamente 300 milhões de alvéolos, resultando em uma área de superfície potencial para a troca gasosa estimada em 50 a 100 m^2. Como mostra a Figura 1.4, no Capítulo 1, os alvéolos estão completamente envoltos por capilares pulmonares. Os capilares estão tão próximos uns dos outros que alguns pesquisadores descreveram o fluxo sanguíneo nos capilares pulmonares como semelhante ao sangue que flui por meio de duas lâminas paralelas de endotélio mantidas juntas por ocasionais suportes de tecido conjuntivo.

CIRCULAÇÃO BRÔNQUICA

As artérias brônquicas têm origens variáveis, seja diretamente na aorta, seja nas artérias intercostais. Elas fornecem sangue arterial para a árvore traqueobrônquica e para outras estruturas do pulmão até o nível dos bronquíolos terminais. Proporcionam também fluxo sanguíneo para os linfonodos hilares, a pleura visceral, as artérias e veias pulmonares, os nervos vagos e o esôfago. As estruturas pulmonares distais aos bronquíolos terminais, como os bronquíolos respiratórios, os ductos alveolares, os sacos alveolares e os alvéolos recebem oxigênio diretamente por difusão a partir do ar alveolar e nutrientes a partir do sangue venoso misto que chega à circulação pulmonar. A circulação brônquica pode ser importante no "condicionamento" do ar inspirado, o que será abordado no Capítulo 10.

O fluxo sanguíneo na circulação brônquica constitui cerca de 2% do débito do ventrículo esquerdo. A pressão sanguínea nas artérias brônquicas é a mesma existente nas outras artérias sistêmicas (desprezando-se as diferenças por causa dos efeitos hidrostáticos, que serão abordadas mais adiante neste capítulo). Ela é muito mais alta que a pressão sanguínea nas artérias pulmonares (Fig. 4.1). As razões dessa diferença serão abordadas na próxima seção.

A drenagem venosa da circulação brônquica é incomum. Embora parte do sangue venoso brônquico penetre nas veias ázigo e hemiázigo, uma porção substancial do sangue venoso brônquico penetra nas veias pulmonares. O sangue nas veias pulmonares já sofreu a troca gasosa com o ar alveolar – ou seja, as veias pulmonares

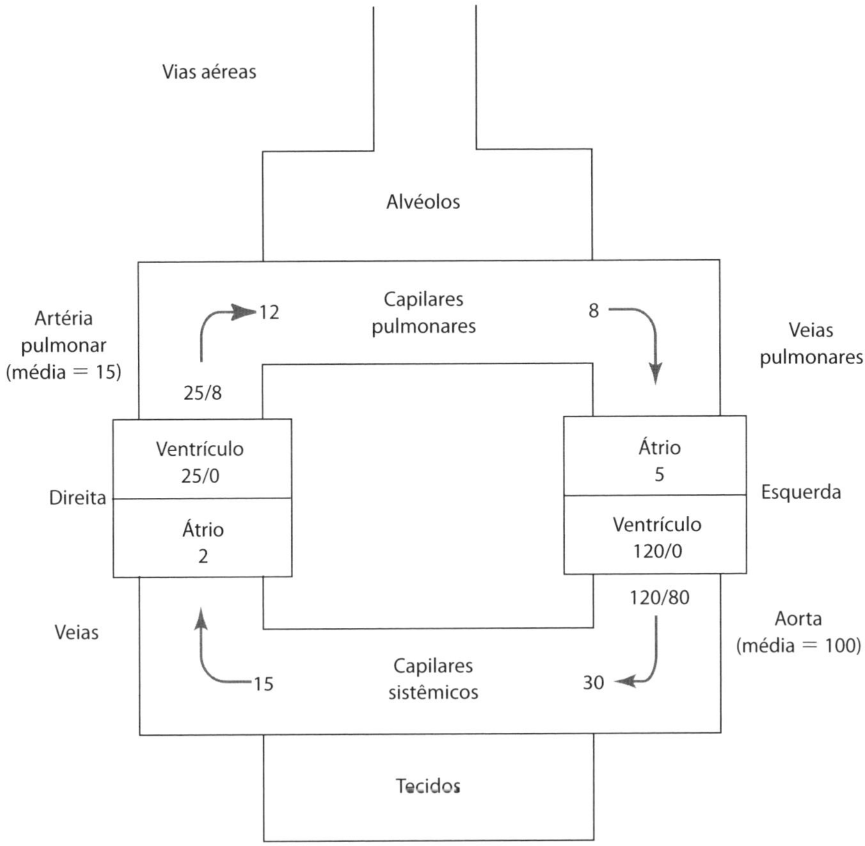

Figura 4.1 Pressões, indicadas em mmHg, nas circulações sistêmica e pulmonar.

contêm sangue "arterial". Portanto, o sangue venoso brônquico que se mistura ao sangue venoso pulmonar faz parte da derivação anatômica normal da direita para a esquerda, que será abordada no Capítulo 5. Os histologistas identificaram também anastomoses, ou conexões, entre alguns capilares brônquicos e os capilares pulmonares; e entre as artérias brônquicas e os ramos da artéria pulmonar. Provavelmente, essas conexões desempenham um papel pouco significativo em uma pessoa saudável, mas podem se abrir nos estados patológicos, como acontece quando o fluxo sanguíneo brônquico ou pulmonar para uma região do pulmão está ocluído. Por exemplo, se o FSP para uma determinada área do pulmão estiver bloqueado por uma embolia pulmonar, o fluxo sanguíneo brônquico para essa área aumenta. O fluxo sanguíneo brônquico aumenta após uma lesão pulmonar e doenças inflamatórias e proliferativas. A circulação brônquica também é a fonte principal de novos vasos para o pulmão após uma lesão. As principais características anatômicas da circulação brônquica são ilustradas na Figura 4.2.

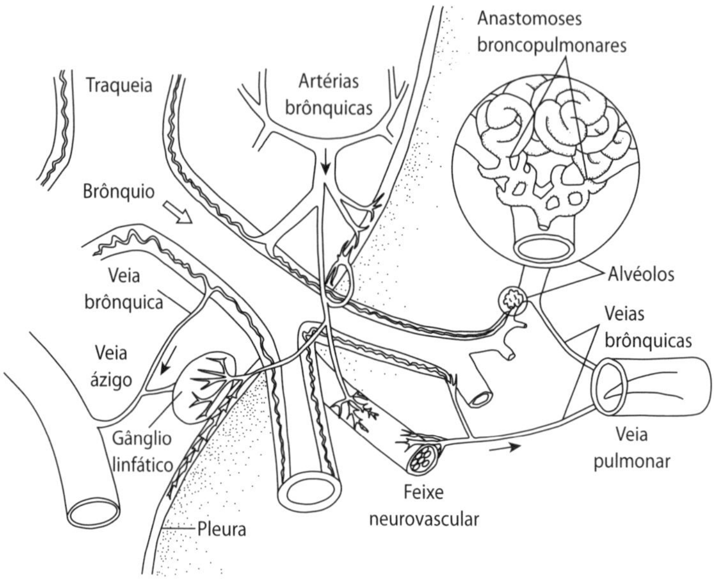

Figura 4.2 Ilustração das principais características anatômicas da circulação brônquica. Observe que a circulação brônquica proporciona o fluxo sanguíneo para a árvore traqueobrônquica até o nível dos bronquíolos terminais, bem como para os vasos sanguíneos pulmonares, a pleura visceral, os linfonodos hilares e os ramos dos nervos, incluindo o vago. Uma anastomose broncopulmonar é mostrada à direita e ampliada no detalhe. A drenagem venosa se processa tanto para o lado direito da circulação pela veia ázigo (e hemiázigo) como para o lado esquerdo da circulação pelas veias pulmonares.
Reproduzido com permissão de Deffebach, Charan, Lakshminarayan e Butler, 1987.

ANATOMIA FUNCIONAL DA CIRCULAÇÃO PULMONAR

A artéria pulmonar e seus ramos têm paredes muito mais finas que as partes correspondentes da circulação sistêmica. A artéria pulmonar subdivide-se rapidamente em ramos terminais que têm paredes mais finas e de diâmetro interno maior que os ramos correspondentes da circulação arterial sistêmica. Existe muito menos músculo liso vascular nas paredes dos vasos da circulação arterial pulmonar e não existem vasos altamente musculares que correspondam às arteríolas sistêmicas. A circulação arterial pulmonar subdivide-se rapidamente ao longo de uma curta distância, acabando por ramificar-se nos aproximadamente 280 bilhões de capilares pulmonares, onde se processa a troca gasosa.

As paredes finas e a pequena quantidade de músculo liso encontrado nas artérias pulmonares possuem importantes consequências fisiológicas. Os vasos pulmonares oferecem muito menos resistência ao fluxo sanguíneo que os vasos arteriais sistêmicos. São também muito mais distensíveis que os vasos arteriais sistêmicos. Esses fatores geram pressões intravasculares muito mais baixas que as observadas nas artérias sistêmicas, o que torna os vasos muito mais compressíveis. Os vasos pulmonares estão localizados no tórax e estão sujeitos às pressões alveolar e

intrapleural que podem sofrer grandes modificações. Portanto, outros fatores, além do tônus do músculo liso vascular pulmonar, podem exercer profundos efeitos sobre a resistência vascular pulmonar (RVP). A diferença de pressão transmural pelas paredes dos vasos é, portanto, um dos principais determinantes da RVP.

Determinação da resistência vascular pulmonar

A RVP não pode ser medida diretamente, mas deverá ser calculada. A lei de Poiseuille, que estabelece que para um líquido newtoniano que flui uniformemente por um tubo que não seja distensível, $P_1 - P_2 = \dot{Q} \times R$, é geralmente usada para estimar a RVP. Essa equação pode ser reorganizada para:

$$R = \frac{P_1 - P_2}{\dot{Q}}$$

em que:

P_1 = pressão no início do tubo (em milímetros de mercúrio)
P_2 = pressão no final do tubo
$\dot{Q}$ = fluxo (em mililitros por minuto)
R = resistência (em milímetros de mercúrio por mililitros por minuto)

Quanto à circulação pulmonar, teremos então:

$$RVP = \frac{PMAP - PMAE}{FSP}$$

Ou seja, a RVP é igual à pressão média na artéria pulmonar (PMAP) menos a pressão média no átrio esquerdo (PMAE), com o resultado dividido pelo FSP, que é igual ao débito cardíaco.

No entanto, essa fórmula é apenas uma aproximação, pois o sangue não é um líquido newtoniano, o FSP é pulsátil (e pode ser também turbulento), a circulação pulmonar é distensível (e compressível) e a circulação pulmonar é uma estrutura ramificada muito complexa. (Convém lembrar que as resistências em série se somam diretamente; as resistências em paralelo se somam como elementos recíprocos.) Ademais, a PMAE pode não ser a pressão a jusante efetiva para o cálculo da RVP em todas as condições pulmonares (ver, adiante neste capítulo, a seção sobre zonas do pulmão).

As pressões intravasculares na circulação pulmonar são mais baixas que as da circulação sistêmica (Fig. 4.1). Isso é particularmente impressionante no que concerne às pressões arteriais dos dois circuitos.

Uma vez que as circulações direita e esquerda estão em série, no final das contas, os débitos dos ventrículos direito e esquerdo deverão ser aproximadamente iguais. (Se não forem iguais, o sangue e os líquidos se acumularão nos pulmões ou na periferia.) Se os dois débitos forem idênticos e as quedas de pressão medidas ao longo da circulação sistêmica e da circulação pulmonar forem de aproximadamente 98 mmHg e 10 mmHg, respectivamente, a RVP deverá ser igual a cerca de um décimo da resistência vascular sistêmica (RVS) (ver Fig. 4.1). (Às vezes, a RVS é denominada RPT, que significa resistência periférica total.) Essa baixa resistência ao fluxo sanguíneo oferecida pela circulação pulmonar é devida aos aspectos estruturais da circulação pulmonar já discutidos. A circulação vascular pulmonar tem paredes mais finas, muito menos músculo liso vascular e, em geral, é mais distensível que a circulação sistêmica.

Distribuição da resistência vascular pulmonar

Pode-se visualizar a distribuição da resistência vascular pulmonar (RVP) observando-se a queda de pressão ao longo de cada um dos três principais componentes da vasculatura pulmonar: as artérias pulmonares, os capilares pulmonares e as veias pulmonares. Na Figura 4.1, a resistência se distribui de maneira bastante uniforme entre os três componentes. Em repouso, cerca de um terço da resistência ao fluxo sanguíneo localiza-se nas artérias pulmonares, cerca de um terço localiza-se nos capilares pulmonares e cerca de um terço localiza-se nas veias pulmonares. Isso contrasta com a circulação sistêmica, na qual cerca de 70% da resistência ao fluxo sanguíneo localizam-se nas artérias sistêmicas, sobretudo nas arteríolas sistêmicas altamente musculares.

Consequências das diferenças de pressão entre as circulações sistêmica e pulmonar

A pressão na parte mais baixa de uma coluna de um líquido é proporcional à altura da coluna multiplicada pela densidade do líquido vezes a gravidade. Assim, quando a pressão arterial sistêmica média normal é enunciada como aproximadamente 100 mmHg, a pressão desenvolvida na aorta equivale à pressão na parte mais baixa de uma coluna de mercúrio que tenha uma altura de 100 mm (consegue empurrar uma coluna de mercúrio em até 100 mm). O mercúrio é escolhido para a medida quando são esperadas elevadas pressões, pois ele é um líquido muito denso. A água é usada para medir pressões mais baixas, pois o mercúrio é 13,6 vezes mais denso que a água. Portanto, as pressões mais baixas, como as pressões alveolar e pleural, são enunciadas em centímetros de água.

Entretanto, quando a pressão arterial média é enunciada como 100 mmHg, isso ocorre especificamente em relação ao nível do átrio esquerdo. A pressão arterial nos pés de uma pessoa em pé é muito mais alta que 100 mmHg, em razão da pressão adicional exercida pela "coluna" de sangue, do coração aos pés. De fato, a pressão arterial nos pés de uma pessoa em pé de altura média, com uma pressão arterial média de 100 mmHg será provavelmente de cerca de 180 mmHg. Considerando-se que a pressão venosa sofre um aumento semelhante nos pés (de cerca de 80 mmHg), a diferença de pressão entre as artérias e as veias não é afetada. Inversamente, a pressão diminui com a distância acima do coração ("acima" em relação à gravidade), de modo que a pressão arterial na parte superior da cabeça pode ser de apenas 40 a 50 mmHg.

Desse modo, o ventrículo esquerdo terá de manter uma pressão arterial média relativamente alta, pois essas pressões tão altas são necessárias para superar as forças hidrostáticas e bombear o sangue "para cima", até o cérebro. Os ápices dos pulmões ficam a uma distância muito menor acima do ventrículo direito e, por isso, essas pressões tão altas são desnecessárias.

Uma segunda consequência da pressão arterial alta na circulação sistêmica é que isso possibilita a redistribuição do débito ventricular esquerdo e o controle do fluxo sanguíneo para diferentes tecidos. Como o ventrículo esquerdo fornece sangue a todos os tecidos do corpo, ele deverá ser capaz de atender demandas variáveis, em termos de fluxo sanguíneo, em diferentes tecidos sob várias circunstâncias. Por exemplo, durante o exercício, os vasos sanguíneos que irrigam o músculo que está sendo exercitado se dilatam em resposta à maior demanda metabólica local, assim como o fluxo sanguíneo para a pele também aumenta, a fim de ajudar na termorregulação. A pressão arterial é mantida em parte por causa do aumento da resistência ao fluxo sanguíneo em outros leitos vasculares. Uma pressão inicial elevada é necessária, portanto, para tornar possíveis essas redistribuições por meio da alteração da resistência vascular ao fluxo sanguíneo em diferentes órgãos. Além disso, essas redistribuições ajudam a manter a pressão. Na circulação pulmonar, as redistribuições do débito ventricular direito costumam ser desnecessárias, pois todas as unidades alveolocapilares que estão participando na troca gasosa estarão desempenhando a mesma função. A pressão é baixa e a pequena quantidade de músculo liso nos vasos pulmonares (que é responsável, em grande parte, por essa baixa pressão) tornam improváveis essas redistribuições locais. Uma exceção à regra será observada na seção sobre vasoconstrição pulmonar hipóxica.

Uma consequência final da diferença de pressão entre as circulações sistêmica e pulmonar é que a carga de trabalho do ventrículo esquerdo (o trabalho da ejeção sistólica é igual ao volume sistólico multiplicado pela pressão arterial) é muito maior que a do ventrículo direito. A demanda metabólica do ventrículo esquerdo também é muito maior que a do ventrículo direito. A diferença na espessura da parede dos ventrículos esquerdo e direito em adultos indica que a carga de trabalho do ventrículo esquerdo é muito maior.

RESISTÊNCIA VASCULAR PULMONAR

As quantidades relativamente pequenas de músculo liso vascular, as baixas pressões intravasculares e a alta distensibilidade da circulação pulmonar resultam em uma importância muito maior dos efeitos extravasculares ("fatores passivos") sobre a RVP. Gravidade, posição corporal, volume pulmonar, pressões alveolar e intrapleural, pressões intravasculares e débito ventricular direito – todos podem exercer profundos efeitos sobre a RVP sem qualquer alteração no tônus do músculo liso vascular pulmonar.

Conceito de um gradiente de pressão transmural

Para os vasos distensíveis-compressíveis, o gradiente de pressão transmural constitui um importante determinante do diâmetro do vaso. À medida que aumenta o gradiente de pressão transmural (que é igual à pressão interna menos a pressão externa), o diâmetro do vaso aumenta e a resistência cai. Conforme o gradiente de pressão transmural diminui, o diâmetro do vaso diminui e a resistência aumenta. Gradientes de pressão transmural negativos resultam em compressão ou até mesmo em colapso do vaso.

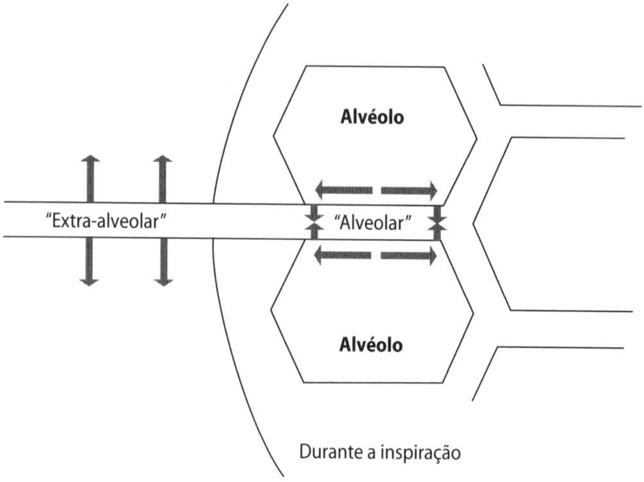

Figura 4.3 Ilustração dos vasos pulmonares alveolares e extra-alveolares durante uma inspiração. Os vasos alveolares (capilares pulmonares) estão expostos aos alvéolos em expansão e ficam alongados. Os vasos extra-alveolares, aqui mostrados expostos à pressão intrapleural, se expandem quando a pressão intrapleural torna-se mais negativa e quando a tração radial aumenta durante a inspiração.

Volume pulmonar e resistência vascular pulmonar

Dois grupos diferentes de vasos pulmonares devem ser considerados na análise dos efeitos das alterações do volume pulmonar sobre a RVP: os vasos expostos à influência mecânica dos alvéolos e os vasos maiores que não o são – os vasos alveolares e extra-alveolares (Fig. 4.3).

À medida que o volume pulmonar aumenta durante uma inspiração normal com pressão negativa, os alvéolos aumentam de volume. Enquanto os alvéolos se expandem, os vasos localizados entre eles, principalmente os capilares pulmonares, ficam alongados. Quando esses vasos são distendidos, seus diâmetros diminuem, exatamente como a distensão de um tubo de borracha acarreta um estreitamento de seu diâmetro. A resistência ao fluxo sanguíneo através dos vasos alveolares aumenta quando os alvéolos se expandem, pois os vasos alveolares são mais longos (a resistência é diretamente proporcional ao comprimento) e porque seus raios são menores (a resistência é inversamente proporcional ao raio elevado à quarta potência). Para altos volumes pulmonares, a resistência ao fluxo sanguíneo oferecida pelos vasos alveolares aumenta acentuadamente; para baixos volumes pulmonares, a resistência ao fluxo sanguíneo oferecida pelos vasos alveolares diminui. Isso pode ser testemunhado na curva "alveolar", na Figura 4.4.

Um grupo de vasos extra-alveolares, as artérias e veias mais calibrosas, fica exposto à pressão intrapleural. À medida que o volume pulmonar aumenta ao tornar a pressão intrapleural mais negativa, o gradiente de pressão transpulmonar das artérias e veias mais calibrosas aumenta e esses vasos se distendem. Outro fator que tende a reduzir a resistência ao fluxo sanguíneo oferecida pelos vasos extra-alveolares para volumes pul-

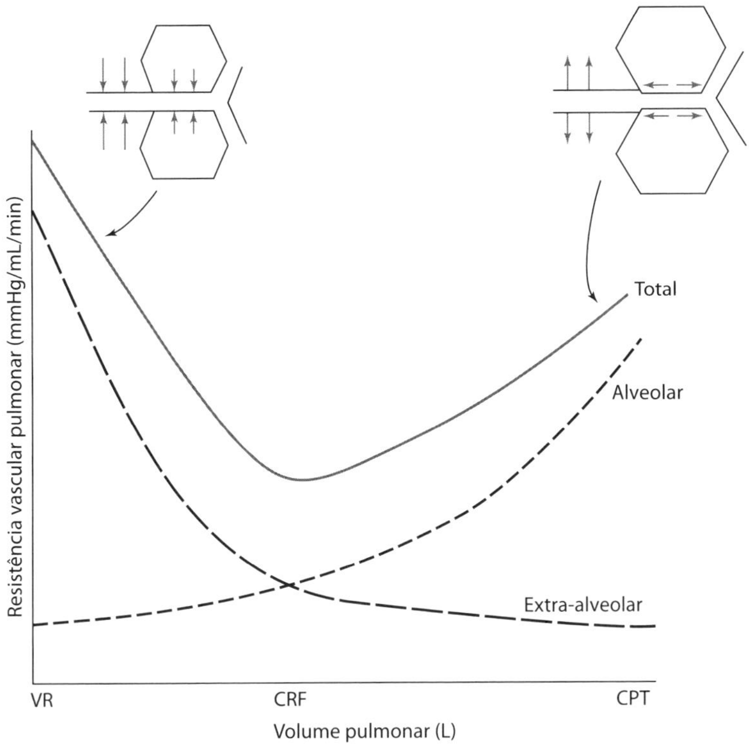

Figura 4.4 Efeitos do volume pulmonar sobre a resistência vascular pulmonar (RVP). A RVP é mais baixa próximo à capacidade residual funcional (CRF) e aumenta para os volumes pulmonares altos e baixos por causa dos efeitos combinados dos vasos alveolares e extra-alveolares. Para se obter baixos volumes pulmonares, deverá ser gerada uma pressão intrapleural positiva, para que os vasos extra-alveolares sejam comprimidos, como se pode ver à esquerda na figura. VR, volume residual; CPT, capacidade pulmonar total.
Reproduzido com permissão de Graph apud Murray, 1976, 1986.

monares mais altos é a tração radial exercida pelo tecido conjuntivo e pelos septos alveolares que mantêm dentro dos pulmões os vasos mais calibrosos. (Observe o pequeno ramo da artéria pulmonar na parte mais baixa da Fig. 1.3.) Assim, para altos volumes pulmonares (alcançados pela respiração normal com pressão negativa), a resistência ao fluxo sanguíneo oferecida pelos vasos extra-alveolares diminui (Fig. 4.4). Durante a expiração forçada para baixos volumes pulmonares, porém, a pressão intrapleural torna-se muito positiva. Os vasos extra-alveolares são comprimidos e, à medida que os alvéolos diminuem de tamanho, passam a exercer menos tração radial sobre os vasos extra-alveolares. A resistência ao fluxo sanguíneo oferecida pelos vasos extra-alveolares aumenta acentuadamente (ver o lado esquerdo da Fig. 4.4).

Uma vez que os vasos alveolares e extra-alveolares podem ser considerados como dois grupos de resistências mutuamente em série, as resistências dos vasos alveolares e extra-alveolares são aditivas para qualquer volume pulmonar. Assim, o efeito das mudanças no volume pulmonar sobre a RVP total determina um formato de U para a curva da RVP em função do volume pulmonar, que se vê na Fig. 4.4. A RVP é mais baixa próximo da capacidade residual funcional e aumenta para volumes pulmonares tanto altos como baixos.

Um segundo tipo de vaso extra-alveolar é o chamado vaso "periférico", ou capilar extra-alveolar (ver o asterisco circundado na Fig. 1.3). Apesar de esses vasos serem encontrados entre os alvéolos, suas localizações nas junções dos septos alveolares lhes conferem propriedades mecânicas diferentes. A expansão dos alvéolos durante a inspiração provoca o aumento da tensão parietal dos septos alveolares e os vasos periféricos são distendidos pela maior tração radial, enquanto os capilares alveolares são comprimidos.

Observe também que, durante a ventilação mecânica com pressão positiva, a pressão alveolar (PA) e a pressão intrapleural são positivas durante a inspiração. Nesse caso, os vasos tanto alveolares como extra-alveolares são comprimidos conforme o volume pulmonar aumenta e a resistência ao fluxo sanguíneo, oferecida pelos vasos alveolares e extra-alveolares, aumenta durante a insuflação pulmonar. Isso constitui um problema especialmente durante a ventilação mecânica com pressão positiva com pressão expiratória final positiva (PEEP). Durante a PEEP, a pressão nas vias aéreas (e, como consequência, a pressão alveolar) é mantida em um nível positivo ao final da expiração a fim de ajudar a prevenir atelectasia. Nessa situação, a pressão alveolar e a pressão intrapleural são positivas durante a inspiração e a expiração. A RVP é elevada nos vasos alveolares e extra-alveolares durante todo o ciclo respiratório. Além disso, considerando-se que a pressão intrapleural é sempre positiva, os outros vasos sanguíneos intratorácicos ficam sujeitos a menores gradientes de pressão transmural; as veias cava, que têm uma baixa pressão intravascular, também são comprimidas. Se os reflexos cardiovasculares forem incapazes de se ajustar a essa situação, o débito cardíaco pode diminuir abruptamente em razão do retorno venoso reduzido e da RVP alta.

Recrutamento e distensão

Durante o exercício, o débito cardíaco pode aumentar acentuadamente sem um grande aumento correspondente na PMAP. Apesar de a PMAP aumentar de fato, o aumento é de apenas poucos milímetros de mercúrio, mesmo quando o débito cardíaco duplicou ou triplicou. Como a queda na pressão ao longo da circulação pulmonar é proporcional ao débito cardíaco vezes a RVP (i. e., $\Delta P = \dot{Q} \times R$), isso indica uma redução na RVP.

De forma semelhante aos efeitos do volume pulmonar sobre a RVP, essa redução é passiva – ou seja, não representa o resultado de mudanças no tônus do músculo liso vascular pulmonar causadas por mecanismos neurais ou por agentes humorais. De fato, uma queda na RVP em resposta ao fluxo sanguíneo aumentado ou mesmo um aumento na pressão de perfusão pode ser demonstrada em um pulmão perfundido vascularmente isolado, como foi utilizado para se obter os dados resumidos na Figura 4.5.

Nesse estudo, os vasos sanguíneos do pulmão esquerdo de um cão foram isolados, canulados e perfundidos com uma bomba. O pulmão foi ventilado com um respirador mecânico. O fluxo sanguíneo para o pulmão e a PMAP foram elevados por meio do aumento do débito da bomba. Como se pode ver no gráfico, um aumento do fluxo sanguíneo para o pulmão acarretou uma redução na RVP calculada. Nesses

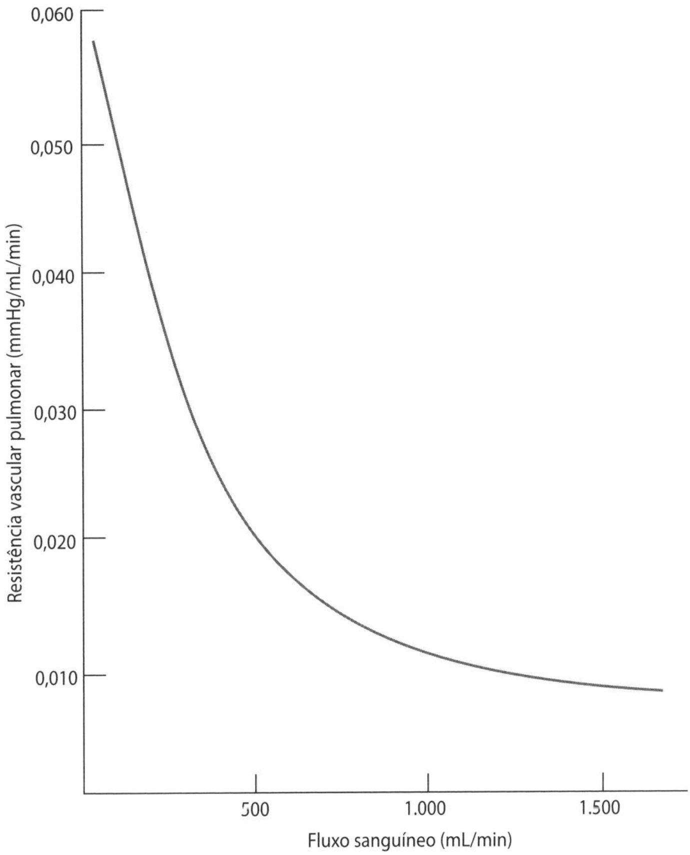

Figura 4.5 Efeito do fluxo sanguíneo sobre a resistência vascular pulmonar. O fluxo sanguíneo aumentado reduz a resistência vascular pulmonar.
Reproduzido com permissão de American Heart Association, Inc., de Borst, 1956.

estudos, o aumento da pressão atrial esquerda também causou a redução da RVP. Existem dois mecanismos diferentes que podem explicar essa redução na RVP em resposta ao fluxo sanguíneo elevado e à pressão de perfusão: recrutamento e distensão (Fig. 4.6).

Recrutamento

Como indica o diagrama, para débitos cardíacos em condições de repouso, nem todos os capilares pulmonares são perfundidos. Provavelmente, um número substancial de capilares não é perfundido em virtude dos efeitos hidrostáticos que serão abordados adiante neste capítulo. Outros podem não ser perfundidos porque têm uma pressão de abertura crítica relativamente alta. Ou seja, esses vasos, por causa de seu alto tônus do músculo liso vascular ou de outros fatores como a pressão alveolar positiva, necessitam de uma pressão de perfusão mais alta que a necessária exclusivamente para superar as forças hidrostáticas. Em circunstâncias normais, é imprová-

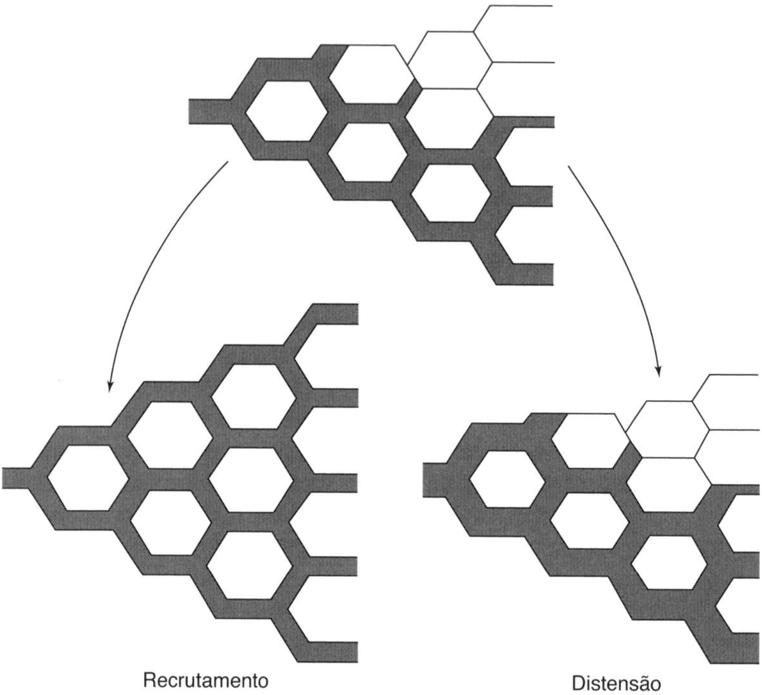

Figura 4.6 Ilustração dos mecanismos pelos quais um aumento da pressão média na artéria pulmonar pode reduzir a resistência vascular pulmonar. A figura superior mostra um grupo de capilares pulmonares, alguns dos quais são perfundidos. À esquerda, os capilares que até então não eram perfundidos são recrutados (abertos) pela pressão de perfusão aumentada. À direita, a maior pressão de perfusão distendeu os vasos já abertos.

vel que as pressões de abertura críticas para os vasos sanguíneos pulmonares sejam muito grandes, pois estes têm pouquíssimo músculo liso.

O aumento no fluxo sanguíneo eleva a PMAP, que se opõe às forças hidrostáticas e ultrapassa a pressão de abertura crítica nos vasos que ainda não haviam sido abertos. Essa série de eventos abre novas vias paralelas para o fluxo sanguíneo, o que reduz a RVP. Essa abertura de novas vias é denominada recrutamento. Observe que uma redução no débito cardíaco ou na pressão da artéria pulmonar pode resultar em desrecrutamento dos capilares pulmonares.

Distensão

A distensibilidade da circulação vascular pulmonar já foi abordada neste capítulo. À medida que a pressão de perfusão aumenta, o gradiente de pressão transmural dos vasos sanguíneos pulmonares também aumenta, ocasionando a distensão dos vasos. Isso causa um aumento dos raios e reduz sua resistência ao fluxo sanguíneo.

Recrutamento ou distensão?

A resposta à pergunta é se o recrutamento ou a distensão que ocasiona uma redução na RVP observada com uma pressão de perfusão elevada provavelmente deveria ser ambos. Talvez o recrutamento dos capilares pulmonares ocorra com pequenos aumentos nas pressões vasculares pulmonares, e a distensão ocorra a pressões mais altas. Observe que o recrutamento causa um aumento na área de superfície para a troca gasosa e pode reduzir o espaço morto alveolar. O "desrecrutamento" causado por baixo débito ventricular direito ou elevadas pressões alveolares reduz a área de superfície para a troca gasosa e pode aumentar o espaço morto alveolar.

Controle do músculo liso vascular pulmonar

O músculo liso vascular pulmonar é responsivo às influências tanto neurais como humorais. Estas produzem alterações "ativas" na RVP, em oposição aos fatores "passivos" abordados na seção anterior. Um fator passivo final, a gravidade, será abordado adiante neste capítulo. Os principais fatores "passivos" e "ativos" que influenciam a RVP são resumidos nas Tabelas 4.1 e 4.2.

Tabela 4.1 Influências passivas sobre a resistência vascular pulmonar

Causa	Efeito sobre a resistência vascular pulmonar	Mecanismo
Volume pulmonar aumentado (acima da CRF)	Aumenta	Alongamento e compressão dos vasos alveolares
Volume pulmonar reduzido (abaixo da CRF)	Aumenta	Compressão dos vasos extra-alveolares e menos tração sobre eles
Pressão arterial pulmonar aumentada; pressão atrial esquerda aumentada; volume sanguíneo pulmonar aumentado; débito cardíaco aumentado	Diminui	Recrutamento e distensão
Gravidade; posição do corpo	Diminui nas regiões do pulmão que dependem da gravidade	Os efeitos hidrostáticos resultam em recrutamento e distensão
Pressão intersticial aumentada (mais positiva)	Aumenta	Compressão dos vasos
Viscosidade sanguínea aumentada	Aumenta	A viscosidade eleva diretamente a resistência
Ventilação com pressão positiva: pressão alveolar aumentada	Aumenta	Compressão e desrecrutamento dos vasos alveolares
Pressão intrapleural positiva	Aumenta	Compressão dos vasos extra-alveolares; a compressão da veia cava reduz o fluxo sanguíneo pulmonar e resulta em desrecrutamento

CRF, capacidade residual funcional.

Efeitos neurais

A vasculatura pulmonar é inervada por fibras simpáticas e parassimpáticas do sistema nervoso autônomo. A inervação dos vasos pulmonares é relativamente escassa em comparação à dos vasos sistêmicos. Há relativamente mais inervação dos vasos mais calibrosos e menos inervação dos vasos menores, em razão da camada muscular mais espessa. Parece não haver qualquer inervação dos vasos com menos de 30 μm de diâmetro. Não parece haver muita inervação das veias e vênulas intrapulmonares.

Os efeitos da estimulação da inervação simpática da circulação vascular pulmonar são bastante controversos. Alguns pesquisadores demonstraram um aumento na RVP com a estimulação simpática da inervação da vasculatura pulmonar, enquanto outros evidenciaram apenas uma distensibilidade reduzida, sem qualquer mudança na RVP calculada. A estimulação da inervação parassimpática dos vasos pulmonares em geral causa vasodilatação, apesar de sua função fisiológica ser desconhecida.

Tabela 4.2 Influências ativas sobre a resistência vascular pulmonar

Aumento	Redução
Estimulação da inervação simpática (pode exercer um efeito maior por meio da redução da distensibilidade dos grandes vasos)	Estimulação da inervação parassimpática (se o tônus vascular já estiver elevado)
Norepinefrina, epinefrina	Acetilcolina
Agonistas α-adrenérgicos	Agonistas β-adrenérgicos
$PGF_{2\alpha}$, PGE_2	PGE_1
Tromboxano	Prostaciclina (PGI_2)
Endotelina	Óxido nítrico
Angiotensina	Bradicinina
Histamina (um vasoconstritor pulmonar primário)	
Hipóxia alveolar	
Hipercapnia alveolar	
pH baixo do sangue venoso misto	

PG, prostaglandina.

Efeitos humorais

As catecolaminas epinefrina e norepinefrina elevam a RVP quando injetadas na circulação pulmonar. A histamina, encontrada nos mastócitos pulmonares, é um vasoconstritor pulmonar. Certas prostaglandinas e substâncias correlatas, como $PGF_{2\alpha}$, PGE_2 e tromboxano, também são vasoconstritores pulmonares, como a endotelina, um peptídeo com 21 aminoácidos sintetizados pelo endotélio vascular. A hipóxia alveolar e a hipercapnia também ocasionam vasoconstrição pulmonar, como será abordado adiante neste capítulo. A acetilcolina, o agonista β-adrenérgico isoproterenol, o óxido nítrico (NO) e certas prostaglandinas, como PGE_1 e PGI_2 (prostaciclina), são vasodilatadores pulmonares.

DISTRIBUIÇÃO REGIONAL DO FLUXO SANGUÍNEO PULMONAR: AS ZONAS DO PULMÃO

As determinações da distribuição regional do fluxo sanguíneo pulmonar mostraram que a gravidade é outro importante fator "passivo" que afeta a RVP local e a perfusão relativa de diferentes regiões do pulmão. A interação dos efeitos da gravidade e das pressões extravasculares pode exercer uma profunda influência sobre a perfusão relativa de diferentes áreas do pulmão.

Medida do fluxo sanguíneo pulmonar total

O fluxo sanguíneo pulmonar total (que é o débito cardíaco) pode ser determinado atualmente na prática clínica de várias maneiras, tendo a forma mais acurada de realizar essa medida a desvantagem de ser invasiva para o paciente (i. e., necessita de uma pequena cirurgia).

Métodos invasivos

Princípio de Fick – em 1870, Adolf Fick evidenciou a seguinte relação, agora conhecida como princípio de Fick: a quantidade total de oxigênio absorvida pelo corpo a cada minuto ($\dot{V}O_2$) deve ser igual ao débito cardíaco em mililitros por minuto ($\dot{Q}t$) vezes a diferença do conteúdo de oxigênio, em mililitros de oxigênio por 100 mL de sangue, entre o sangue arterial e o sangue venoso misto ($Ca_{O_2} - C\bar{v}_{O_2}$):

$$\dot{V}O_2 = \dot{Q}t \times (Ca_{O_2} - C\bar{v}_{O_2})$$

$$\dot{Q}t = \frac{\dot{V}O_2}{Ca_{O_2} - C\bar{v}_{O_2}}$$

Tanto o sangue venoso como o misto (que é igual à artéria pulmonar) devem ser amostrados neste método. A saturação de oxigênio venoso central (SvO_2, ver Cap. 7) às vezes é utilizada para calcular o conteúdo aproximado de oxigênio venoso misto porque o sangue venoso central é muito mais fácil de obter que o venoso misto – não é necessário um cateter na artéria pulmonar. Uma saturação baixa de oxigênio venoso central também é um bom indicador de oxigenação insuficiente de tecido, o que pode ter maior importância na prática clínica que a determinação do débito cardíaco.

Técnica com diluição do indicador – neste método tradicional, não mais tão utilizado, uma quantidade conhecida de um corante indicador que permanece nos vasos sanguíneos, como o verde de indocianina, é injetada na veia em bolo. A concentração do corante no sangue arterial sistêmico é monitorada continuamente com um densitômetro à medida que o corante passa pela aorta. Deve ser feita uma correção para o corante recirculante, pois a mudança de concentração de maior interesse é a que ocorre em uma única passagem através da circulação pulmonar. Deve-se construir uma curva da concentração do corante à medida que esta se modifica com o passar do tempo e, em seguida, a área debaixo da curva é determinada por integração. Ao dividirmos essa quantidade pelo tempo de passagem do corante conseguimos a concentração média do corante através da passagem. Se o débito cardíaco for alto, a concentração do corante cai rapidamente e, assim, a área debaixo da curva será pequena e a concentração média do corante será baixa. Se o débito cardíaco for baixo, a área debaixo da curva será extensa e a concentração média do corante será alta. O débito cardíaco ($\dot{Q}t$) é igual à quantidade de corante injetada em miligramas (I) dividida pela concentração do corante em miligramas por mililitro (c) multiplicada pelo tempo de passagem (t) em segundos:

$$\dot{Q}t = \frac{I}{ct}$$

Os cálculos são feitos, em geral, automaticamente nos densitômetros mais recentes. Para essa técnica são necessários tanto cateteres arteriais como venosos.

Técnica de diluição térmica – em princípio, este método é semelhante à técnica com diluição do indicador. Um líquido frio, como, por exemplo, solução salina, é injetado em uma veia central, e a mudança na temperatura do sangue a jusante é monitorada continuamente com um sensor térmico. Com altos débitos cardíacos, a temperatura se normaliza rapidamente; com baixos débitos cardíacos, a temperatura sobe de modo lento. A vantagem desse método é que a introdução de um único cateter intravenoso constitui o único procedimento cirúrgico necessário. É usado um tipo de cateter conhecido como cateter de Swan-Ganz de lúmen quádruplo. Um lúmen é conectado a um minúsculo balão insuflável na extremidade do cateter. Durante a introdução do cateter, o balão é insuflado para que sua ponta "flutue" na direção do fluxo sanguíneo: ao longo do átrio e do ventrículo direitos e para dentro da artéria pulmonar. Em seguida, o balão é desinsuflado. Um segundo lúmen conduz o fio do sensor térmico até a extremidade do cateter. Um terceiro lúmen percorre apenas parte do trajeto ao longo do cateter, razão pela qual se abrirá em uma veia central. Esse lúmen é usado para a injeção da solução fria. O lúmen final, na extremidade do cateter, é aberto para a artéria pulmonar e torna possível a monitoração de sua pressão. (Pode ser usado também para se obter amostras de sangue venoso misto.) Esse monitoramento é necessário porque a única maneira de o médico saber que o cateter foi colocado na posição apropriada é por meio do reconhecimento do traçado característico da curva de pressão na artéria pulmonar (a não ser que um fluoroscópio seja usado).

A mudança de temperatura após a injeção é monitorada por um "calculador" do débito cardíaco, que calcula automaticamente o débito cardíaco a partir do volume e da temperatura da substância injetada, da temperatura do sangue original e da mudança de temperatura do sangue com o passar do tempo.

Se o cateter de Swan-Ganz é movido adiante, com o balão insuflado, até ocluir completamente um ramo da artéria pulmonar, dizemos que ficou "encunhado". A pressão medida na ponta do cateter com o balão ainda insuflado é aproximadamente igual à pressão no segmento vascular imediatamente distal ao balão, que é a pressão capilar pulmonar. Uma vez que não existem válvulas entre os capilares pulmonares e o lúmen do átrio esquerdo, essa "pressão de encunhamento capilar pulmonar" é semelhante à pressão atrial esquerda. Quando o balão é desinsuflado, a pressão medida na ponta do cateter é a pressão arterial pulmonar. A Figura 4.7 mostra um traçado da pressão quando um cateter de Swan-Ganz é introduzido ao longo do átrio direito, do ventrículo direito e da artéria pulmonar principal, penetrando em

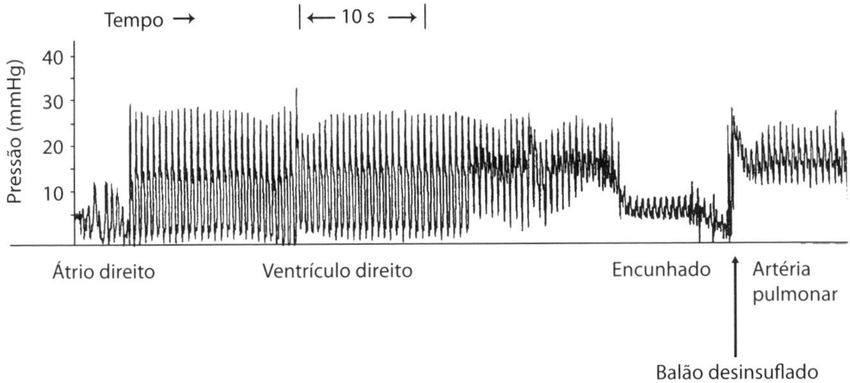

Figura 4.7 Traçado da pressão obtido de um cão anestesiado quando um cateter de Swan-Ganz é empurrado pelo átrio direito, do ventrículo direito, ao longo da artéria pulmonar principal, penetrando em um ramo da artéria pulmonar até ficar "encunhado". A seguir, o balão é desinsuflado para mostrar a pressão na artéria pulmonar. A pressão de encunhamento capilar pulmonar era de aproximadamente 8 mmHg e a pressão média na artéria pulmonar era de cerca de 17 mmHg.

um ramo da artéria pulmonar até ficar "encunhado". Em seguida, o balão é desinsuflado para mostrar a pressão arterial pulmonar.

Métodos não invasivos

Vários métodos podem ser usados para determinar o débito cardíaco de forma não invasiva: alguns são empregados hoje em dia clinicamente; outros são usados de forma experimental. Eles incluem ultrassonografia de Doppler transcutânea e transesofágica, bioimpedância elétrica torácica, análise de forma de onda de pressão de pulso e reincursão parcial de CO_2. Os métodos de ultrassonografia de Doppler são mais empregados na prática clínica.

Determinação do fluxo sanguíneo pulmonar regional – o fluxo sanguíneo pulmonar regional pode ser determinado por angiografia pulmonar, por cintilografias pulmonares após injeção de macroagregados de albumina marcada com iodo radioativo (I^{131}) ou tecnécio (TC^{99m}) e por cintilografias pulmonares após a infusão de gases radiomarcados dissolvidos, como o Xe^{133}.

Angiografia pulmonar – uma substância radiopaca é injetada na artéria pulmonar e seu movimento pelo pulmão é monitorado durante a fluoroscopia. As áreas sem perfusão em virtude de uma obstrução vascular produzida por embolias ou por outras causas tornam-se evidentes porque nenhuma quantidade da substância radiopaca penetra nessas áreas.

Macroagregados de albumina – os macroagregados de albumina marcada com I^{131} ou TC^{99m} com dimensões que variam de 10 a 50 μm são injetados em pequenas quantidades em uma veia periférica. A maioria deles acaba ficando retida nos pequenos vasos pulmonares quando estes penetram no pulmão. As cintilografias pulmonares para a identificação da radioatividade mostram as áreas do pulmão perfundidas. Os agregados são fragmentados e removidos do pulmão em cerca de um dia.

Xe^{133} – o Xe^{133} é dissolvido em solução salina e injetado na veia. O xenônio não é particularmente solúvel em solução salina ou no sangue e, por isso, sai da solução no pulmão e penetra nos alvéolos. Se o Xe^{133} estiver bem misturado no sangue quando penetra na artéria pulmonar, a quantidade de radioatividade que alcança uma determinada região do pulmão é proporcional à quantidade do fluxo sanguíneo para essa área. Ao se fazer as correções para o volume pulmonar regional, pode-se determinar o fluxo sanguíneo por unidade de volume de uma região do pulmão.

Distribuição regional do fluxo sanguíneo pulmonar – se for utilizado Xe^{133} para se determinar o fluxo sanguíneo pulmonar regional em uma pessoa em pé ou sentada com o tronco ereto, será visualizado um padrão semelhante ao mostrado na Figura 4.8. Existe um maior fluxo de sangue por unidade de volume ("por alvéolo") para as regiões inferiores que para as regiões superiores do pulmão. Observe que o teste foi realizado em um indivíduo na capacidade pulmonar total.

Se o indivíduo está deitado em decúbito dorsal, esse padrão de perfusão regional é alterado, de modo que a perfusão para as porções anatomicamente superiores e inferiores do pulmão se distribuem quase uniformemente, embora o fluxo sanguíneo por unidade de volume ainda será maior nas regiões do pulmão que dependem mais da gravidade. Por exemplo, se o indivíduo viesse a adotar a posição de decúbito lateral esquerdo, o pulmão esquerdo receberia mais fluxo sanguíneo por unidade de volume que o direito. O exercício, que ocasiona um aumento no débito cardíaco, aumenta o fluxo sanguíneo por unidade de volume para todas as regiões do pulmão,

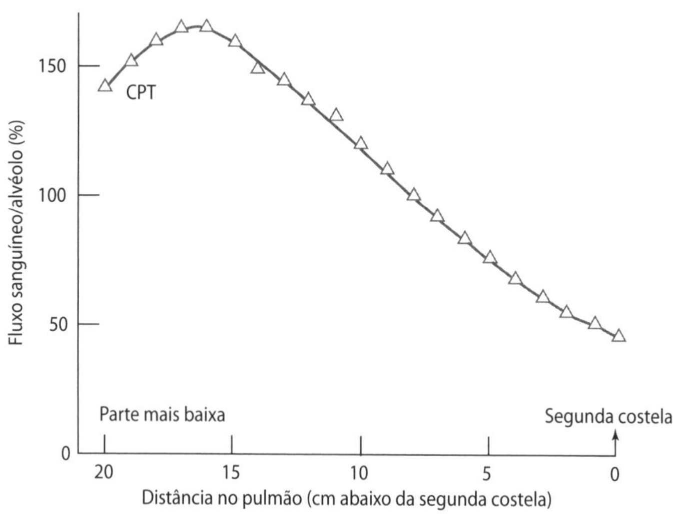

Figura 4.8 Fluxo sanguíneo relativo por alvéolo (100% = perfusão de cada alvéolo se todos eles fossem igualmente perfundidos) *versus* distância a partir da região inferior do pulmão em um indivíduo sentado com o tronco ereto. A medida do fluxo sanguíneo regional foi determinada por meio de uma injeção intravenosa de Xe^{133}. CPT, capacidade pulmonar total.
Reproduzido com permissão de Hughes, 1968.

mas o gradiente de perfusão persiste, razão pela qual ainda haverá um fluxo sanguíneo relativamente maior por unidade de volume nas regiões do pulmão que mais dependem da gravidade.

A explicação para esse gradiente de perfusão regional do pulmão é, obviamente, a gravidade. Como já assinalado, a pressão na parte mais baixa de uma coluna de um líquido é proporcional à altura da coluna vezes a densidade do líquido vezes a gravidade. Assim, as pressões intravasculares nas regiões do pulmão que mais dependem da gravidade são mais altas que as das regiões superiores. Considerando-se que as pressões são maiores nas regiões do pulmão que mais dependem da gravidade, a resistência ao fluxo sanguíneo é mais baixa nas regiões inferiores do pulmão, em virtude de um maior recrutamento ou distensão dos vasos nessas regiões. Portanto, não é apenas a gravidade, mas também as características peculiares da circulação pulmonar que causam um aumento no fluxo sanguíneo para as regiões do pulmão que mais dependem da gravidade. Em essência, os mesmos efeitos hidrostáticos ocorrem em um grau ainda maior no lado esquerdo da circulação, mas as paredes espessas das artérias sistêmicas não são afetadas. O sangue se desloca com maior rapidez pelas regiões do pulmão que mais dependem da gravidade. Ou seja, o tempo de trânsito capilar médio é menor na região inferior do pulmão. Existe também uma considerável heterogeneidade no fluxo sanguíneo pulmonar para qualquer região vertical ao longo do pulmão. Ou seja, podem existir variações significativas no FSP dentro de um determinado plano horizontal do pulmão. Essas variações são causadas por fatores locais e mecânicos.

Interação de gravidade e pressão extravascular: as zonas do pulmão – os experimentos realizados em pulmões animais extraídos, perfundidos e eretos mostraram o mesmo gradiente de perfusão aumentada por unidade de volume da parte superior do pulmão para a parte inferior. Quando os experimentos eram realizados com baixos débitos de bombeamento, de modo que a pressão na artéria pulmonar fosse baixa, as regiões mais superiores do pulmão não recebiam qualquer fluxo sanguíneo. A perfusão do pulmão cessava no ponto em que a pressão alveolar (P_A) era exatamente igual à pressão arterial pulmonar (Pa). Acima desse ponto não havia qualquer perfusão, pois a pressão alveolar ultrapassava a pressão na artéria pulmonar e, assim, a pressão transmural ao longo das paredes capilares era negativa. Abaixo desse ponto, a perfusão por unidade de volume aumentava uniformemente com o aumento da distância em relação ao ápice pulmonar.

5 Assim, nas circunstâncias em que a pressão alveolar é mais alta que a pressão na artéria pulmonar, nas partes superiores do pulmão, nenhum fluxo sanguíneo ocorre nessa região, a qual passa a ser conhecida como a zona 1, como mostra a Figura 4.9. (Observe que nessa figura o fluxo sanguíneo fica no eixo *x* e que a distância ao longo do pulmão fica no eixo *y*.) Qualquer zona 1, portanto, é ventilada sem ser perfundida. Esse é o espaço morto alveolar. Felizmente, durante a respiração tranquila e normal, em uma pessoa com débito cardíaco normal, a pressão arterial pulmonar, mesmo nas regiões mais superiores do pulmão, é mais alta que a pressão alveolar e, por isso, não haverá zona 1. Alguns experimentos mostraram a existência de perfusão dos vasos periféricos sob condições da zona 1.

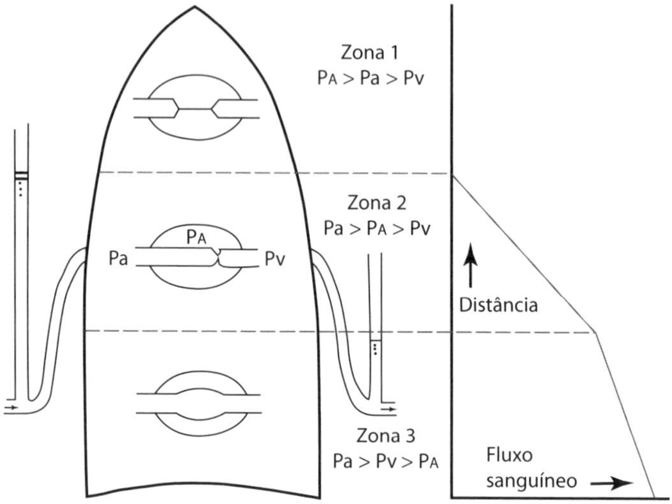

Figura 4.9 As zonas do pulmão. Os efeitos da gravidade e da pressão alveolar sobre a perfusão do pulmão. Descritos no texto.
Reproduzido com permissão de West, 1964.

A região mais inferior do pulmão na Figura 4.9 fica na zona 3. Nessa região, tanto a pressão na artéria pulmonar como a pressão na veia pulmonar (Pv) são mais altas que a pressão alveolar. A pressão propulsora para o fluxo sanguíneo ao longo do pulmão nessa região é simplesmente a pressão na artéria pulmonar menos a pressão na veia pulmonar. Observe que essa pressão propulsora se mantém constante quando se desce ainda mais ao longo do pulmão na zona 3, pois os efeitos da pressão hidrostática são os mesmos tanto para as artérias como para as veias.

A região média do pulmão na Figura 4.9 representa a zona 2, onde a pressão na artéria pulmonar é mais alta que a pressão alveolar e, assim, ocorre fluxo sanguíneo. Não obstante, uma vez que a pressão alveolar é mais alta que a pressão na veia pulmonar, a pressão propulsora efetiva para o fluxo sanguíneo é a pressão na artéria pulmonar menos a pressão alveolar na zona 2. (Essa situação é análoga à situação durante a compressão dinâmica das vias aéreas descrita no Cap. 2: durante uma expiração forçada, a pressão propulsora para o fluxo do ar é igual à pressão alveolar menos a pressão intrapleural.) Observe que na zona 2 (à direita na Fig. 4.9), há um aumento no fluxo sanguíneo à medida que se avalia regiões mais baixas, algo que não acontece na zona 3. Isso porque a pressão propulsora contra a corrente, que é a pressão na artéria pulmonar, aumenta de acordo com o aumento na pressão hidrostática; mas a pressão a jusante efetiva, que é a pressão alveolar, é constante ao longo de todo o pulmão em qualquer momento.

Para resumir, então: na zona 1,

$$P_A > Pa > Pv$$

e não existe fluxo sanguíneo (exceto, talvez, nos "vasos periféricos", que não ficam expostos à pressão alveolar); na zona 2,

$$Pa > P_A > P_V$$

e a pressão propulsora efetiva para o fluxo sanguíneo é $Pa - P_A$; na zona 3,

$$Pa > P_V > P_A$$

e a pressão propulsora para o fluxo sanguíneo é $Pa - P_V$.

É importante reconhecer que os limites entre as zonas dependem de condições fisiológicas — não consistem em pontos de referência anatômicos fixos. A pressão alveolar modifica-se durante a realização de cada incursão respiratória. Durante a respiração eupneica, essas modificações são de apenas poucos centímetros de água, mas podem ser muito maiores durante a fala, o exercício e outras condições. Um paciente que necessita de ventilação mecânica com pressão positiva e PEEP pode ter quantidades substanciais de zona 1, pois a pressão alveolar é sempre alta. De modo semelhante, após uma hemorragia ou durante anestesia geral, o fluxo sanguíneo pulmonar e a pressão da artéria pulmonar são baixos e as condições de zona 1 também são prováveis. Durante o exercício, o débito cardíaco e a pressão na artéria pulmonar aumentam e qualquer zona 1 existente será recrutada para a zona 2. O limite entre as zonas 2 e 3 também ficará mais para cima. A pressão na artéria pulmonar é pulsátil e, assim, as fronteiras entre as zonas provavelmente se deslocam um pouco mais para cima a cada contração do ventrículo direito.

As mudanças no volume pulmonar afetam também a distribuição regional do FSP e, portanto, afetarão as fronteiras entre as zonas. Finalmente, as mudanças de posição do corpo alteram a orientação das zonas no que concerne às localizações anatômicas no pulmão, mas as mesmas relações existem no que concerne à gravidade e à pressão alveolar.

VASOCONSTRIÇÃO PULMONAR HIPÓXICA

6 A hipóxia alveolar ou atelectasia ocasiona uma vasoconstrição ativa na circulação pulmonar. O local da constrição do músculo liso vascular parece ser nos vasos arteriais (pré-capilares) próximo dos alvéolos.

Mecanismo da vasoconstrição pulmonar hipóxica

O mecanismo da vasoconstrição pulmonar hipóxica não é totalmente compreendido. A resposta ocorre localmente, ou seja, apenas na área da hipóxia alveolar. As conexões com o sistema nervoso central são desnecessárias: um pulmão excisado e isolado, perfundido com sangue por uma bomba mecânica com um débito constante, exibe maior pressão de perfusão quando ventilado com misturas gasosas hipóxicas. Isso indica que o aumento na RVP pode ocorrer sem a influência de nervos extrínsecos. Assim, não surpreende o fato de se ter demonstrado recentemente que a vasoconstrição pulmonar hipóxica persiste em pacientes humanos que receberam transplantes de coração-pulmão. A hipóxia pode ocasionar a liberação de uma substância vasoativa pelo parênquima pulmonar ou pelos mastócitos existentes na área. Histamina, serotonina, catecolaminas e prostaglandinas foram todas sugeridas como a substância mediadora, mas nenhuma delas parece reproduzir completamente essa resposta. A menor liberação de um vasodilatador como o óxido nítrico também pode estar envolvida na vasoconstrição pulmonar hipóxica. Possivelmente, vários mediadores atuam em conjunto. Estudos recentes enfatizaram que a hipóxia atua diretamente sobre o músculo liso vascular pulmonar para produzir a vasoconstrição pulmonar hipóxica. A hipóxia inibe uma corrente externa de potássio, o que ocasiona a despolarização das células musculares lisas vasculares do pulmão, tornando possível a penetração do cálcio nas células. Por sua vez, isso causa a contração das células. O canal de potássio parece estar aberto quando essa substância é oxidada e fechado quando é reduzida.

A resposta da vasoconstrição pulmonar hipóxica é gradativa – a constrição começa a ocorrer com P_{O_2} alveolares na variação de 100 a 150 mmHg e aumenta até que a $P_{A_{O_2}}$ diminua para cerca de 20 a 30 mmHg.

Função fisiológica da vasoconstrição pulmonar hipóxica

A função da vasoconstrição pulmonar hipóxica na hipóxia localizada é bastante óbvia. Se uma determinada área do pulmão torna-se hipóxica em virtude de uma obstrução das vias aéreas ou se ocorre uma atelectasia localizada, qualquer sangue venoso misto que flui para essa área evidenciará pouca ou nenhuma troca gasosa (Fig. 4.10B) e será misturada com o sangue que está drenando as áreas do pulmão bem ventiladas quando penetra no átrio esquerdo. Essa mistura reduzirá a P_{O_2} arterial global e pode até aumentar a P_{CO_2} arterial (ver Cap. 5). A vasoconstrição pulmonar hipóxica desvia o sangue venoso misto para longe das áreas do pulmão precariamente ventiladas em razão de um aumento local da resistência vascular, como mostra a Figura 4.10C. Portanto, o sangue venoso misto é enviado para as áreas do pulmão mais bem ventiladas (Fig. 4.10D). O problema com a vasoconstrição pulmonar hipóxica reside no fato de não se tratar de uma resposta muito vigorosa, pois existe pouquíssimo músculo liso na vasculatura pulmonar. As pressões muito altas na artéria pulmonar podem interferir na vasoconstrição pulmonar hipóxica, o que também pode ocorrer com outros distúrbios fisiológicos, como a alcalose.

Na hipóxia de todo o pulmão, como se poderia observar a grandes altitudes (ver Cap. 11) ou na hipoventilação, a vasoconstrição pulmonar hipóxica ocorre ao longo de todo o pulmão. Até mesmo essa ocorrência pode ser útil no sentido de aumentar a troca gasosa, pois um grande aumento na pressão da artéria pulmonar acaba recrutando muitos capilares pulmonares que até então não estavam sendo perfundidos, o que aumenta a área de superfície disponível para a difusão dos gases (ver Cap. 6) e aprimora a equivalência entre ventilação e perfusão, como veremos no próximo capítulo. Por outro lado, essa vasoconstrição pulmonar hipóxica de todo o pulmão induz um grande aumento na carga de trabalho suportada pelo ventrículo direito, e a elevada pressão na artéria pulmonar pode sobrepujar a vasoconstrição pulmonar hipóxica em algumas partes do pulmão, aumentar a pressão hidrostática capilar nesses vasos e evoluir para edema pulmonar (ver a próxima seção deste capítulo).

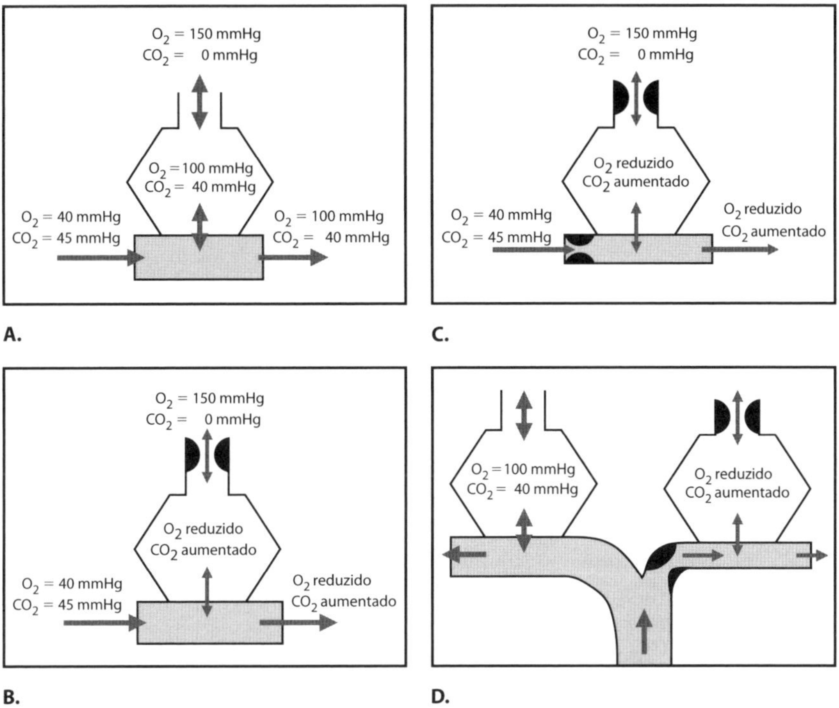

Figura 4.10 Ilustração da função fisiológica da vasoconstrição pulmonar hipóxica (VPH). **A.** Unidade alveolocapilar normal. **B.** A perfusão de um alvéolo hipoventilado é responsável pela entrada no átrio esquerdo de sangue com uma P_{O_2} reduzida e uma P_{CO_2} aumentada. **C.** A VPH eleva a resistência ao fluxo sanguíneo para o alvéolo hipoventilado. **D.** Isso desvia o sangue do alvéolo hipoventilado e o redireciona para os alvéolos mais bem ventilados, ajudando assim a manter a equivalência $\dot{V}/\dot{Q}$. VPH = vasoconstrição pulmonar hipóxica; $\dot{V}/\dot{Q}$ =ventilação-perfusão.

O mecanismo da vasoconstrição pulmonar hipóxica é controverso, porém, como já assinalado, atualmente muitos pesquisadores acreditam que a inibição dos canais do íon potássio sensíveis ao oxigênio e controlados por voltagem despolariza as células musculares lisas nos pequenos ramos da artéria pulmonar. Isso ativa os canais do íon cálcio controlados por voltagem nas células musculares lisas, tornando possível o influxo de íons cálcio, o que causa a contração do músculo liso e a constrição dos vasos.

A hipercapnia alveolar (altos níveis de dióxido de carbono) também causa vasoconstrição pulmonar. Não está claro se isso ocorre por causa do mesmo mecanismo responsável pela vasoconstrição pulmonar hipóxica.

EDEMA PULMONAR

O edema pulmonar é o acúmulo extravascular de líquido no pulmão. Essa condição patológica pode ser causada por uma ou mais anormalidades fisiológicas, mas o resultado consiste invariavelmente em uma menor transferência de gases. À medida que o líquido de edema se acumula, primeiro no interstício e em seguida nos alvéolos, a difusão dos gases – particularmente do oxigênio – diminui (ver Cap. 6).

O endotélio capilar é muito mais permeável à água e aos solutos que o epitélio alveolar. Portanto, o líquido do edema acumula-se no interstício antes de se acumular nos alvéolos.

Fatores que influenciam o movimento dos líquidos nos capilares pulmonares

A equação de Starling descreve o movimento dos líquidos pelo endotélio capilar:

$$\dot{Q}_f = K_f\,[(P_c - P_{is}) - \sigma\,(\pi_{pl} - \pi_{is})] \times A$$

em que:

$\dot{Q}_f$ = fluxo total de líquido
K_f = coeficiente de filtração capilar; este descreve as características de permeabilidade da membrana aos fluidos
P_c = pressão hidrostática capilar
P_{is} = pressão hidrostática no líquido intersticial
σ = coeficiente de reflexão; este descreve a capacidade da membrana de prevenir o extravasamento das partículas do soluto
π_{pl} = pressão coloidosmótica (oncótica) do plasma
π_{is} = pressão coloidosmótica do líquido intersticial
A = área de superfície da barreira capilar alveolar

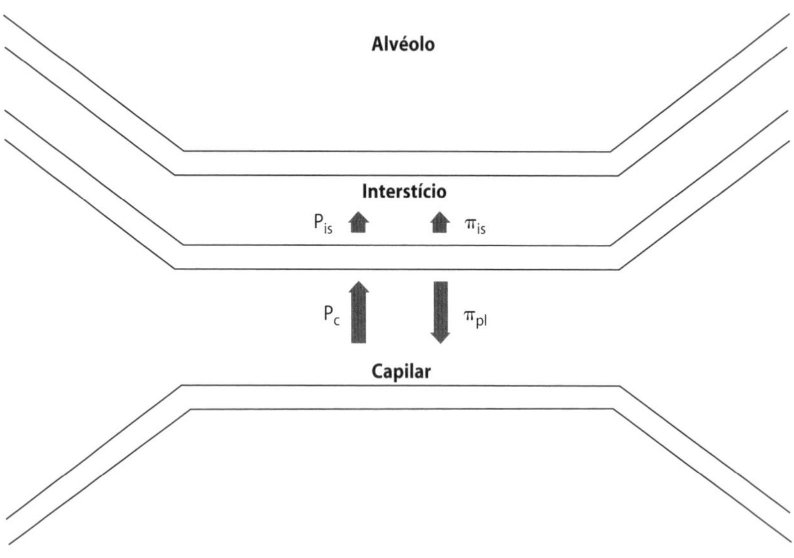

Figura 4.11 Ilustração dos fatores que afetam o movimento dos líquidos a partir dos capilares pulmonares. P_c = pressão hidrostática capilar; P_{is} = pressões hidrostáticas intersticiais; π_{pl} = pressão coloidosmótica do plasma; π_{is} = pressão coloidosmótica intersticial. (Presume-se que P_{is} é negativa, razão pela qual a seta aponta para fora e não para dentro.)

A equação é mostrada esquematicamente na Figura 4.11. A equação de Starling é muito útil para se compreender as possíveis causas do edema pulmonar, apesar de somente a pressão coloidosmótica do plasma (π_{pl}) poder ser medida de forma clínica.

Drenagem linfática do pulmão

Qualquer líquido que consiga penetrar no interstício pulmonar deverá ser removido por drenagem linfática do pulmão. Os vasos linfáticos pulmonares estão localizados principalmente no interstício extra-alveolar. Presume-se agora que, em circunstâncias normais, o volume de fluxo linfático proveniente do pulmão humano é tão abundante quanto o proveniente de outros órgãos, sendo capaz de aumentar em até dez vezes em condições patológicas. O edema pulmonar ocorre somente quando esse grande fator de segurança é sobrepujado.

Condições que podem resultar em edema pulmonar

A equação de Starling proporciona um método útil para se categorizar a maioria das possíveis causas de edema pulmonar (Tab. 4.3).

Tabela 4.3 Fatores que predispõem a edema pulmonar

Fator na equação de Starling	Problemas clínicos
Permeabilidade capilar aumentada (K_f, σ)	Síndrome do desconforto respiratório agudo Toxicidade do oxigênio Toxinas inaladas ou circulantes
Pressão hidrostática capilar (P_c) aumentada	Pressão atrial esquerda aumentada em decorrência de infarto ventricular esquerdo ou de estenose mitral Administração excessiva de líquidos intravenosos
Pressão hidrostática intersticial (P_{is}) reduzida	Drenagem rápida de pneumotórax ou hemotórax; obstrução nas vias aéreas superiores
Pressão coloidosmótica (π_{pl}) reduzida	Inanição proteica Diluição das proteínas sanguíneas por soluções intravenosas Distúrbios renais que resultam em perda urinária de proteínas (proteinúria)
Outras etiologias	**Problemas clínicos**
Drenagem linfática pulmonar insuficiente	Tumores Doenças com fibrose intersticial
Etiologia desconhecida	Edema pulmonar das grandes altitudes Edema pulmonar após traumatismo cranioencefálico (edema pulmonar neurogênico) Overdose de fármacos

Reproduzido com permissão de Levitzky MG, Cairo JM, Hall SM. *Introduction to Respiratory Care*. Philadelphia, PA: Saunders WB and Company, 1990.

Permeabilidade

Infecções, toxinas circulantes ou inaladas, toxicidade do oxigênio e outros fatores que destroem a integridade do endotélio capilar resultam em edema pulmonar localizado ou generalizado.

Pressão hidrostática capilar

Estima-se que a pressão hidrostática capilar seja de aproximadamente 10 mmHg em condições normais. Se a pressão hidrostática capilar aumenta drasticamente, a filtração dos líquidos ao longo do endotélio capilar aumentará de maneira acentuada e uma quantidade suficiente de líquido poderá deixar os capilares, de forma a ultrapassar a capacidade de drenagem linfática. A pressão hidrostática dos capilares pulmonares aumenta com frequência em virtude de problemas localizados no lado esquerdo da circulação, como um infarto do ventrículo esquerdo, insuficiência ventricular esquerda ou estenose mitral. À medida que a pressão atrial esquerda e a pressão venosa pulmonar aumentam em virtude do sangue acumulado, a pressão hidrostática nos capilares pulmonares também aumenta. Outras causas de pressão hidrostática elevada nos capilares pulmonares incluem a administração excessiva de líquidos intravenosos pelo médico e doenças que ocluem as veias pulmonares.

Pressão hidrostática intersticial

Alguns pesquisadores acreditam que a pressão hidrostática intersticial do pulmão seja ligeiramente positiva, enquanto outros apresentaram evidências de que essa pressão pode variar de –5 a –7 mmHg. As condições capazes de reduzir a pressão intersticial podem aumentar a tendência para o surgimento de edema pulmonar. Essas condições parecem limitar-se principalmente à inspiração forçada contra a obstrução da via aérea superior e os procedimentos médicos, como a drenagem rápida de líquido pleural ou a drenagem de um pneumotórax. As situações que elevam a tensão na superfície alveolar, como, por exemplo, redução de surfactante pulmonar, também podem tornar a pressão hidrostática intersticial mais negativa e aumentar a tendência à formação de edema pulmonar. Convém observar que, à medida que o líquido se acumula no interstício, a pressão hidrostática intersticial aumenta, o que ajuda a limitar ainda mais o extravasamento de líquido.

Coeficiente de reflexão

Qualquer situação que permita que mais solutos deixem os capilares será responsável por uma maior movimentação de líquidos para fora do espaço vascular.

Pressão coloidosmótica do plasma

Reduções na pressão coloidosmótica do plasma, que ajudam a reter líquido nos capilares, podem resultar em edema pulmonar. A pressão coloidosmótica do plasma, que normalmente varia de 25 a 28 mmHg, cai na hipoproteinemia ou com a administração exagerada de soluções intravenosas.

Pressão coloidosmótica intersticial

Uma maior concentração de solutos no interstício atrairá líquidos a partir dos capilares.

Insuficiência linfática

As condições que bloqueiam a drenagem linfática do pulmão, como tumores ou cicatrizes, podem predispor os pacientes a edema pulmonar.

Outras condições associadas ao edema pulmonar

O edema pulmonar está frequentemente associado a traumatismo cranioencefálico, overdose de heroína e grandes altitudes. As causas da formação de edema nessas condições são desconhecidas, embora o edema pulmonar das grandes altitudes possa ser causado por elevadas pressões na artéria pulmonar em virtude de vasoconstrição pulmonar hipóxica.

CONCEITOS-CHAVE

1. Em comparação às artérias sistêmicas, as artérias pulmonares apresentam muito menos músculo liso vascular e, portanto, oferecem muito menos resistência ao fluxo sanguíneo. As artérias pulmonares são mais distensíveis e, pelo fato de suas pressões intravasculares serem mais baixas, são mais compressíveis que as artérias sistêmicas. O **gradiente de pressão transmural** vascular é, portanto, um importante determinante da resistência vascular pulmonar (RVP).

2. O músculo liso vascular pulmonar pode contrair-se ou relaxar-se ativamente em resposta a influências neurais e hormonais, mas os **fatores "passivos"** desempenham um papel mais importante para determinar a RVP em relação à resistência vascular sistêmica.

3. A RVP em geral é menor para a capacidade residual funcional e aumenta com volumes pulmonares mais altos e mais baixos.

4. A RVP geralmente diminui com aumento no fluxo sanguíneo pulmonar, na pressão da artéria pulmonar, na pressão atrial esquerda ou no volume sanguíneo nos capilares pulmonares, por causa da **distensão** de vasos sanguíneos já abertos, do recrutamento de vasos sanguíneos previamente fechados ou de ambos.

5. Existe maior fluxo sanguíneo nas regiões inferiores do pulmão que nas regiões superiores. Os efeitos da pressão arterial pulmonar, da pressão venosa pulmonar e da pressão alveolar sobre o fluxo sanguíneo pulmonar são descritos como as **"zonas do pulmão"**.

6. A hipóxia alveolar (ou hipercapnia) pode causar constrição dos vasos pulmonares pré-capilares, desviando o sangue para longe dos alvéolos precariamente ventilados ou não ventilados.

QUESTÕES CLÍNICAS

4.1 A pressão arterial média de um paciente é de 100 mmHg e sua pressão atrial direita é de 2 mmHg. A pressão média na artéria pulmonar e a pressão de encunhamento capilar pulmonar (≈ pressão atrial esquerda), determinadas com o uso de um cateter de Swan-Ganz, são de 15 e 5 mmHg, respectivamente. Se o débito cardíaco for de 5 L/min, calcule sua resistência vascular pulmonar e sua resistência vascular sistêmica.

4.2 Qual das seguintes situações pode ser capaz de reduzir a resistência vascular pulmonar?
a. Ascensão para 4.572 m acima do nível do mar.
b. Inspiração até a capacidade pulmonar total.
c. Expiração até o volume residual.
d. Exercício moderado.
e. Perda de sangue por causa de um traumatismo.

4.3 Qual das seguintes situações pode ser capaz de acarretar um aumento na quantidade de pulmão nas condições de zona 1?
a. Ascensão para 4.572 m acima do nível do mar.
b. Perda de sangue por causa de um traumatismo.
c. Exercício moderado.
d. Ventilação com pressão positiva e com pressão expiratória final positiva (PEEP).
e. Mudança da posição em pé para decúbito dorsal.

4.4 Qual das seguintes circunstâncias pode ser capaz de contribuir para a formação de edema pulmonar?
a. Infusão excessiva de volume utilizando solução salina.
b. Oclusão da drenagem linfática de uma área do pulmão.
c. Insuficiência ventricular esquerda.
d. Baixa concentração de proteínas plasmáticas.
e. Destruição de porções do endotélio capilar pulmonar por toxinas.
f. Todas as respostas acima.

ESTUDO DE CASO

De Raff H, Levitzky MG, eds. *Medical Physiology: A Systems Approach*. New York: McGraw Hill; 2011:350-351.

Um homem de 60 anos que sofreu um **infarto do miocárdio** do ventrículo esquerdo há três meses retornou ao cardiologista em razão de **dispneia** durante o esforço, mas não em repouso, tosse crônica com secreção após exercício e **ortopneia** (respiração mais fácil na posição ereta do que inclinada). Em repouso, sua frequência cardíaca é de 105/min, a pressão sanguínea é de 120/90 e sua frequência respiratória está aumentada a 20/min. Sua radiografia torácica demonstra evidência de edema em regiões pulmonares dependentes de gravidade.

O paciente não apresenta dispneia (a sensação de respiração difícil ou "falta de ar") em repouso e sua pressão sanguínea está dentro da faixa normal. Sua frequência cardíaca em repouso está levemente acima do intervalo normal (50-100/min; **taquicardia**) e sua frequência respiratória está alta (normalmente 12-15/min; **taquipneia**). Ele não apresenta ortopneia.

Ele teve um infarto do miocárdio do ventrículo esquerdo três meses atrás e o músculo cardíaco lesionado foi substituído por tecido cicatricial que não é capaz de contração. Embora seu ventrículo esquerdo possa produzir volume sistólico suficiente em repouso, ele não pode corresponder ao débito ventricular direito aumentado durante o exercício, ocasionando um aumento da pressão atrial esquerda. Visto que não há válvulas entre o átrio esquerdo e as veias e os capilares pulmonares, a pressão hidrostática capilar pulmonar aumenta. A filtração de fluido dos capilares ao interstício pulmonar aumenta o suficiente para exceder a habilidade da drenagem linfática pulmonar de removê-lo, resultando em edema intersticial e, em seguida, edema alveolar.

A dispneia é resultante de vários fatores. A **congestão vascular pulmonar** (excesso de sangue nos vasos sanguíneos pulmonares) diminui a complacência dos pulmões. Os edemas intersticial e alveolar aumentam a barreira alveolar capilar para a difusão de gás. Isso é um problema particularmente em termos de difusão de oxigênio, que será discutida no Capítulo 6. Os receptores de expansão na circulação pulmonar (**receptores J**) reagem à congestão vascular pulmonar, e os **quimiorreceptores arteriais** reagem à P_{O_2} arterial baixa, ambos contribuindo para a sensação de dispneia, como será discutido no Capítulo 9. O paciente respira com mais facilidade quando está de pé porque o fluido do edema é coletado nas regiões inferiores dos pulmões, permitindo uma melhor troca gasosa nas regiões superiores dos pulmões.

SUGESTÕES DE LEITURA

Aaronson PI, Robertson TP, Knock GA, et al. Hypoxic pulmonary vasoconstriction: mechanisms and controversies. *J Physiol.* 2006;570:53–58.

Borst HG, McGregor M, Whittenberger JL, Berglund E. Influence of pulmonary arterial and left atrial pressure on pulmonary vascular resistance. *Circ Res.* 1956;4:393–399.

Deffebach ME, Charan NB, Lakshminarayan S, Butler J. The bronchial circulation: Small, but a vital attribute of the lung. *Am Rev Respir Dis.* 1987;135:463–481.

Dumas JP, Bardou M, Goirand F, Dumas M. Hypoxic pulmonary vasoconstriction. *Gen Pharmacol.* 1999;33:289–297.

Hughes JM, Glazier JB, Maloney JE, West JB. Effect of lung volume on the distribution of pulmonary blood flow in man. *Respir Physiol.* 1968;4:58–72.

Hughes JM, Glazier JB, Maloney JE, West JB. Effect of extraalveolar vessels on distribution of blood flow in the dog lung. *J Appl Physiol.* 1968;25:701–712.

Levitzky MG, Cairo JM, Hall SM. *Introduction to Respiratory Care.* Philadelphia, PA: WB Saunders and Company; 1990.

Luecke T, Pelosi P. Clinical review: Positive end-expiratory pressure and cardiac output. *Crit Care.* 2005:9:607–621.

Matthay MA, Martin TR. Pulmonary edema and acute lung injury. In: Mason RJ, Broaddus VC, Martin TR, et al. eds. *Murray & Nadel's Textbook of Respiratory Medicine.* 5th ed. Philadelphia, PA: WB Saunders and Company; 2010:1283–1325.

Moudgil R, Michelakis ED, Archer SL. Hypoxic pulmonary vasoconstriction. *J Appl Physiol.* 2005;98:390–403.

Murray JF. *The Normal Lung.* Philadelphia, PA: WB Saunders and Company; 1976:131.

Murray JF. *The Normal Lung.* 2nd ed. Philadelphia, PA: WB Saunders and Company; 1986:35–43,139–162.

Ward JPT, Aaronson PI. Mechanisms of hypoxic pulmonary vasoconstriction: can anyone be right? *Respir Physiol.* 1999;115:261–271.

West JB. *Ventilation/Blood Flow and Gas Exchange.* 5th ed. Oxford: Blackwell; 1990:15–25.

West JB, Dollery CT, Naimark A. Distribution of blood flow in isolated lung: Relation to vascular and alveolar pressures. *J Appl Physiol.* 1964;19:713–724.

Relações entre ventilação e perfusão

5

OBJETIVOS

O leitor será capaz de compreender a importância do acoplamento entre ventilação e perfusão no pulmão.

- Prever as consequências do distúrbio entre ventilação e perfusão.
- Descrever os métodos usados para determinar o acoplamento entre ventilação e perfusão.
- Descrever os métodos usados para determinar a uniformidade da distribuição do gás inspirado e do fluxo sanguíneo pulmonar.
- Explicar as diferenças regionais entre ventilação e perfusão do pulmão normal na posição ereta.
- Prever as consequências das diferenças regionais na ventilação e na perfusão do pulmão normal na posição ereta.

A troca gasosa entre os alvéolos e o sangue capilar pulmonar ocorre por difusão, como será discutido no próximo capítulo. A difusão do oxigênio e do dióxido de carbono ocorre passivamente, de acordo com seus gradientes de concentração ao longo da barreira alveolocapilar. Esses gradientes de concentração devem ser mantidos pela ventilação dos alvéolos e pela perfusão dos capilares pulmonares.

CONCEITO DE ACOPLAMENTO ENTRE VENTILAÇÃO E PERFUSÃO

A ventilação alveolar traz oxigênio para dentro do pulmão e remove dele o dióxido de carbono. De forma similar, o sangue venoso misto traz dióxido de carbono para dentro do pulmão e capta o oxigênio alveolar. Assim, a P_{O_2} e a P_{CO_2} alveolares são determinadas pela relação entre ventilação alveolar e perfusão dos capilares pulmonares. Alterações na relação entre ventilação e perfusão, denominada $\dot{V}_A/\dot{Q}_C$, resultarão em mudanças na P_{O_2} e na P_{CO_2} alveolares, assim como no fornecimento dos gases ou em sua remoção do pulmão.

Normalmente, a ventilação alveolar é de cerca de 4 a 6 L/min, e o fluxo sanguíneo pulmonar (que é igual ao débito cardíaco) apresenta uma variação semelhante, de modo que a $\dot{V}/\dot{Q}$ para o pulmão como um todo varia entre 0,8 e 1,2. Entretanto, ventilação e perfusão devem ter equivalência no nível alveolocapilar, e a $\dot{V}/\dot{Q}$ para todo o pulmão só tem interesse, de fato, como uma aproximação da situação em todas as unidades alveolocapilares do pulmão. Por exemplo, se os 5 L/min do débito cardíaco fossem para o pulmão esquerdo e os 5 L/min da ventilação alveolar fossem para o pulmão direito, a $\dot{V}/\dot{Q}$ do pulmão como um todo seria de 1,0, mas não ocorreria nenhuma troca gasosa, pois não poderia haver qualquer difusão gasosa entre os alvéolos ventilados e os capilares pulmonares perfundidos.

CONSEQUÊNCIAS DA $\dot{V}/\dot{Q}$ ALTA E BAIXA

O oxigênio é levado ao alvéolo pela ventilação alveolar; é removido do alvéolo quando se difunde para dentro do sangue capilar pulmonar; e será eliminado pelo fluxo sanguíneo. De modo semelhante, o dióxido de carbono é levado ao alvéolo pelo sangue venoso misto e se difunde para dentro do alvéolo no capilar pulmonar. O dióxido de carbono é removido do alvéolo pela ventilação alveolar. Como será discutido no Capítulo 6, para o débito cardíaco de repouso, a difusão do oxigênio e do dióxido de carbono é normalmente limitada pela perfusão pulmonar. Além disso, as pressões parciais alveolares tanto do oxigênio como do dióxido de carbono são determinadas pela $\dot{V}/\dot{Q}$. Se a $\dot{V}/\dot{Q}$ em uma unidade alveolocapilar aumenta, o fornecimento de oxigênio em relação à sua remoção aumentará, o que ocorrerá também com a remoção do dióxido de carbono em relação a seu fornecimento. Portanto, a P_{O_2} alveolar subirá e a P_{CO_2} alveolar diminuirá. Se a $\dot{V}/\dot{Q}$ em uma unidade alveolocapilar diminui, a remoção de oxigênio em relação a seu fornecimento aumentará, e o fornecimento de dióxido de carbono em relação a sua remoção aumentará. Portanto, a P_{O_2} diminuirá e a P_{CO_2} alveolar subirá.

A Figura 5.1 mostra as consequências das alterações na relação da ventilação e da perfusão sobre as hipotéticas unidades alveolocapilares. A unidade A tem uma $\dot{V}/\dot{Q}$ normal. O ar inspirado entra no alvéolo com uma P_{O_2} de aproximadamente 150 mmHg e uma P_{CO_2} de quase 0 mmHg. O sangue venoso misto penetra no capilar pulmonar com uma P_{O_2} de aproximadamente 40 mmHg e uma P_{CO_2} de cerca de 45 mmHg. Isso resulta em uma P_{O_2} alveolar de cerca de 100 mmHg e uma P_{CO_2} alveolar de 40 mmHg (ver Cap. 3). O gradiente de pressão parcial para a difusão do oxigênio do alvéolo para o capilar pulmonar é, portanto, de aproximadamente 100-40 mmHg, ou 60 mmHg; o gradiente de pressão parcial para a difusão do CO_2 do capilar pulmonar para o alvéolo é de aproximadamente 45-40 ou 5 mmHg.

A via aérea que abastece a unidade B ficou completamente ocluída. Sua $\dot{V}/\dot{Q}$ é igual a zero. Com o passar do tempo, o ar que ficou preso no alvéolo entra em equilíbrio, por difusão, com o gás dissolvido no sangue venoso misto que penetra na unidade alveolocapilar. (Se a oclusão persistir, é provável que o alvéolo sofra colapso.) Nenhuma troca gasosa poderá ocorrer, e qualquer sangue que perfunda esse alvéolo sairá dele exatamente como entrou. Portanto, a unidade B está atuando como uma derivação (um *shunt*) da direita para a esquerda.

O fluxo sanguíneo para a unidade C é bloqueado por uma embolia pulmonar, de modo que esta fica, portanto, completamente sem perfusão, com uma $\dot{V}/\dot{Q}$ infinita. Considerando-se que nenhum oxigênio poderá difundir-se do alvéolo para dentro do sangue capilar pulmonar e que nenhum dióxido de carbono consegue penetrar no alvéolo a partir do sangue, a P_{O_2} do alvéolo é de cerca de 150 mmHg e sua P_{CO_2} é de aproximadamente zero. Ou seja, a composição dos gases desse alvéolo sem perfusão é a mesma do ar inspirado. A unidade C constitui o espaço morto alveolar. Se essa unidade deixasse de ser perfundida porque sua pressão alveolar ultrapassará sua pressão pré-capilar (e não em virtude de uma embolia), isso também corresponderia a uma parte da zona 1.

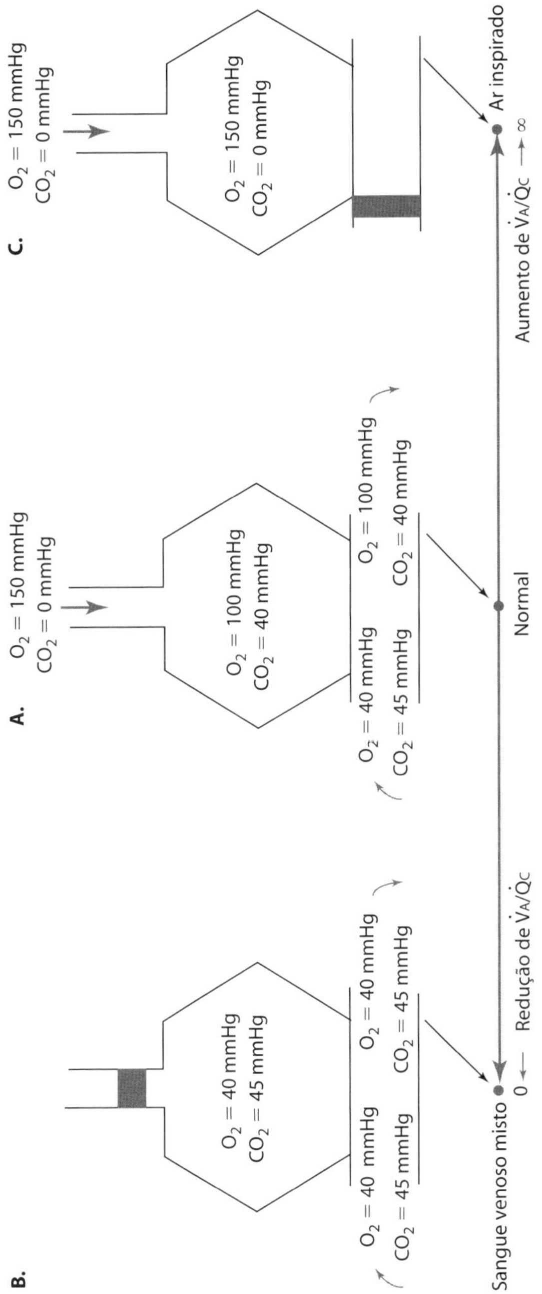

Figura 5.1 Efeito das mudanças na relação ventilação-perfusão sobre a P_{O_2} e a P_{CO_2} alveolares. **A.** $\dot{V}A/\dot{Q}c$ normal; **B.** $\dot{V}A/\dot{Q}c = 0$; **C.** $\dot{V}A/\dot{Q}c$ é infinita. Reproduzido com permissão de West, 1977, 1990.

As unidades B e C representam os dois extremos de um *continuum* das relações de ventilação-perfusão. A relação $\dot{V}/\dot{Q}$ de uma determinada unidade alveolocapilar pode diminuir em qualquer ponto ao longo desse *continuum*, como mostra a parte inferior da Figura 5.1. Portanto, a P_{O_2} e a P_{CO_2} alveolares dessas unidades diminuirão entre os dois extremos mostrados na figura: as unidades com baixas relações $\dot{V}/\dot{Q}$ terão P_{O_2} relativamente baixas e P_{CO_2} altas; as unidades com altas relações $\dot{V}/\dot{Q}$ terão P_{O_2} relativamente altas e P_{CO_2} baixas. Isso é demonstrado graficamente em um diagrama de O_2-CO_2, como o da Figura 5.2. O diagrama mostra os resultados dos cálculos matemáticos das P_{O_2} e das P_{CO_2} alveolares para relações $\dot{V}/\dot{Q}$ entre zero (para o sangue venoso misto) e o infinito (para o ar inspirado). A curva resultante é conhecida como linha da relação de ventilação-perfusão. Esse simples diagrama O_2-CO_2 pode ser modificado para incluir as linhas de correção para outros fatores, como as relações de troca respiratória dos alvéolos e do sangue ou o espaço morto. A posição da linha da relação $\dot{V}/\dot{Q}$ é alterada se forem alteradas as pressões parciais do gás inspirado ou do sangue venoso misto.

TESTES PARA DISTRIBUIÇÃO HETEROGÊNEA DO GÁS INSPIRADO E DO FLUXO SANGUÍNEO PULMONAR

A ventilação heterogênea dos alvéolos pode ser causada por uma resistência desigual ao fluxo de ar ou por uma complacência heterogênea nas diferentes regiões do pulmão. A resistência desigual ao fluxo de ar pode representar o resultado do colapso das vias aéreas, como se observa no enfisema; da broncoconstrição, como acontece na asma; de uma redução no diâmetro luminal em virtude de inflamação, como ocorre na bronquite; da obstrução produzida por muco, como se constata na asma

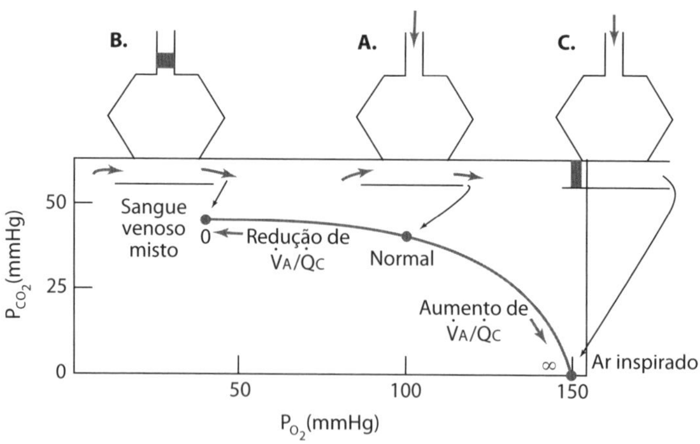

Figura 5.2 Linha da relação de ventilação-perfusão sobre um diagrama O_2-CO_2. A unidade com uma $\dot{V}A/\dot{Q}C$ igual a zero tem a P_{O_2} e a P_{CO_2} do sangue venoso misto; uma unidade com uma $\dot{V}A/\dot{Q}C$ infinita tem a P_{O_2} e a P_{CO_2} do ar inspirado.
Reproduzido com permissão de West, 1977, 1990.

ou na bronquite crônica; ou em razão da compressão exercida por tumores ou edema. A complacência desigual pode resultar de fibrose; variações regionais na produção de surfactante; congestão vascular pulmonar ou edema; enfisema; atelectasia difusa ou regional; pneumotórax; ou compressão por tumores ou cistos.

A perfusão heterogênea do pulmão pode ser causada por embolização ou trombose; compressão dos vasos pulmonares por elevada pressão alveolar; tumores; exsudatos; edema; pneumotórax ou hidrotórax; destruição ou oclusão dos vasos pulmonares por vários processos patológicos; hipotensão vascular pulmonar; ou colapso ou expansão excessiva dos alvéolos.

Como já foi discutido nos Capítulos 3 e 4, a gravidade, os fatores locais e as diferenças regionais na pressão intrapleural causam um certo grau de heterogeneidade na distribuição da ventilação e da perfusão em pulmões normais. Isso será abordado mais detalhadamente adiante neste capítulo.

Os métodos empregados para testar a ventilação heterogênea, a perfusão heterogênea e o distúrbio de ventilação-perfusão são resumidos na Tabela 5.1.

Testes para distribuição heterogênea do gás inspirado

Vários métodos podem ser usados para demonstrar uma distribuição anormal da ventilação em um determinado paciente.

Tabela 5.1 Testes diagnósticos para avaliar distúrbios $\dot{V}/\dot{Q}$

I. Distribuição heterogênea dos gases
    A. Platô alveolar no teste do volume de fechamento
    B. Eliminação de nitrogênio
    C. Aprisionamento aéreo
    D. Única inalação de Xe^{133}
    E. DTPA (ácido dietilenotriamina pentacético) marcado com Tc^{99m}
II. Fluxo sanguíneo pulmonar heterogêneo
    A. Angiograma pulmonar
    B. Cintilografias pulmonares:
        1. MAA marcada com I^{131}
        2. MAA marcada com Tc^{99m}
        3. Xe^{133}
III. Distúrbio $\dot{V}/\dot{Q}$
    A. *Shunts* fisiológicos: equação de *shunt*
        1. Anatômico
        2. Intrapulmonar
            a. Absoluto
            b. Estados semelhantes a um *shunt* ($\dot{V}/\dot{Q}$ baixa)
    B. Espaço morto fisiológico: equação de Bohr
        1. Anatômico
        2. Alveolar: $(a\text{-}A)D_{CO_2}$
    C. $(A\text{-}a)D_{O_2}$
    D. Cintilografias pulmonares após inalação e infusão de marcadores
    E. Técnica da eliminação de múltiplos gases inertes

$\dot{V}/\dot{Q}$, relação de ventilação-perfusão; $(A\text{-}a)D_{O_2}$, diferença alveoloarterial de oxigênio.

Teste de uma única inalação de oxigênio (*single-breath*)

Uma concentração crescente de nitrogênio expirado na fase III (o "platô alveolar") do teste com uma única inalação de oxigênio, mostrado na Figura 3.14, indica a possibilidade de uma distribuição inadequada da ventilação (ver a seção "Volume de fechamento", no Cap. 3).

Teste de lavagem do nitrogênio (técnica das respirações múltiplas)

O mesmo equipamento usado no teste de uma única inalação de oxigênio mencionado anteriormente pode ser utilizado em outro teste para a ventilação heterogênea dos pulmões. Neste teste, o indivíduo respira normalmente a partir de uma bolsa com oxigênio a 100% e a concentração do nitrogênio expirado é monitorada ao longo de inúmeras incursões respiratórias. Com cada inspiração sucessiva de oxigênio a 100% e expiração subsequente, a concentração do nitrogênio corrente final expirado diminui à medida que o nitrogênio é removido do pulmão (Fig. 5.3).

O ritmo da queda da concentração do nitrogênio corrente final expirado depende de vários fatores. Alta capacidade residual funcional (CRF), baixo volume corrente, grande espaço morto ou baixa frequência respiratória – todos podem contribuir para uma eliminação mais lenta do nitrogênio alveolar. De modo similar, os indivíduos com distribuição normal da resistência nas vias aéreas reduzirão sua concentração de nitrogênio corrente final expirado para menos de 2,5% dentro de 7 minutos. Os indivíduos que respiram normalmente e que levam mais de 7 minutos para alcançar uma concentração de nitrogênio alveolar inferior a 2,5% apresentam elevada resistência das vias aéreas, ou "alvéolos lentos" (ver seção "Complacência dinâmica", no Cap. 2).

Se os logaritmos das concentrações de nitrogênio corrente final forem plotados contra o número de incursões respiratórias realizadas (para um indivíduo que respira

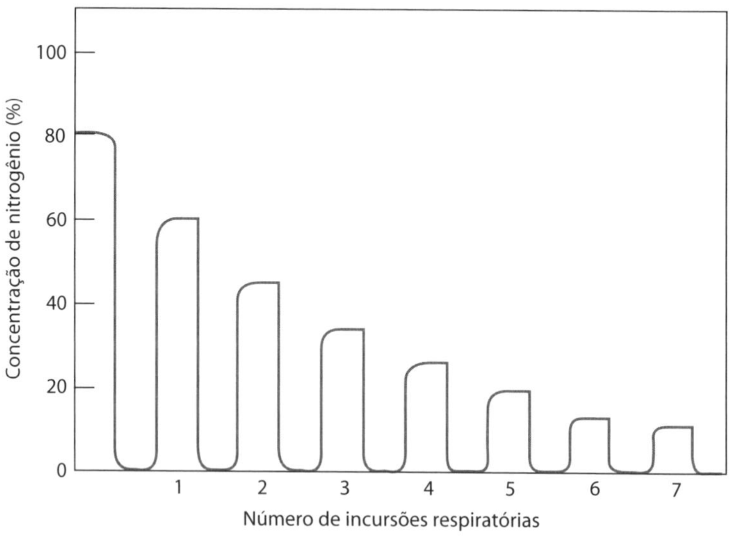

Figura 5.3 Ilustração de uma curva de eliminação de nitrogênio.

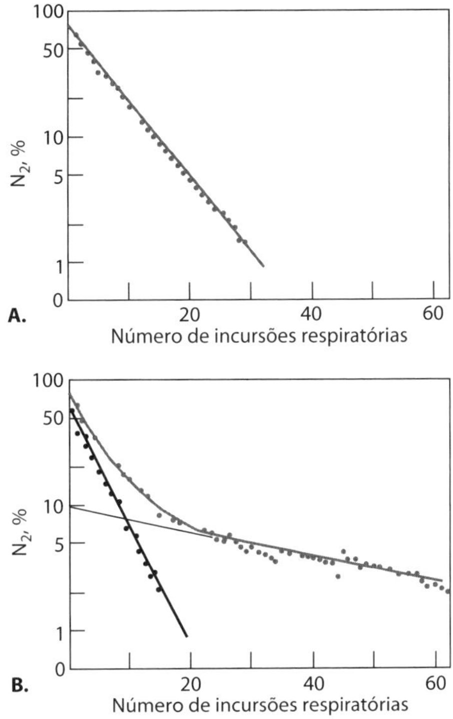

Figura 5.4 Concentração de nitrogênio expirado *versus* número de incursões respiratórias durante a eliminação de nitrogênio. Observe a escala logarítmica para a concentração do nitrogênio. **A.** Curva de um indivíduo normal. **B.** Curva de um indivíduo normal após a inalação de um aerossol de histamina, que produz uma acentuada heterogeneidade da ventilação. Reproduzido com permissão de Bouhuys A, Jonsson R, Lichtneckert S, et al. Effects of histamine on pulmonary ventilation in man. *Clin Sci.* 1960;19:79-94. © Biochemical Society e Medical Research Society.

regularmente), o resultado será uma linha reta (Fig. 5.4A).[1] Por outro lado, o log [N2] plotado para um determinado paciente com distribuição inadequada da resistência nas vias aéreas, como a produzida experimentalmente quando o indivíduo inala um aerossol de histamina (Fig. 5.4B), exibe uma curva mais complexa. Após um curto período de eliminação relativamente rápida de nitrogênio, observa-se um longo período no qual a eliminação de nitrogênio é bastante lenta, o que indica uma população de "alvéolos lentos" pouco ventilados.

Aprisionamento aéreo

As diferenças entre a CRF determinada pela técnica com diluição do hélio e a CRF determinada ao se utilizar um pletismógrafo corporal podem indicar aprisionamento aéreo nos alvéolos em virtude do fechamento das vias aéreas (ver Cap. 3). Além disso, se houver no pulmão do paciente que está sendo testado um grande número de vias aéreas com alta resistência, poderá ser necessário um tempo excepcionalmente longo para que a concentração do hélio corrente final expirado pelo paciente entre em equilíbrio com a concentração do hélio no espirômetro. A determinação do volume de fechamento, abordada no final do Capítulo 3, também pode demonstrar o fechamento das vias aéreas no pulmão.

[1] N.T.: Muitos medidores de nitrogênio têm um débito de log [N2].

Marcadores radioativos

Os métodos descritos até aqui podem indicar a presença de regiões precariamente ventiladas no pulmão, mas não a sua localização. As fotografias do pulmão inteiro obtidas com um contador de cintilação, depois que o indivíduo tiver realizado uma incursão respiratória de uma mistura gasosa radioativa como Xe^{133} ou Tc^{99m} DTPA (ácido dietilenotriamina pentacético marcado com tecnécio) e oxigênio, podem indicar quais são as regiões do pulmão precariamente ventiladas.

Testes para distribuição heterogênea do fluxo sanguíneo pulmonar

Esses métodos foram todos abordados resumidamente no Capítulo 4 e incluem os angiogramas, as cintilografias pulmonares após injeção intravenosa de macroagregados de albumina marcados com uma substância radioativa (como iodo radioativo ou tecnécio) e as cintilografias pulmonares após a administração intravenosa de Xe^{133} dissolvido. Cada um desses métodos pode indicar as localizações de regiões relativamente grandes com uma perfusão precária.

Testes para distúrbio entre ventilação e perfusão

Vários métodos conseguem demonstrar a presença ou a localização de áreas do pulmão com um distúrbio entre a ventilação e a perfusão. Esses métodos incluem os cálculos do *shunt* (derivação) fisiológico, do espaço morto fisiológico, diferenças entre as P_{O_2} alveolares e arteriais e as P_{CO_2} arteriais e de volume corrente ("alveolar"), que indicam a presença ou quantidade de distúrbio ventilação-perfusão; e cintilografias pulmonares após a inalação e a administração intravenosa de Xe^{133} ou Tc^{99m}, que podem indicar a localização do distúrbio ventilação-perfusão.

Shunts fisiológicos e a equação do *shunt*

Um *shunt* (uma derivação) da direita para a esquerda representa a mistura do sangue venoso que não foi oxigenado (ou que não foi plenamente oxigenado) ao sangue arterial. O *shunt* fisiológico, que corresponde ao espaço morto fisiológico, consiste em *shunts* anatômicos e *shunts* intrapulmonares. Esses últimos podem ser *shunts* absolutos ou "estados semelhantes a um *shunt*", ou seja, áreas de baixas relações de ventilação-perfusão nas quais os alvéolos são hiperperfundidos e/ou não ventilados.

Shunt fisiológico = *shunt* anatômico + *shunt* intrapulmonar

Shunts absolutos   "Estados semelhantes a um *shunt*"

***Shunts* anatômicos** – os *shunts* anatômicos consistem em sangue venoso sistêmico que penetra no ventrículo esquerdo sem ter entrado na circulação vascular pulmonar. Em um adulto saudável, cerca de 2 a 5% do débito cardíaco, incluindo o sangue venoso proveniente das veias brônquicas, das veias de Thebesius e das veias pleurais penetram no lado esquerdo da circulação diretamente, sem terem passado pelos capilares pulmonares. Portanto, o débito do ventrículo esquerdo normalmente é maior que o do direito em adultos. (Esse *shunt* anatômico normal às vezes também é denominado *shunt* fisiológico, porque não representa uma condição patológica.) Os *shunts* anatômicos patológicos, como os *shunts* intracardíacos da direita para a esquerda, também podem ocorrer, como na tetralogia de Fallot.

***Shunts* intrapulmonares absolutos** – o sangue venoso misto que perfunde os capilares pulmonares associados a alvéolos totalmente não ventilados ou que sofreram colapso constitui um *shunt* absoluto (assim como os *shunts* anatômicos), pois nenhuma troca gasosa ocorre quando o sangue passa pelo pulmão. Às vezes os *shunts* absolutos são denominados também *shunts* verdadeiros.

Estados semelhantes a um *shunt* – as unidades alveolocapilares com $\dot{V}A/\dot{Q}c$ baixas também atuam no sentido de reduzir o conteúdo de oxigênio arterial, pois o sangue que drena essas unidades tem uma P_{O_2} mais baixa que o sangue proveniente das unidades com equilíbrio entre ventilação e perfusão.

Equação de *shunt* – a equação de *shunt* divide conceitualmente todas as unidades alveolocapilares em dois grupos: aquelas com uma boa relação entre ventilação e perfusão e aquelas com relações de ventilação-perfusão iguais a zero. Assim, a equação do *shunt* combina as áreas de *shunt* absoluto (incluindo os *shunts* anatômicos) e as áreas semelhantes a um *shunt* em um único grupo conceitual. A relação resultante do fluxo nas áreas de *shunt* em relação ao débito cardíaco, denominada com frequência mistura venosa, é a taxa do débito cardíaco que deve estar perfundindo os alvéolos absolutamente não ventilados, produzindo o conteúdo de oxigênio arterial sistêmico observado em determinado paciente. Uma proporção muito maior do débito cardíaco pode estar hiperperfundindo alvéolos precariamente ventilados e produzindo a mesma relação.

A equação de *shunt* pode ser assim obtida: supondo que $\dot{Q}t$ represente a quantidade de fluxo sanguíneo pulmonar total por minuto (i. e., o débito cardíaco) e também que $\dot{Q}s$ represente a quantidade de fluxo sanguíneo por minuto que entra na circulação como sangue arterial sistêmico sem receber qualquer oxigênio (o "fluxo de *shunt*"), o volume de sangue por minuto que perfunde as unidades alveolocapilares com uma boa equivalência entre ventilação e perfusão seria igual a $\dot{Q}t - \dot{Q}s$.

O volume total de oxigênio por unidade de tempo que penetra nas artérias sistêmicas é, portanto,

$$\dot{Q}t \times Ca_{O_2}$$

em que a Ca_{O_2} é igual ao *conteúdo* de oxigênio do sangue arterial em mililitros de oxigênio por 100 mL de sangue. Essa quantidade total de oxigênio por unidade de tempo que chega nas artérias sistêmicas é composta pelo oxigênio proveniente de unidades alveolocapilares bem ventiladas e bem perfundidas:

$$(\dot{Q}t - \dot{Q}s) \times Cc'_{O_2}$$

em que Cc'_{O_2} é igual ao conteúdo de oxigênio do sangue no final dos capilares pulmonares ventilados e perfundidos, mais o oxigênio no sangue venoso misto inalterado proveniente dos *shunts*, $\dot{Q}s \times C\bar{v}_{O_2}$ (em que $C\bar{v}_{O_2}$ é igual ao conteúdo de oxigênio do sangue venoso misto). Como será discutido no Capítulo 7, há normalmente uma quantidade significativa de oxigênio no sangue venoso misto.

Ou seja,

$$\underbrace{\dot{Q}t \times Ca_{O_2}}_{\text{Oxigênio fornecido para as artérias da circulação sistêmica}} = \underbrace{(\dot{Q}t - \dot{Q}s) \times Cc'_{O_2}}_{\text{Oxigênio proveniente das unidades com } \dot{V}A/\dot{Q}c \text{ normal}} + \underbrace{\dot{Q}s \times C\bar{v}_{O_2}}_{\text{Oxigênio proveniente do fluxo sanguíneo das áreas com } shunt}$$

$$\dot{Q}t \times Ca_{O_2} = \dot{Q}t \times Cc'_{O_2} - \dot{Q}s \times Cc'_{O_2} + \dot{Q}s \times C\bar{v}_{O_2}$$
$$\dot{Q}s \times (Cc'_{O_2} - C\bar{v}_{O_2}) = \dot{Q}t \times (Cc'_{O_2} - Ca_{O_2})$$
$$\frac{\dot{Q}s}{\dot{Q}t} = \frac{Cc'_{O_2} - Ca_{O_2}}{Cc'_{O_2} - C\bar{v}_{O_2}}$$

A fração do *shunt* $\dot{Q}t/\dot{Q}s$ geralmente é multiplicada por 100%, para que o fluxo das áreas com *shunt* seja enunciado como um percentual do débito cardíaco.

Os conteúdos de oxigênio arterial e venoso misto podem ser determinados se as amostras de sangue forem obtidas de uma artéria sistêmica e da artéria pulmonar (para o sangue venoso misto), mas será impossível medir diretamente o conteúdo de oxigênio do sangue no final dos capilares pulmonares com uma boa equivalência entre ventilação e perfusão. Esse conteúdo deve ser calculado a partir da equação do ar alveolar, abordada no Capítulo 3, e da concentração de hemoglobina do paciente, que será abordada no Capítulo 7.

As contribuições relativas dos *shunts* intrapulmonares verdadeiros e dos estados semelhantes a um *shunt* para o fluxo no *shunt* calculado podem ser estimadas repetindo-se as mensurações e os cálculos com o paciente em uma concentração de oxigênio inspirado ligeiramente elevada e, em seguida, em uma concentração de oxigênio inspirado muito alta ($F_{I_{O_2}}$ de 0,95 a 1,00). Com as concentrações de oxigênio inspirado mais baixas, a $\dot{Q}s/\dot{Q}t$ calculada incluirá tanto áreas com *shunt* verdadeiro como unidades alveolocapilares com baixas relações $\dot{V}/\dot{Q}$. Depois que o paciente tiver inspirado oxigênio a quase 100% por 20 a 30 minutos, mesmo os alvéolos com $\dot{V}/\dot{Q}$ muito baixas terão P_{O_2} alveolares altas o bastante para saturarem completamente a hemoglobina no sangue que os perfunde. Portanto, essas unidades não contribuirão mais para a $\dot{V}s/\dot{Q}t$ calculada, e o novo *shunt* calculado deverá incluir apenas as áreas de *shunt* absoluto. Infelizmente, concentrações muito altas de oxigênio inspirado podem resultar em atelectasia por absorção nos alvéolos pouco ventilados que continuam sendo perfundidos e, por isso, esse teste poderá alterar o que está se tentando medir quando são utilizados altos níveis de $F_{I_{O_2}}$.

Espaço morto fisiológico

A utilização da equação de Bohr para determinar o espaço morto fisiológico foi abordada em detalhes no Capítulo 3. Se o espaço morto anatômico for subtraído do espaço morto fisiológico, o resultado (se houver alguma diferença) será o espaço morto alveolar, ou as áreas de $\dot{V}/\dot{Q}$ infinitas. O espaço morto alveolar também resulta em uma diferença de CO_2 alveoloarterial; isto é, a P_{CO_2} ao final da expiração normalmente é igual a P_{CO_2} arterial. Uma P_{CO_2} arterial maior que a P_{CO_2} ao final da expiração costuma indicar a presença de um espaço morto alveolar.

Diferença alveoloarterial de oxigênio

Ao longo da maior parte deste livro, as P_{O_2} alveolar e arterial são tratadas como se fossem iguais. No entanto, normalmente a P_{O_2} arterial é alguns milímetros de mercúrio (mmHg) menor que a P_{O_2} alveolar. Essa diferença alveoloarterial de oxigênio normal, a $(A\text{-}a)D_{O_2}$, é causada pelo *shunt* anatômico normal, por um certo grau de distúrbio entre ventilação e perfusão (ver adiante neste capítulo) e pela limitação da difusão (ver Cap. 6) em algumas regiões do pulmão. Desses fatores, o distúrbio $\dot{V}/\dot{Q}$ geralmente é o mais importante, com uma pequena contribuição por parte dos *shunts* e uma contribuição ainda menor por parte da limitação na difusão. Diferenças anormais entre as P_{O_2} alveolar e arterial podem indicar uma disparidade significativa de ventilação-perfusão; entretanto, o aumento das diferenças alveoloarteriais de oxigênio (Tab. 5.2) pode ser causado também por *shunts* anatômicos ou intrapulmonares, por um bloqueio da difusão, por baixas P_{O_2} venosas mistas, por respiração de concentrações de oxigênio anormalmente altas ou por desvios na curva de dissociação da oxiemoglobina (ver também Tab. 8.6).

Tabela 5.2 Causas de uma maior diferença alveoloarterial de oxigênio

Shunt da direita para a esquerda aumentado
Anatômico
Intrapulmonar
Maior distúrbio de ventilação-perfusão
Difusão prejudicada
Pressão parcial inspirada de oxigênio aumentada
Pressão parcial venosa mista de oxigênio reduzida
Desvio da curva de dissociação da oxiemoglobina

Reproduzido com permissão de Marshall e Wyche, 1972.

Normalmente, a diferença na P_{O_2} alveoloarterial é de cerca de 5 a 15 mmHg em uma pessoa jovem e saudável que respira ar atmosférico ao nível do mar. Essa diferença aumenta com a idade em virtude da redução progressiva na P_{O_2} arterial que ocorre com o envelhecimento pelas razões discutidas no final do Capítulo 3. A diferença normal da P_{O_2} alveoloarterial aumenta em cerca de 20 mmHg entre 20 e 70 anos de idade. A idade de uma pessoa/4 + 4 mmHg é uma boa estimativa clínica de uma diferença de P_{O_2} alveoloarterial.

É importante observar que a P_{O_2} "alveolar" usada para determinar a diferença de oxigênio alveoloarterial é a $P_{A_{O_2}}$ calculada por meio da equação do ar alveolar. Como visto no Capítulo 3, trata-se de uma P_{O_2} alveolar média idealizada que representa aquilo que a P_{O_2} alveolar deveria ser, e não necessariamente o que ela realmente é.

Outro indicador clínico útil, além da diferença de oxigênio alveoloarterial, é a relação da P_{O_2} arterial com a fração de oxigênio no ar inspirado. A $Pa_{O_2}/F_{I_{O_2}}$ deve ser maior ou igual a 200; uma $Pa_{O_2}/F_{I_{O_2}}$ inferior a 200 é observada na síndrome do desconforto respiratório agudo.[2]

Teste de uma única inalação de dióxido de carbono

A concentração expirada de dióxido de carbono pode ser monitorada por um medidor de dióxido de carbono de resposta rápida, de maneira semelhante à utilizada nos testes de uma única inalação com o uso de um medidor de nitrogênio, como foi descrito no Capítulo 3 (ver Fig. 3.9). A fase do platô alveolar da concentração de

[2] N.R.C.: De acordo com a definição atual da síndrome do desconforto respiratório agudo (definição de Berlin), uma relação $Pa_{O_2}/F_{I_{O_2}}$ menor que 300 já é considerada como um dos critérios para o diagnóstico da síndrome.

dióxido de carbono expirado pode mostrar sinais de uma equivalência precária entre ventilação e perfusão quando essas regiões se esvaziam assincronicamente com outras regiões do pulmão.

Cintilografias pulmonares após marcadores inalados e infundidos

As cintilografias pulmonares após a inalação e a injeção de marcadores podem ser usadas para inspecionar a localização e a quantidade de ventilação e perfusão para as várias regiões do pulmão (ver Caps. 3 e 4).

Técnica da eliminação de múltiplos gases inertes

Um método gráfico mais específico para determinar as relações de ventilação-perfusão em seres humanos é denominado técnica da eliminação de múltiplos gases inertes. Essa técnica emprega o conceito de que a eliminação, por meio dos pulmões, dos diferentes gases dissolvidos no sangue venoso misto é afetada de maneira diferente pelas variações nas relações de ventilação-perfusão das unidades alveolocapilares, de acordo com a solubilidade de cada gás no sangue. Para uma relação de ventilação-perfusão de 1,0, um volume maior de um gás relativamente solúvel seria retido no sangue, o que não ocorreria no caso de um gás relativamente insolúvel. Assim, a retenção de qualquer gás por uma única unidade alveolocapilar depende do coeficiente de solução sangue-gás desse gás e da relação de ventilação-perfusão da unidade. Os gases com baixíssima solubilidade no sangue seriam retidos no sangue somente pelas unidades com $\dot{V}/\dot{Q}$ muito baixas (ou iguais a zero). Os gases com altíssima solubilidade no sangue seriam eliminados principalmente no ar expirado das unidades com $\dot{V}/\dot{Q}$ muito altas.

Na técnica padronizada da eliminação de múltiplos gases inertes para determinação das relações $\dot{V}/\dot{Q}$, uma mistura de seis gases dissolvidos em solução salina é infundida em uma veia periférica no braço a uma velocidade constante de 2 a 5 mL/min até ser estabelecido um estado estável (de equilíbrio dinâmico) de troca gasosa, o que costuma levar cerca de 20 minutos. Os seis gases – hexafluoreto de enxofre, etano, ciclopropano, halotano, éter dietílico e acetona – foram escolhidos a fim de representarem uma ampla variedade de solubilidades no sangue, sendo a acetona a mais solúvel e o hexafluoreto de enxofre o menos solúvel. As amostras de ar expirado e de sangue arterial são analisadas por cromatografia gasosa a fim de se determinar as concentrações de cada um dos seis gases. Outros dados que costumam ser obtidos incluem o débito cardíaco por diluição do indicador, a ventilação-minuto e os gases no sangue arterial e no sangue venoso misto.

São construídos gráficos relacionando os coeficientes de solução sangue-gás para cada um dos seis gases *versus* sua retenção e eliminação. Em seguida, é utilizado um computador para transformar esses dados em gráficos como o mostrado na Figura 5.5A. O gráfico, que mostra a distribuição das relações de ventilação-perfusão em um homem jovem e saudável, pode ser lido como um histograma com distribuição da frequência. O eixo *x* é o espectro das relações de ventilação-perfusão de 0 a 100, exibidas como uma escala logarítmica. O eixo *y* mostra a quantidade de ventilação ou de fluxo sanguíneo que se dirige para as unidades alveolocapilares com a relação $\dot{V}/\dot{Q}$ no eixo *x*. A figura mostra que nesse indivíduo jovem e saudável quase todo o fluxo sanguíneo e a ventilação vão para as unidades alveolocapilares com relações

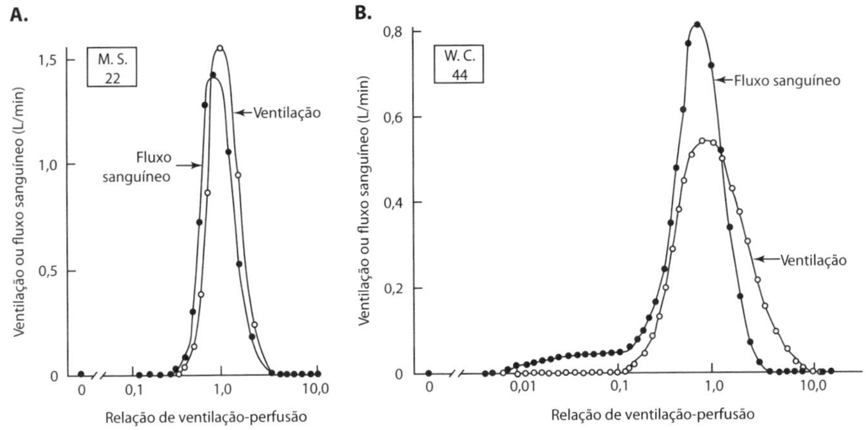

Figura 5.5 Exemplos de distribuição das relações de ventilação-perfusão em indivíduos normais. **A.** Os resultados em um indivíduo jovem. **B.** Os resultados em um homem mais velho.
Reproduzido com permissão de Wagner PD, Laravuso RB, Uhl RR, West JB: Continuous distributions of ventilation-perfusion ratios in normal subjects breathing air and 100% O_2. *J. Clin Invest.*, 1974;54:54-68. © American Society for Clinical Investigation.

$\dot{V}/\dot{Q}$ próximas a 1. Não existe ventilação nem perfusão das unidades com relações abaixo de 0,3 ou acima de 3,0. A Figura 5.5B mostra a distribuição da ventilação e da perfusão em um indivíduo saudável de meia-idade. É importante notar a dispersão mais ampla de ventilação e perfusão, com mais perfusão indo para as unidades com relações acima de 3,0 e muito mais indo para as unidades com relações abaixo de 0,3. De maneira similar, a ventilação também exibe uma distribuição mais ampla. Não se observa *shunt* intrapulmonar verdadeiro em qualquer indivíduo, ou seja, não há fluxo sanguíneo para as unidades alveolocapilares com $\dot{V}/\dot{Q}$ iguais a zero.

DIFERENÇAS $\dot{V}/\dot{Q}$ REGIONAIS E SUAS CONSEQUÊNCIAS NO PULMÃO

As variações regionais da ventilação no pulmão normal na posição ereta foram abordadas no Capítulo 3. Conforme está resumido no lado esquerdo da Figura 5.6, as regiões do pulmão que dependem da gravidade recebem mais ventilação por unidade de volume do que as regiões superiores do pulmão quando se está respirando nas proximidades da CRF. A razão para essa diferença regional na ventilação é que existe um gradiente da pressão superficial pleural, que provavelmente é causado pela gravidade e pela interação mecânica do pulmão e da parede torácica. A pressão superficial pleural é mais negativa nas regiões não dependentes do pulmão e, desse modo, os alvéolos nessas regiões estão sujeitos a pressões transpulmonares mais altas. Como resultado, esses alvéolos têm maiores volumes do que os localizados nas regiões mais dependentes do pulmão e ficam, portanto, em uma porção menos íngreme de suas curvas de pressão-volume. Esses alvéolos menos complacentes modificam seu volume muito menos a cada incursão respiratória do que aqueles nas regiões mais dependentes.

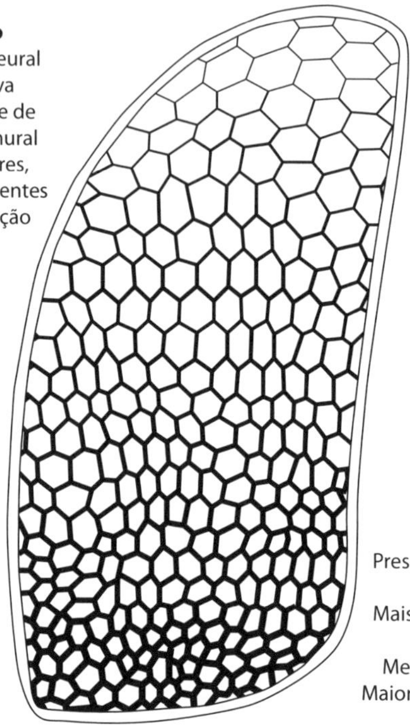

Figura 5.6 Resumo das diferenças regionais na ventilação (à esquerda) e na perfusão (à direita) em um pulmão normal na posição ereta.

O lado direito da Figura 5.6 mostra que as regiões do pulmão que dependem mais da gravidade também recebem mais fluxo sanguíneo por unidade de volume do que as regiões superiores do pulmão, como discutido no Capítulo 4. A razão disso é que a pressão intravascular nas regiões inferiores do pulmão é mais alta em virtude dos efeitos hidrostáticos. Os vasos sanguíneos nas regiões mais dependentes do pulmão são, portanto, mais distendidos, ou então mais vasos são perfundidos em virtude do recrutamento, de modo que há menos resistência em relação ao fluxo sanguíneo nas regiões inferiores do pulmão.

Diferenças regionais nas relações de ventilação-perfusão no pulmão na posição ereta

Os gráficos simplificados dos gradientes de ventilação e de perfusão da parte mais baixa para a mais alta dos pulmões normais de cães na posição ereta são mostrados plotados sobre os mesmos eixos na Figura 5.7. A relação de ventilação-perfusão foi então calculada para várias localizações.

A Figura 5.7 mostra que a diferença de perfusão da região inferior do pulmão para a superior é maior que a diferença de ventilação. Por causa disso, a relação de ventilação-perfusão é relativamente baixa nas regiões do pulmão que mais dependem da gravidade e mais alta nas regiões superiores do pulmão. Se a pressão de perfusão pulmonar for baixa – por exemplo, em virtude de uma hemorragia – ou se a pressão alveolar for alta, em razão de uma ventilação com pressão positiva e com pressão expiratória final positiva, ou se esses dois fatores estiverem presentes, poderão existir áreas de zona 1 com relações de ventilação-perfusão infinitas nas partes superiores do pulmão.

Consequências das diferenças regionais de ventilação-perfusão no pulmão normal na posição ereta

Os efeitos das diferenças regionais na $\dot{V}/\dot{Q}$ sobre a P_{O_2} e a P_{CO_2} alveolares podem ser observados na Figura 5.8. O pulmão foi dividido arbitrariamente em nove secções horizontais imaginárias, e a $\dot{V}/\dot{Q}$ foi calculada para cada secção. Em seguida, essas secções foram posicionadas sobre a linha de ventilação-perfusão do diagrama O_2-CO_2, de modo que a P_{O_2} e a P_{CO_2} dos alvéolos em cada secção pudessem ser estimadas. Em circunstâncias normais, o sangue nos capilares pulmonares entra em equilíbrio com a P_{O_2} e a P_{CO_2} alveolares à medida que se desloca pelo pulmão e, dessa forma, podem ser previstos os efeitos das diferenças regionais na $\dot{V}/\dot{Q}$ sobre a troca gasosa regional. Como se pode ver na figura, as secções superiores têm uma P_{O_2} relativamente alta e uma P_{CO_2} baixa; as secções inferiores têm uma P_{O_2} relativamente baixa e uma P_{CO_2} alta.

As Figuras 5.7 e 5.8 mostram que as regiões inferiores do pulmão recebem não só melhor ventilação mas também melhor perfusão do que as regiões superiores do pulmão. Entretanto, a diferença de perfusão é muito mais íngreme que a diferença de ventilação, de modo que a relação de ventilação-perfusão é mais alta nas regiões apicais

4 que nas regiões basais. Como resultado, a P_{O_2} alveolar é mais alta e a P_{CO_2} alveolar é mais baixa nas porções superiores do pulmão do que nas regiões inferiores. Isso significa que o conteúdo de oxigênio do sangue nas regiões superiores é mais alto e o conteúdo de dióxido de carbono é mais baixo que aquele do sangue das regiões inferiores. No entanto, esses conteúdos baseiam-se em mililitros de sangue (ver Cap. 7) e existe muito menos fluxo sanguíneo para as secções mais altas do que para as secções mais baixas. Portanto, apesar de as secções mais altas terem a $\dot{V}/\dot{Q}$ e a P_{O_2} mais altas e a P_{CO_2} mais baixa, existe mais troca gasosa nas secções mais basais.

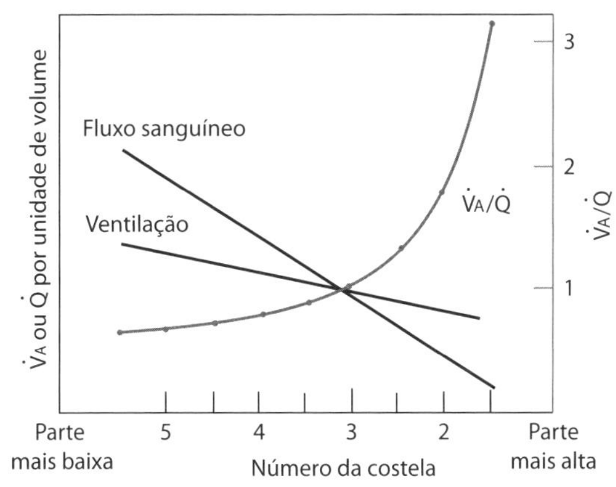

Figura 5.7 Distribuição de ventilação e perfusão e relação de ventilação-perfusão de um pulmão de um cão na posição ereta.
Reproduzido com permissão de West, 1977, 1990.

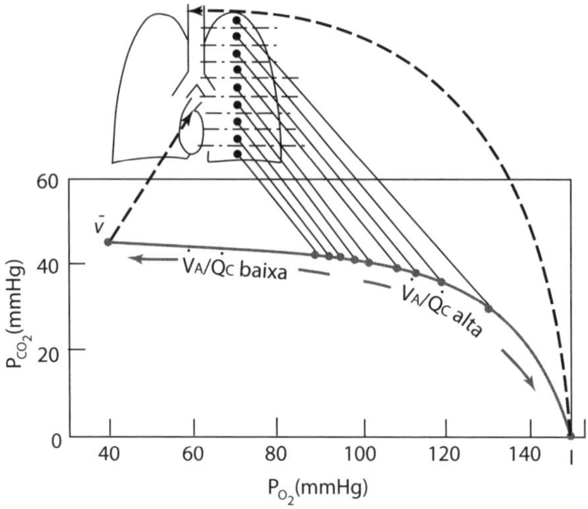

Figura 5.8 A $\dot{V}A/\dot{Q}c$ para cada uma das nove secções imaginárias de um pulmão na posição ereta sobre a linha de ventilação-perfusão de um diagrama O_2-CO_2. As secções superiores têm uma $\dot{V}A/\dot{Q}c$ mais alta com P_{O_2} mais alta e P_{CO_2} mais baixa; as secções inferiores têm uma $\dot{V}A/\dot{Q}c$ com P_{O_2} mais baixa e P_{CO_2} mais alta. Reproduzido com permissão de West JB. *Respiratory Physiology – The Essentials*. 4.ed. Philadelphia, PA: Lippincott Williams & Wilkins, 1990.

CONCEITOS-CHAVE

1. Ventilação e perfusão devem ser equivalentes no nível alveolocapilar para uma troca gasosa ideal.

2. As relações de ventilação-perfusão próximas de 1,0 resultam em P_{O_2} alveolares de aproximadamente 100 mmHg e em P_{CO_2} próximas a 40 mmHg; as relações de ventilação-perfusão acima de 1,0 aumentam a P_{O_2} e reduzem a P_{CO_2}; as relações de ventilação-perfusão inferiores a 1,0 reduzem a P_{O_2} e aumentam a P_{CO_2}.

3. O **espaço morto alveolar** e o ***shunt* intrapulmonar** representam os dois extremos das relações de ventilação-perfusão, de infinito e de zero, respectivamente.

4. As relações de ventilação-perfusão nas regiões inferiores do pulmão normal na posição ereta são inferiores a 1,0, resultando em P_{O_2} mais baixas e P_{CO_2} mais altas; as relações de ventilação-perfusão nas partes superiores do pulmão são superiores a 1,0, resultando em P_{O_2} mais altas e P_{CO_2} mais baixas; de qualquer modo, existe normalmente mais troca gasosa nas regiões inferiores do pulmão, pois estas recebem mais fluxo sanguíneo.

QUESTÕES CLÍNICAS

5.1 Um indivíduo previamente saudável é levado ao setor de emergência após ter aspirado acidentalmente um corpo estranho no brônquio-fonte principal direito, que ficou parcialmente ocluído. Qual dos seguintes eventos tem maior probabilidade de ocorrer?

a. A $P_{A_{O_2}}$ do pulmão direito será mais baixa e sua $P_{A_{CO_2}}$ será mais alta que aquelas do pulmão esquerdo.
b. A fração do *shunt* calculado, $\dot{Q}s/\dot{Q}t$, aumentará.
c. O fluxo sanguíneo para o pulmão direito diminuirá.
d. A P_{O_2} arterial diminuirá.
e. Todas as respostas acima estão corretas.

5.2 Um indivíduo normal está em decúbito lateral direito e respira normalmente. Pode-se esperar que seu pulmão direito, em comparação ao esquerdo, terá:

a. Uma $P_{A_{O_2}}$ mais baixa e uma $P_{A_{CO_2}}$ mais alta.
b. Um fluxo sanguíneo mais alto por unidade de volume.
c. Maior ventilação por unidade de volume.
d. Uma relação de ventilação-perfusão mais alta.
e. Alvéolos maiores.

ESTUDO DE CASO

De Raff H, Levitzky MG, eds. *Medical Physiology: A Systems Approach.* New York: McGraw-Hill; 2011:360-361.

Um homem de 40 anos de idade com uma fratura na perna decorrente de um acidente de esqui e sem histórico de problemas respiratórios apresentou dificuldade de respiração súbita e dor no peito. Ele foi encaminhado ao hospital. Na emergência, observa-se que sua respiração está rápida e superficial. Sua frequência cardíaca é de 120/min e sua pressão sanguínea arterial é de 80/60 mmHg. Sua frequência respiratória é de 25/min. Uma radiografia de tórax e um eletrocardiograma (ECG) são realizados para determinar a causa da dor no peito e da dispneia. O ECG não demonstra anormalidades indicativas de **isquemia miocárdica** (fluxo sanguíneo insuficiente ao músculo cardíaco) ou **infarto do miocárdio** (lesão do músculo cardíaco), como segmento ST ou anormalidades de onda T. A radiografia de tórax não mostra anormalidades indicativas de pneumonia, **atelectasia** (alvéolos que sofreram colapso) ou **pneumotórax** (ar entre a parte interna da parede torácica e a parte externa do pulmão). Uma gasometria arterial é obtida do paciente enquanto ele inspirava o ar ambiente para determinar seus **gases sanguíneos arteriais** (P_{O_2} arterial, P_{CO_2} arterial e pH normal). Sua P_{O_2} arterial era de 70 mmHg (normal > 90), sua P_{CO_2} arterial era de 30 mmHg (o intervalo normal é de 35-45), e seu pH era de 7,50 (o intervalo normal é de 7,35-7,45); sua concentração de bicarbonato calculada era de 22 mmol/L (o intervalo normal é de 22-26).

O paciente tem **embolia pulmonar**, provavelmente como resultado da coagulação sanguínea em sua perna imobilizada. O fluxo de sangue venoso na perna fraturada fica reduzido pela imobilização e pela falta de contração muscular para aumentar o retorno venoso da perna para o coração. A **estase** (fluxo baixo ou ausente) de sangue frequentemente leva à coagulação (**trombose**). Quando a trombose ocorre em veias não superficiais como as da perna, é chamada de **trombose venosa profunda** (TVP). O trombo pode se desprender, migrar para o lado direito do coração e entrar na circulação arterial pulmonar, onde pode bloquear o fluxo sanguíneo para a região do pulmão. Essa condição é chamada de embolia pulmonar, neste caso, **tromboembolia**. Embolias pulmonares podem representar risco de vida se ocluírem uma porção significativa do leito vascular pulmonar. A região do pulmão com o fluxo sanguíneo ocluído cria um espaço morto alveolar (ventilado, mas não perfundido) que não contribui para a troca gasosa. A P_{CO_2} ao final da expiração do paciente diminui porque contém ar advindo de alvéolos não perfundidos, o que contribui para a ausência de dióxido de carbono no ar exalado. A P_{CO_2} arterial é, portanto, maior que a P_{CO_2} ao final da expiração ("alveolar"). A capacidade difusora do paciente é diminuída em razão da área reduzida de superfície para troca gasosa. A oclusão de vasos pulmonares tende a aumentar a resistência vascular pulmonar, a pressão arterial pulmonar e o trabalho do ventrículo direito. O fluxo sanguíneo para o lado esquerdo do coração do paciente diminui, o que explica sua pressão sanguínea sistêmica baixa. Sua **taquicardia** provavelmente resulta da reação de seu reflexo barorreceptor à baixa pressão sanguínea, além da dor e da ansiedade que ele está sentindo. Sua **taquipneia** é explicada pela influência dos receptores em seus pulmões (os **receptores J**, que serão descritos no Cap. 9) e pela dor e ansiedade. A taquipneia resultou em **hiperventilação**, fazendo com que sua P_{CO_2} arterial tivesse uma queda abaixo do intervalo normal e com que seu pH arterial excedesse o intervalo normal (ver discussão de **alcalose respiratória descompensada**, no Cap. 8). Sua P_{CO_2} arterial baixa é resultado da oclusão dos vasos pulmonares, direcionando o fluxo sanguíneo pulmonar para alvéolos pouco ventilados.

O tratamento de pacientes com embolia pulmonar (também denominada **tromboembolismo pulmonar**) depende da gravidade da condição. **Anticoagulantes** são empregados para evitar a formação de novos trombos; fármacos **trombolíticos** são administrados para dissolver coágulos; cateteres intravenosos com filtros destacáveis podem ser usados para evitar a migração de êmbolos; e êmbolos com repercussões graves podem ser removidos cirurgicamente (**embolectomia**).

SUGESTÕES DE LEITURA

Bouhuys A, Jonsson R, Lichtneckert S, et al. Effects of histamine on pulmonary ventilation in man. *Clin Sci*. 1960;19:79–94.
Comroe JH. *Physiology of Respiration*. 2nd ed. Chicago, Ill: Year Book; 1974:168–182.
Lumb AB. *Nunn's Applied Respiratory Physiology*. 7th ed. London: Churchill Livingstone; 2011:119–144.
Marshall BE, Wyche MQ Jr. Hypoxemia during and after anesthesia. *Anesthesiology*. 1972;37:178–209.
Petersson J, Glenny RW. Imaging regional PaO_2 and gas exchange. *J Appl Physiol*. 2012:113:340–352.
Roca J, Wagner PD. Principles and information content of the multiple inert gas elimination technique. *Thorax*. 1993;49:815–824.
Wagner PD, Laravuso RB, Uhl RR, West JB. Continuous distributions of ventilation-perfusion ratios in normal subjects breathing air and 100% O_2. *J Clin Invest*. 1974;54:54–58.
West JB. *Ventilation/Blood Flow and Gas Exchange*. 3rd ed. Oxford: Blackwell; 1977:33–52.
West JB. *Ventilation/Blood Flow and Gas Exchange*. 5th ed. Oxford: Blackwell; 1990:29–49, 80–109.
West JB. *Respiratory Physiology–The Essentials*. 5th ed. Baltimore, MD: Lippincott Williams & Wilkins; 1995:51–69.

6 Difusão de gases e interpretação de testes de função pulmonar

OBJETIVOS

O leitor será capaz de compreender a difusão de gases no pulmão.

- Definir difusão e distingui-la do "fluxo em massa".
- Enunciar a lei de Fick para a difusão.
- Estabelecer a diferença entre limitação da perfusão e limitação da difusão da transferência de gases no pulmão.
- Descrever a difusão de oxigênio dos alvéolos para o sangue.
- Descrever a difusão de dióxido de carbono do sangue para os alvéolos.
- Definir a capacidade de difusão e discutir sua mensuração.
- Interpretar os dados dos testes de função pulmonar (TFP) padrão.

A difusão de um gás ocorre quando existe um movimento de moléculas de uma área na qual esse gás em particular exerce uma elevada pressão parcial para outra na qual ele exerce uma pressão parcial mais baixa. Portanto, o movimento de um gás por difusão é diferente do movimento dos gases ao longo das vias aéreas condutoras, que ocorre por um "fluxo em massa" (movimento em massa ou convecção). Durante o fluxo em massa, o movimento do gás resulta de diferenças na pressão total, com as moléculas de gases diferentes movimentando-se juntas ao longo do gradiente de pressão total. Durante a difusão, os diferentes gases se movimentam de acordo com seus próprios gradientes de pressão parcial individuais. A transferência dos gases durante a difusão ocorre em virtude do movimento molecular aleatório e, portanto, depende da temperatura, pois o movimento molecular aumenta a temperaturas mais altas. Os gases se movimentam em ambas as direções durante a difusão, mas a área com pressão parcial mais alta, em virtude de seu maior número de moléculas por unidades de volume, exibe proporcionalmente mais "partidas" aleatórias. Assim, o movimento do gás depende da diferença de pressão parcial entre as duas áreas. Em uma situação estática, a difusão prossegue até não existir diferença de pressão parcial para qualquer um dos gases nas duas áreas; nos pulmões, o oxigênio e o dióxido de carbono entram e saem continuamente dos alvéolos e, por isso, não haverá esse tipo de equilíbrio.

LEI DE FICK PARA DIFUSÃO

O oxigênio é levado para o interior dos alvéolos pelo fluxo em massa por meio das vias aéreas condutoras. Quando o ar flui pelas vias aéreas condutoras durante a inspiração, a velocidade linear do fluxo em massa diminui à medida que o ar se aproxima dos alvéolos. Isso ocorre porque a área total em corte transversal aumenta drasticamente nas porções distais da árvore traqueobrônquica, como foi visto na Figura 1.2. A velocidade linear do fluxo em massa por um tubo é igual ao fluxo dividido pela área transversal:

Velocidade linear (cm/s) = fluxo (cm^3/s) ÷ área transversal (cm^2)

Quando o ar alcança os alvéolos, o fluxo em massa provavelmente cessa, de modo que qualquer movimento adicional de gás se processará por difusão. Em seguida, o oxigênio movimenta-se pela fase gasosa nos alvéolos de acordo com seu próprio gradiente de pressão parcial. A distância do ducto alveolar para a interface alveolocapilar costuma ser inferior a 1 mm. Presume-se que a difusão na fase gasosa alveolar é bastante facilitada pelas pulsações do coração e pelo fluxo sanguíneo, que são transmitidos aos alvéolos e intensificam o movimento molecular.

Em seguida, o oxigênio se difunde pela interface alveolocapilar. Portanto, deverá movimentar-se primeiro da fase gasosa para a fase líquida, de acordo com a lei de Henry, a qual estabelece que a quantidade de um gás absorvido por um líquido com o qual não se combina quimicamente é diretamente proporcional à pressão parcial do gás ao qual o líquido é exposto, assim como à solubilidade do gás no líquido. O oxigênio deve dissolver-se e difundir-se através da fina camada de surfactante pulmonar, do epitélio alveolar, do interstício e do endotélio capilar, como foi mostrado na Figura 1.5 (etapa 2, próximo à seta). Em seguida, o oxigênio deverá difundir-se pelo plasma (etapa 3), onde parte dele continua dissolvida e a maior parte penetra no eritrócito e se combina com a hemoglobina (etapa 4). O sangue então carrega o oxigênio para fora do pulmão pelo fluxo em massa e o distribui para os outros tecidos do corpo, como mostrado na Figura 1.1. Nos tecidos, o oxigênio se difunde do eritrócito ao longo do plasma, do endotélio capilar, do interstício, da membrana das células teciduais e do interior das células e penetra na membrana mitocondrial. O processo é quase inteiramente invertido para o dióxido de carbono, como mostra a Figura 1.1.

Os fatores que determinam a velocidade de difusão do gás pela barreira alveolocapilar são descritos pela lei de Fick para difusão, mostrada aqui de forma simplificada:

$$\dot{V}_{gás} = \frac{A \times D \times (P_1 - P_2)}{T}$$

em que:

$\dot{V}_{gás}$ = volume de gás que se difunde pela barreira tecidual por unidade de tempo (mL/min)

A = área da superfície da barreira disponível para difusão

D = coeficiente de difusão, ou difusividade, do gás na barreira

T = espessura da barreira ou a distância da difusão
$P_1 - P_2$ = diferença da pressão parcial do gás ao longo da barreira

Ou seja, o volume do gás por unidade de tempo que se desloca pela barreira alveolocapilar é diretamente proporcional à área de superfície da barreira, à difusividade e à diferença na concentração entre os dois lados, mas é inversamente proporcional à espessura da barreira.

Acredita-se que a área de superfície da barreira hematogasosa seja de pelo menos 70 m^2 em um adulto saudável de porte médio em repouso. Ou seja, cerca de 70 m^2 da área de superfície potencial são tanto ventilados como perfundidos em repouso. Se forem recrutados mais capilares, como acontece no exercício, a área de superfície disponível para difusão aumenta; se o retorno venoso diminui, como, por exemplo, em decorrência de uma hemorragia, ou se a pressão alveolar sofre uma elevação em razão da ventilação com pressão positiva, os capilares poderão ser desrecrutados e a área da superfície disponível para difusão poderá diminuir.

A espessura da barreira para difusão alveolocapilar é de apenas cerca de 0,2 a 0,5 μm. Essa espessura pode aumentar na fibrose intersticial ou no edema intersticial, interferindo na difusão – a qual provavelmente aumenta na presença de volumes pulmonares mais altos, pois à medida que os alvéolos são distendidos, a distância para a difusão diminui ligeiramente (e também porque as pequenas vias aéreas sujeitas ao fechamento podem ficar abertas em volumes pulmonares mais altos).

A difusividade, ou constante de difusão, para um determinado gás é diretamente proporcional à solubilidade do gás na barreira da difusão e inversamente proporcional à raiz quadrada do peso molecular (PM) do gás:

$$D \propto \frac{\text{solubilidadc}}{\sqrt{\text{PM}}}$$

A relação entre solubilidade e difusão pela barreira já foi abordada. A difusividade é inversamente proporcional à raiz quadrada do peso molecular do gás, pois diferentes gases com números iguais de moléculas em volumes iguais apresentam a mesma energia molecular se estiverem à mesma temperatura. Portanto, as moléculas leves se deslocam com maior rapidez, sofrem colisões com maior frequência e se difundem de forma mais rápida. Assim, a lei de Graham estabelece que as velocidades relativas de difusão de dois gases são inversamente proporcionais às raízes quadradas de seus pesos moleculares, se as demais variáveis forem iguais.

Para os dois gases de maior importância no pulmão,

$$\frac{\sqrt{\text{PM de } O_2}}{\sqrt{\text{PM de } CO_2}} = 0{,}85$$

Pois as velocidades relativas de difusão são inversamente proporcionais à relação das raízes quadradas de seus pesos moleculares,

$$\frac{\text{Velocidade de difusão para } O_2}{\text{Velocidade de difusão para } CO_2} \propto \frac{1}{0{,}85} = 1{,}17$$

Ou seja, como o oxigênio é menos denso que o dióxido de carbono, deverá difundir- se a uma velocidade 1,2 vez maior que o dióxido de carbono (o que acontece de fato quando se movimenta pelos alvéolos). Na barreira alveolocapilar, porém, as solubilidades relativas do oxigênio e do dióxido de carbono também devem ser consideradas. A solubilidade do dióxido de carbono na fase líquida é cerca de 24 vezes maior que a do oxigênio, de modo que o dióxido de carbono se difunde cerca de 0,85 × 24, ou aproximadamente 20 vezes mais rapidamente pela barreira alveolocapilar que o oxigênio. Por essa razão, os pacientes enfrentam problemas com a difusão do oxigênio pela barreira alveolocapilar antes de ocorrer uma retenção de dióxido de carbono decorrente da deficiência de difusão.

LIMITAÇÕES DA TRANSFERÊNCIA DE GASES

Os fatores que limitam o movimento de um gás pela barreira alveolocapilar, como descritos pela lei de Fick para difusão, podem ser divididos arbitrariamente em três componentes: o coeficiente de difusão, a área de superfície e a espessura da membrana alveolocapilar, e o gradiente de pressão parcial pela barreira para cada gás em particular. O coeficiente de difusão, como abordado na seção anterior, depende das propriedades físicas dos gases e da membrana alveolocapilar. A área de superfície e a espessura da membrana são propriedades físicas da barreira, mas podem ser alteradas por mudanças no volume de sangue dos capilares pulmonares, no débito cardíaco ou na pressão da artéria pulmonar, por mudanças no volume pulmonar ou, ainda, por doenças como fibrose ou enfisema. O gradiente de pressão parcial de um gás (através da barreira) é o principal determinante final da velocidade de difusão do gás. A pressão parcial de um gás do sangue venoso misto e nos capilares pulmonares é um fator tão importante quanto sua pressão parcial alveolar em relação à determinação de sua velocidade de difusão, o que será demonstrado na próxima seção.

Limitação da difusão

Um eritrócito e seu plasma correspondente gastam em média cerca de 0,75 a 1,2 segundo dentro dos capilares pulmonares para os débitos cardíacos em repouso. Pode-se estimar esse período dividindo-se o volume sanguíneo dos capilares pulmonares pelo fluxo sanguíneo pulmonar (enunciado em mililitros por segundo). Alguns eritrócitos podem levar menos tempo para atravessar os capilares pulmonares; outros poderão levar mais tempo. A Figura 6.1 mostra esquematicamente a mudança calculada com o passar do tempo nas pressões parciais dos três gases no sangue: oxigênio, monóxido de carbono e óxido nitroso. Essas pressões são mostradas em comparação às pressões parciais alveolares para cada gás, conforme indica a linha tracejada. Essa pressão parcial alveolar é diferente para cada um dos três gases e depende de sua concentração na mistura gasosa inspirada, bem como da rapidez com que é retirada pelo sangue dos capilares pulmonares. A representação esquemática é feita como se os três gases fossem administrados simultaneamente, o que nem sempre ocorre. Convém considerar cada gás como se estivesse atuando de forma independente dos demais.

A pressão parcial do monóxido de carbono no sangue dos capilares pulmonares sobe muito lentamente em comparação à dos outros dois gases na figura. (Naturalmente, uma baixa concentração inspirada de monóxido de carbono deve ser utilizada por um período muito curto em uma experiência desse tipo.) De qualquer modo, se o conteúdo de monóxido de carbono (em mililitros de monóxido de carbono por mililitro de sangue) fosse medido simultaneamente, evidenciaria uma elevação muito rápida. A explicação para essa rápida elevação resulta no fato de que o monóxido de carbono combina-se quimicamente à hemoglobina nos eritrócitos. Na verdade, a afinidade do monóxido de carbono com a hemoglobina é cerca de 210 vezes maior que a do oxigênio. O monóxido de carbono que está combinado quimicamente à hemoglobina não contribui para a pressão parcial do monóxido de carbono no sangue, pois não estará mais fisicamente dissolvido nele. Portanto, a pressão parcial do monóxido de carbono no sangue dos capilares pulmonares não se aproxima da pressão parcial do monóxido de carbono nos alvéolos durante o período no qual o sangue fica exposto ao monóxido de carbono alveolar. (Se a pressão parcial alveolar de monóxido de carbono for alta o suficiente para saturar a hemoglobina, a pressão parcial dos capilares pulmonares aumentará

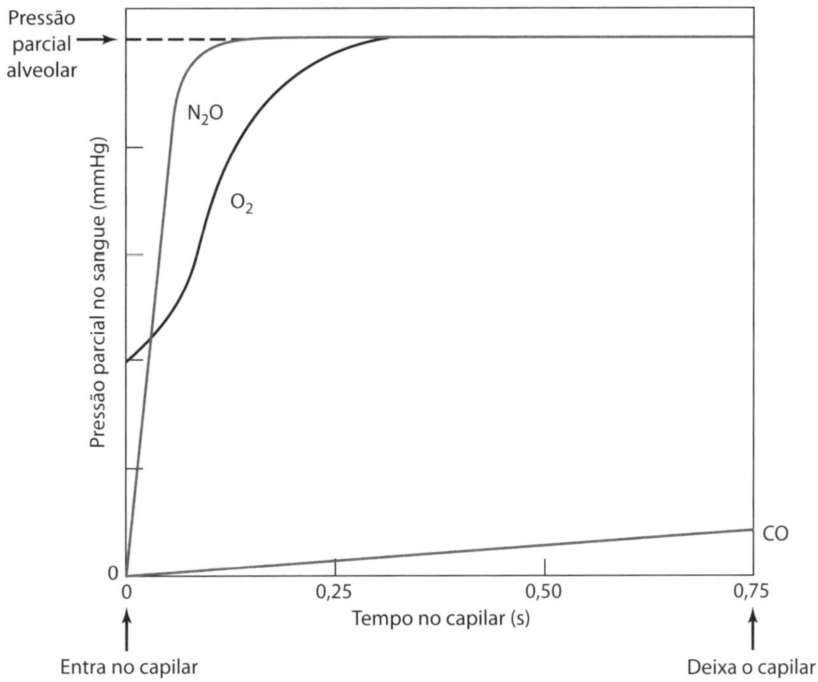

Figura 6.1 Mudanças calculadas nas pressões parciais do monóxido de carbono, do óxido nitroso e do oxigênio no sangue quando este passa por um capilar pulmonar funcional. Não existem unidades sobre a ordenada, pois a escala é diferente para cada um dos três gases, dependendo da pressão parcial alveolar de cada gás. A abscissa é dada em segundos, indicando o período durante o qual o sangue permaneceu no capilar. Para o débito cardíaco em repouso, o sangue passa cerca de 0,75 segundo em um capilar pulmonar. A pressão parcial alveolar de cada gás é indicada pela linha tracejada. Observe que as pressões parciais do óxido nitroso e do oxigênio entram em equilíbrio rapidamente com suas pressões parciais alveolares. Reproduzido com permissão de Comroe, 1962.

com rapidez.) O gradiente de pressão parcial do monóxido de carbono através da barreira alveolocapilar é, portanto, bem mantido durante todo o período em que o sangue permanece no capilar pulmonar, de modo que a difusão do monóxido de carbono é limitada apenas por sua difusividade na barreira, pela área de superfície e pela espessura da barreira – ou seja, pelas características de difusão da própria barreira. A transferência do monóxido de carbono do alvéolo para o sangue dos capilares pulmonares é designada como sendo limitada por difusão em vez de limitada por perfusão.

Limitação da perfusão

A pressão parcial do óxido nitroso no sangue capilar pulmonar entra em equilíbrio muito rapidamente com a pressão parcial do óxido nitroso no alvéolo, pois o óxido nitroso movimenta-se pela barreira alveolocapilar com muita facilidade e porque não se combina quimicamente à hemoglobina nos eritrócitos. Após apenas cerca de 0,1 segundo de exposição do sangue capilar pulmonar ao óxido nitroso alveolar, o gradiente de pressão parcial pela barreira alveolocapilar já terá sido abolido. Desse momento em diante, não ocorre transferência adicional de óxido nitroso do alvéolo para a porção do sangue no capilar que já entrou em equilíbrio com a pressão parcial do óxido nitroso alveolar; durante o último 0,6 a 0,7 segundo, nenhuma difusão global ocorre entre o alvéolo e o sangue quando este se desloca pelo capilar pulmonar. Naturalmente, o sangue que acaba de penetrar no capilar da extremidade arterial não entrará em equilíbrio com a pressão parcial alveolar do óxido nitroso e, assim, o óxido nitroso poderá difundir-se para o sangue na extremidade arterial. Portanto, a transferência do óxido nitroso é limitada pela perfusão. A transferência do óxido nitroso de um alvéolo para um de seus capilares pulmonares pode ser acelerada se houver um aumento no débito cardíaco e, dessa forma, uma redução do tempo durante o qual o sangue permanece no capilar pulmonar após ter sido estabelecido o equilíbrio com a pressão parcial alveolar do óxido nitroso. (Considerando-se que um aumento do débito cardíaco pode recrutar capilares que até então não estavam sendo perfundidos, a difusão total do monóxido de carbono e do óxido nitroso pode aumentar à medida que a área de superfície para a difusão aumenta.)

DIFUSÃO DO OXIGÊNIO

Como se pode ver na Figura 6.1, a evolução temporal para a transferência do oxigênio enquadra-se entre aquelas para o monóxido de carbono e o óxido nitroso. A pressão parcial do oxigênio aumenta com bastante rapidez (observe que começa com a P_{O_2} do sangue venoso misto em cerca de 40 mmHg, em vez de começar em zero) e o equilíbrio com a P_{O_2} alveolar de aproximadamente 100 mmHg ocorre em aproximadamente 0,25 segundo, ou cerca de um terço do período durante o qual o sangue permanece no capilar pulmonar com débitos cardíacos normais, em repouso. O oxigênio movimenta-se facilmente pela barreira alveolocapilar e penetra nos eritrócitos, onde se combina quimicamente à hemoglobina. A pressão parcial do oxigênio sobe mais rapidamente que a pressão parcial do monóxido de carbono (à pressão parcial muito baixa do monóxido de carbono que seria usado). De modo semelhante, o oxigênio combinado quimicamente à hemoglobina (e, portanto, que não se encontra mais fisicamente dissolvido) não exerce qualquer pressão parcial e, assim, o gradiente de pressão parcial pela membrana alveolocapilar inicialmente é muito bem mantido, permitindo a transferência de oxigênio. A combinação química do oxigênio com a hemoglobina, porém, se processa rapidamente (dentro de centésimos de segundo) e, com a pressão parcial alveolar normal do oxigênio, a hemoglobina torna-se quase saturada de oxigênio muito rapidamente, como será visto no próximo capítulo. Quando isso acontece, a pressão parcial do oxigênio no sangue sobe rapidamente até a existente no alvéolo e, a partir desse momento, não poderá ocorrer transferência adicional de oxigênio do alvéolo para o sangue equilibrado. Portanto, em condições de P_{O_2} alveolar normal e débito cardíaco normal de repouso, a transferência de oxigênio do alvéolo para o capilar pulmonar é limitada por perfusão.

A Figura 6.2A mostra gráficos semelhantes das mudanças calculadas na pressão parcial do oxigênio no sangue à medida que este se movimenta por um capilar pulmonar. A P_{O_2} alveolar é normal. Durante o exercício, o sangue movimenta-se pelo capilar pulmonar com uma rapidez muito maior do que na vigência de débitos cardíacos de repouso. De fato, o sangue pode permanecer no capilar pulmonar "funcional" por um tempo médio de apenas cerca de 0,25 segundo durante o exercício vigoroso, como indica o gráfico. A transferência de oxigênio para o sangue por unidade de tempo será consideravelmente aumentada, pois existe pouca ou nenhuma limitação da perfusão para a transferência de oxigênio. (Na realidade, a parte do sangue que permanece no capilar por menos que o tempo médio pode estar sujeita a uma limitação da difusão para a transferência de oxigênio.) Naturalmente, a transferência total de oxigênio também aumenta durante o exercício, por causa do recrutamento de capilares que até então não estavam sendo perfundidos, o que provoca o aumento da área de superfície para a difusão, bem como em virtude de uma melhor equivalência entre ventilação e perfusão. Uma pessoa com uma barreira alveolocapilar anormal decorrente de um espessamento fibrótico ou de edema intersticial pode aproximar-se da limitação da difusão para a transferência de oxigênio em repouso e poderá evidenciar uma acentuada limitação da difusão para a transferência de oxigênio durante o exercício vigoroso, como se pode ver na curva média da Figura 6.2A. Uma pessoa com uma barreira alveolocapilar extremamente anormal pode ter uma limitação da difusão para a transferência de oxigênio mesmo em repouso, como aparece à direita na figura.

O efeito de uma baixa pressão parcial alveolar do oxigênio sobre a transferência do oxigênio do alvéolo para o capilar é visto na Figura 6.2B. A P_{O_2} alveolar baixa determina o limite superior para a P_{O_2} do sangue capilar terminal. Considerando-se que o conteúdo de oxigênio do sangue arterial é reduzido, a P_{O_2} venosa mista também é reduzida. A redução ainda maior na pressão parcial alveolar do oxigênio, porém, causa uma redução do gradiente da pressão parcial alveolocapilar, de modo que a P_{O_2} do sangue leva mais tempo para entrar em equilíbrio com a P_{O_2} alveolar. Por essa razão, uma pessoa normal que se exercita a grandes altitudes pode estar sujeita a uma limitação da difusão para a transferência de oxigênio.

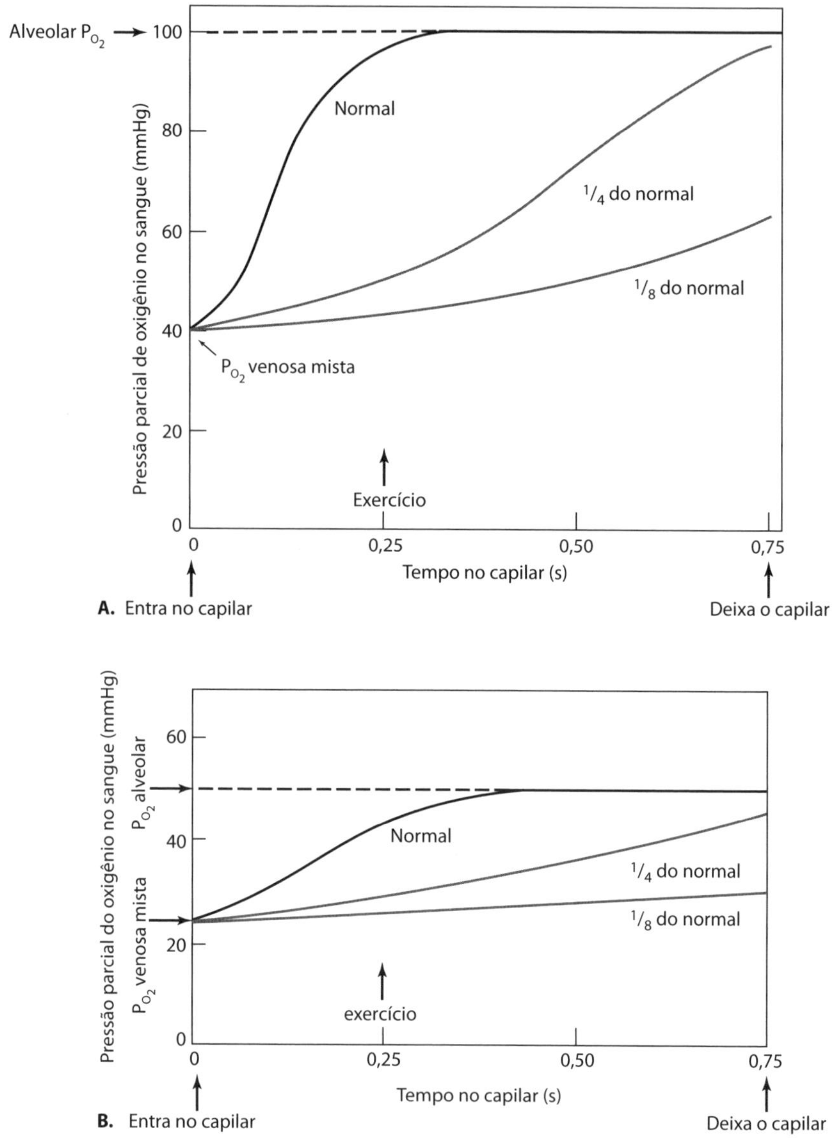

Figura 6.2 Mudanças calculadas na pressão parcial de oxigênio quando o sangue passa por um capilar pulmonar. O gráfico superior mostra os padrões em uma P_{O_2} alveolar normal de aproximadamente 100 mmHg e difusão normal e anormal pela barreira alveolocapilar. O gráfico inferior mostra os padrões em uma P_{O_2} alveolar baixa e difusão normal e anormal pela barreira alveolocapilar. A P_{O_2} alveolar é indicada pela linha tracejada.

Reproduzido com permissão de Wagner, 1972, West JB. *Respiratory Physiology — The Essentials*, 4.ed. Philadelphia, Pa: Lippincott Williams & Wilkins, 1990.

DIFUSÃO DO DIÓXIDO DE CARBONO

A evolução temporal da transferência do dióxido de carbono do sangue capilar pulmonar para o alvéolo é mostrada na Figura 6.3. Em uma pessoa normal com uma pressão parcial venosa mista do dióxido de carbono de 45 mmHg e uma pressão parcial alveolar do dióxido de carbono de 40 mmHg, o equilíbrio é alcançado em cerca de 0,25 de segundo, ou aproximadamente o mesmo tempo necessário para o oxigênio. Esse fato pode parecer surpreendente, se considerarmos que a difusividade do dióxido de carbono é cerca de 20 vezes maior que a do oxigênio, mas o gradiente de pressão parcial normalmente é de apenas cerca de 5 mmHg para o dióxido de carbono, enquanto é de cerca de 60 mmHg para o oxigênio. Portanto, normalmente a transferência do dióxido de carbono é limitada pela perfusão, embora possa ser limitada pela difusão em uma pessoa com uma barreira alveolocapilar anormal, como mostra a figura.

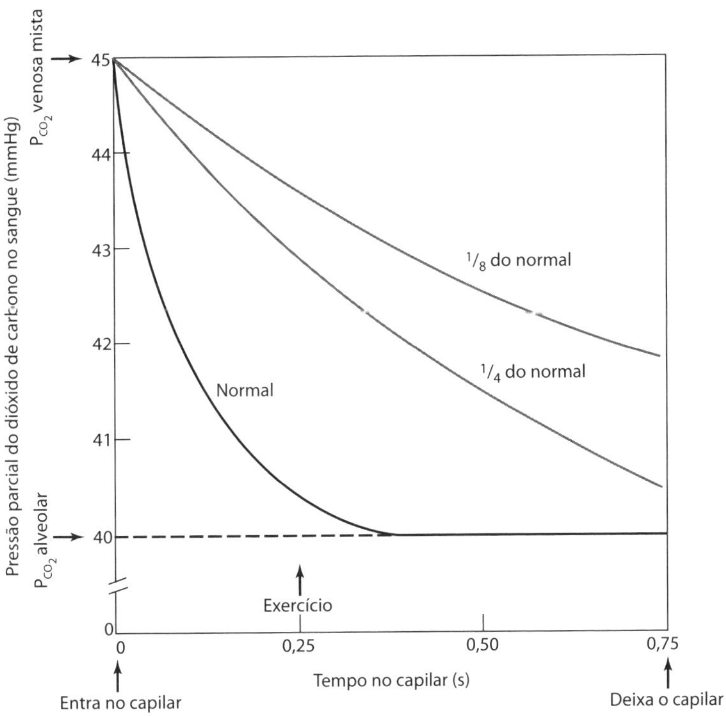

Figura 6.3 Mudanças calculadas na pressão parcial do dióxido de carbono quando o sangue passa por um capilar pulmonar. A P_{CO_2} venosa mista é de aproximadamente 45 mmHg. A P_{CO_2} alveolar é indicada pela linha tracejada. São mostrados os padrões para a difusão normal e anormal pela barreira alveolocapilar. Observe que a pressão parcial de CO_2 no sangue capilar pulmonar normalmente entra muito rápido em equilíbrio com a P_{CO_2} alveolar.
Reproduzido com permissão de Wagner, 1972.

MENSURAÇÃO DA CAPACIDADE DE DIFUSÃO

Com bastante frequência é útil determinar as características de difusão dos pulmões de um paciente durante sua avaliação no laboratório para função pulmonar. Poderá ser particularmente importante determinar se uma deficiência aparente na difusão representa o resultado de uma limitação da perfusão ou de uma limitação da difusão.

A capacidade de difusão (ou fator de transferência) é a velocidade na qual o oxigênio ou o monóxido de carbono é absorvido do gás alveolar para os capilares pulmonares (em mililitros por minuto) por unidade de gradiente de pressão parcial (em milímetros de mercúrio). A capacidade de difusão do pulmão (para o gás *x*), D_{P_x}, é, portanto, igual à captação do gás *x*, $\dot{V}x$, dividida pela diferença entre a pressão parcial alveolar do gás *x*, P_{A_x}, e a pressão parcial capilar média do gás *x*, $P_{\bar{c}_x}$:

$$D_{P_x} = \frac{\dot{V}_x}{P_{A_x} - P_{\bar{c}_x}} \text{ mL/min/mm Hg}$$

Esse é apenas um rearranjo da equação de Fick, mostrada no início deste capítulo. Os termos para área, difusividade e espessura foram combinados em D_{P_x} e a equação foi reorganizada:

$$\dot{V}_x = \frac{A \times D\,(P_1 - P_2)}{T}$$

$$\frac{\dot{V}_x}{P_1 - P_2} = \frac{A \times D}{T}$$

$$D_{P_x} = \frac{\dot{V}_x}{P_1 - P_2}$$

A pressão parcial média do oxigênio ou do monóxido de carbono é, como já discutido, afetada por suas reações químicas com a hemoglobina, assim como por sua transferência pela barreira alveolocapilar. Por essa razão, a capacidade de difusão do pulmão é determinada tanto pela capacidade difusora da membrana (tanto a membrana alveolocapilar como a membrana plasmática do eritrócito), D_M, como pela reação com a hemoglobina, enunciada como $\theta \times Vc$, em que θ é o volume do gás em mililitros por minuto captado pelos eritrócitos em 1 mL de sangue por mililitro de gradiente de pressão parcial de mercúrio entre o plasma e o eritrócito; e Vc é o volume de sangue capilar em mililitros. (As unidades de $\theta \times Vc$ são, portanto, mL/min/mmHg.) Pode-se mostrar que a capacidade difusora do pulmão, D_P, está relacionada a D_M e $\theta \times Vc$ da seguinte maneira:

$$\frac{1}{D_P} = \frac{1}{D_M} + \frac{1}{\theta \times Vc}\left(+\frac{1}{D_A}\right)$$

A D_A, ou difusão pelo alvéolo, normalmente é muito rápida e, em geral, pode ser desprezada; no entanto, em condições como edema pulmonar ou pneumonia, isso pode ser um problema mais grave.

O monóxido de carbono é usado mais frequentemente nas determinações da capacidade de difusão, pois a pressão parcial média do monóxido de carbono nos capilares pulmonares é praticamente igual a zero quando são utilizadas pressões parciais alveolares não letais de monóxido de carbono:

$$D\text{P}_{CO} = \frac{\dot{V}_{CO}}{P\text{A}_{CO} - P\bar{c}_{CO}}$$

$$\text{mas } P\bar{c}_{CO} \simeq 0$$

$$\text{e, então, } D\text{P}_{CO} = \frac{\dot{V}_{CO}}{P\text{A}_{CO}}$$

Vários métodos diferentes são usados na clínica para medir a capacidade de difusão do monóxido de carbono. Eles envolvem as técnicas tanto de uma única inalação como de equilíbrio dinâmico (*steady-state*), às vezes durante o exercício. A $D\text{P}_{CO}$ é reduzida nas doenças associadas à fibrose intersticial ou alveolar, como fibrose pulmonar idiopática, sarcoidose, esclerodermia e asbestose, ou a condições que causam edema pulmonar intersticial ou alveolar, como indica a Tabela 6.1. É reduzida também nas condições que ocasionam uma diminuição da área de superfície disponível para a difusão, como enfisema, tumores, baixo débito cardíaco ou baixo volume de sangue nos capilares pulmonares, assim como nas condições que causam um distúrbio de ventilação-perfusão, o que reduz efetivamente a área de superfície disponível para a difusão.

Tabela 6.1 Condições que reduzem a capacidade de difusão

Espessura da barreira
Edema intersticial ou alveolar
Fibrose intersticial ou alveolar
Sarcoidose
Esclerodermia
Área de superfície reduzida
Enfisema
Tumores
Baixo débito cardíaco
Baixo volume sanguíneo nos capilares pulmonares
Redução de captação pelos eritrócitos
Anemia
Baixo volume sanguíneo nos capilares pulmonares
Distúrbio de ventilação-perfusão

INTERPRETAÇÃO DOS TESTES DE FUNÇÃO PULMONAR

Foi discutida até aqui a maior parte dos princípios básicos da troca gasosa entre o ar ambiente e o sangue capilar pulmonar. Foi abordada também a maioria dos testes de função pulmonar padrão. A Figura 6.4 é uma "árvore de decisão" que pode ser usada para ajudar a interpretar os dados de um teste de função pulmonar à medida que se relacionam a doenças respiratórias restritivas e obstrutivas. Os resultados de cada teste de função pulmonar devem ser comparados aos previstos para uma pessoa saudável normal de altura (e peso) compatível, além de idade, sexo e etnia similares. Visto que a maior parte dos testes requisita que o indivíduo entenda o que deve fazer, assim como coopere e se esforce durante a realização do teste, a pessoa responsável pela administração do teste deve julgar sua validade. Embora os testes de função pulmonar sejam discutidos separadamente neste livro, na prática atual, uma única máquina ou estação de trabalho pode ser utilizada para realizar diversos testes.

As doenças restritivas incluem todas aquelas que resultam em dificuldade inspiratória, como as que causam complacência pulmonar diminuída, por exemplo, fibrose ou atelectasia; ou as que causam complacência reduzida da parede torácica, por exemplo, cifoescoliose ou obesidade. Os distúrbios que impedem a expansão pulmonar, como pneumotórax ou hemotórax, ou os que enfraquecem os músculos

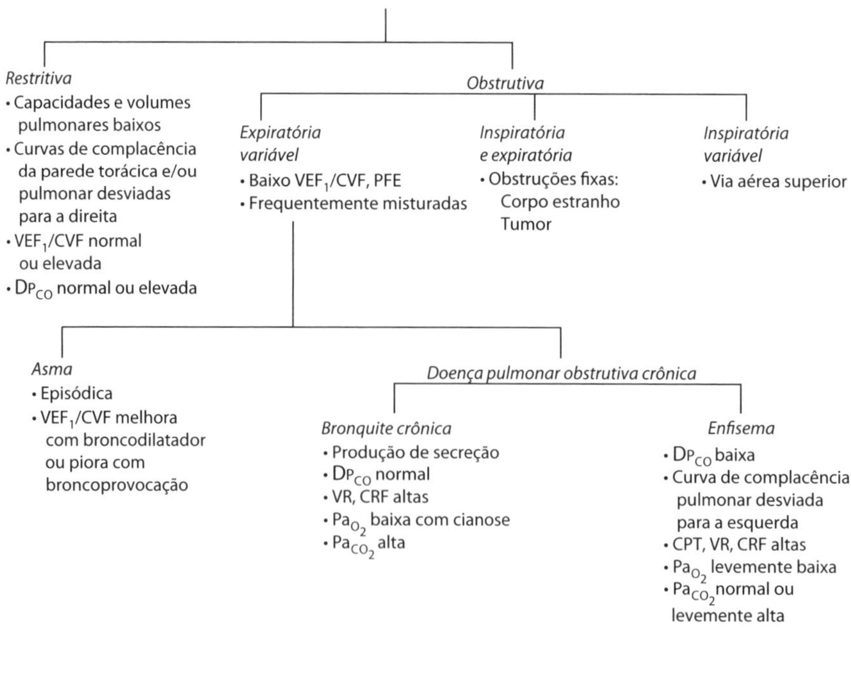

Figura 6.4 Árvore de decisão dos testes de função pulmonar (descritos no texto). VEF_1/CVF, relação do volume expiratório forçado no primeiro segundo para a capacidade vital forçada; PFE, pico de fluxo expiratório; DP_{CO}, capacidade de difusão do monóxido de carbono; CPT, capacidade pulmonar total; VR, volume residual; CRF, capacidade residual funcional.

inspiratórios, resultam em padrões semelhantes aos das doenças restritivas. Os volumes e capacidades pulmonares serão menores que os previstos (ver Fig. 3.3), as curvas de complacência da parede torácica e/ou do pulmão serão desviadas para a direita (ver Fig. 2.7) e o VEF_1/CVF serão normais ou mesmo levemente maiores que o previsto. A capacidade de difusão do monóxido de carbono será baixa (fibrose) ou próxima ao normal (cifoescoliose).

As doenças obstrutivas podem ser divididas em três grupos. Obstruções fixas, como corpos estranhos ou tumores em grandes vias aéreas, aumentam a resistência das vias aéreas durante a inspiração e a expiração (ver Fig. 2.25A). Obstruções inspiratórias variáveis, que são associadas a problemas das vias aéreas superiores extratorácicas, como apneia do sono obstrutiva ou corda vocal paralisada, afetam a inspiração mais que a expiração (ver Fig. 2.25B). O VEF_1/CVF geralmente é normal. As obstruções expiratórias variáveis (ver Fig. 2.25C), que são associadas a problemas das vias aéreas intratorácicas, resultam em baixo VEF_1/CVF e baixo pico de fluxo expiratório (PFE). Elas incluem asma, bronquite crônica e enfisema. Um paciente pode apresentar dois ou três desses distúrbios de uma só vez. Se uma das três doenças for predominante, isso pode ser determinado pela interpretação dos testes de função pulmonar do paciente. A asma é uma doença episódica diagnosticada pelo aumento no VEF_1/CVF após a administração de um broncodilatador e/ou uma piora do VEF_1/CVF após teste de broncoprovocação. A bronquite crônica, que é caracterizada pela produção elevada de secreção, é associada à capacidade de difusão normal do monóxido de carbono, ao elevado volume residual e capacidade residual funcional, com P_{O_2} arterial baixa e cianose frequente, além de P_{CO_2} arterial elevada. O enfisema, que é caracterizado pela destruição dos alvéolos, é associado à baixa capacidade de difusão do monóxido de carbono, a um desvio para a esquerda da curva de complacência pulmonar (ver Fig. 2.7), à capacidade pulmonar, à capacidade residual funcional muito elevada e ao volume residual muito alto (ver Fig. 3.3). A P_{O_2} arterial, em geral, está levemente reduzida, e a P_{CO_2} arterial, levemente elevada.

CONCEITOS-CHAVE

1. O volume de gás por unidade de tempo que se movimenta pela barreira alveolocapilar é diretamente proporcional à área da barreira, à difusividade do gás na barreira e à diferença na concentração do gás entre os dois lados da barreira, mas é inversamente proporcional à espessura da barreira.

2. Se a pressão parcial de um gás no plasma entra em equilíbrio com a pressão parcial alveolar do gás ao longo do tempo durante o qual o sangue permanece no capilar pulmonar, sua transferência é **limitada pela perfusão**; se o equilíbrio não ocorre ao longo do tempo durante o qual o sangue permanece no capilar, a transferência é **limitada pela difusão**.

QUESTÕES CLÍNICAS

6.1 Como se poderia esperar que cada uma das seguintes condições ou circunstâncias viesse a afetar a capacidade de difusão (DP) do pulmão? Justifique suas respostas.

a. Passando de decúbito dorsal para a posição ereta (vertical).
b. Exercício.
c. Manobra de Valsalva.
d. Anemia.
e. Baixo débito cardíaco decorrente da perda de sangue.
f. Fibrose intersticial difusa dos pulmões.
g. Enfisema.

6.2 Se a pressão parcial de um gás nos capilares pulmonares entra em equilíbrio com a existente no alvéolo antes de o sangue deixar o capilar (presumindo-se que o gás está se difundindo do alvéolo para o capilar pulmonar):

a. Admite-se que sua transferência é limitada pela perfusão.
b. Admite-se que sua transferência é limitada pela difusão.
c. Um aumento no débito cardíaco não aumentará a quantidade de gás que se difunde pela barreira alveolocapilar.
d. Um aumento na pressão parcial alveolar do gás não aumentará a quantidade do gás que se difunde pela barreira alveolocapilar.
e. O recrutamento de capilares pulmonares adicionais não aumentará a quantidade do gás que se difunde pela barreira alveolocapilar.

ESTUDO DE CASO

Um homem de 65 anos de idade consulta o médico da família porque está sentindo falta de ar, que ele relata ter percebido pela primeira vez durante atividade física intensa há aproximadamente dois anos. A dispneia piorou progressivamente e agora o afeta mesmo em atividades moderadas. Ele apresenta uma tosse seca que parece estar se tornando mais frequente. O exame físico revelou uma frequência respiratória mais alta que o normal, com volumes-correntes baixos, tremores nos dedos e crepitações que soam como velcro sendo descolado, que puderam ser ouvidos com o estetoscópio na base dos pulmões durante a inspiração. O médico encaminhou o paciente para um pneumologista.

Os testes de função pulmonar mostraram um padrão restritivo dos volumes e capacidades pulmonares como a parte intermediária da Figura 3.3. A capacidade residual funcional (CRF), a capacidade pulmonar total (CPT) e o volume residual (VR) estavam todos abaixo dos valores previstos para o paciente, assim como o volume expiratório forçado no primeiro segundo (VEF_1) e a capacidade vital forçada (CVF). No entanto, seu VEF_1/CVF era levemente maior que o previsto. Sua capacidade de difusão de monóxido de carbono (DP_{CO}) era de apenas um terço do previsto. A oximetria de pulso revelou uma saturação de oxigênio arterial (SaO_2) mais baixa que a prevista. A SaO_2 e a DP_{CO} pioraram com o exercício.

A radiografia torácica e uma tomografia de alta resolução mostraram opacidades reticulares pleurais irregulares. Uma biópsia do pulmão apresentou um padrão heterogêneo, com áreas alternadas de pulmão normal e inflamação intersticial, bem como fibrose. O paciente não tem histórico de tratamento ou de uso de fármacos associados à fibrose pulmonar, de exposição ocupacional ou ambiental a agentes conhecidos que causam fibrose nem histórico de infecção pulmonar prévia. Também não havia evidência de doença sistêmica associada à fibrose pulmonar, como sarcoidose ou esclerodermia.

O pneumologista faz um diagnóstico preliminar de doença intersticial do pulmão, com base no histórico do paciente, no exame físico, na radiografia torácica e na tomografia, bem como no teste de função pulmonar com padrão restritivo (Fig. 6.4). A doença pulmonar obstrutiva é descartada pelo VEF_1/CVF levemente aumentado. O diagnóstico de fibrose pulmonar idiopática (FPI) é realizado por meio da análise de todas as causas conhecidas de fibrose pulmonar, como as mencionadas no parágrafo anterior.

A fibrose pulmonar causa redução da complacência pulmonar e aumento do trabalho respiratório inspiratório, o que resulta em volumes e capacidades pulmonares mais baixos que o previsto, volume corrente baixo e elevada frequência respiratória em repouso, bem como VEF_1 e CVF baixos. O fato da SaO_2 e da DP_{CO} estarem mais baixas que o previsto se deve à difusão reduzida ao longo da barreira alveolocapilar e a um certo grau de distúrbio da ventilação-perfusão, provavelmente causado pela distribuição irregular da patologia. A tosse seca e a crepitação aparentemente são causadas pelo próprio tecido fibrótico. Os tremores nos dedos são comuns em muitas doenças, incluindo algumas que causam hipoxemia crônica, como a FPI. O mecanismo pelo qual essas doenças causam tremores não é conhecido, embora fatores de crescimento liberados dos pulmões possam estar envolvidos.

Não há tratamentos realmente efetivos para a FPI. Corticosteroides e outros fármacos imunossupressores são usados para tentar diminuir o processo fibrótico, mas não são completamente eficazes. O prognóstico é negativo, com o tempo de sobrevida médio de apenas dois a três anos.[1]

---

[1] N.R.C.: No primeiro semestre de 2015, foram aprovados nos Estados Unidos dois medicamentos para o tratamento da FPI, a pirfenidona e nintedanibe, que reduzem a perda de CVF e prometem ser o início de uma revolução no tratamento da FPI.

SUGESTÕES DE LEITURA

Comroe JH, Forster RE II, DuBois AB, Briscoe WA, Carlsen E. *The Lung*. 2nd ed. Chicago, Ill: Year Book; 1962:111–139.

Forster RE II, Dubois AB, Briscoe WA, Fisher AB. *The Lung: Physiologic Basis of Pulmonary Function Tests*. 3rd ed. Chicago, IL: Year Book; 1986:190–222.

Hegewald MJ, Crapo RO. Pulmonary Function Testing. In: Mason RJ, Broaddus VC, Martin TR, et al. eds. *Murray & Nadel's Textbook of Respiratory Medicine*. 5th ed. Philadelphia, PA: WB Saunders and Company; 2010.

Lumb AB. *Nunn's Applied Respiratory Physiology*. 7th ed. London: Churchill Livingstone; 2011:145–158.

Maeda N, Shiga T. Velocity of oxygen transfer and erythrocyte rheology. *News Physiol Sci*. 1994;9:22–27.

Wagner PD, West JB. Effects of diffusion impairment on O 2 and CO 2 time courses in pulmonary capillaries. *J Appl Physiol*. 1972;33:62–71.

West JB. *Respiratory Physiology—The Essentials*. 6th ed. Baltimore, MD: Lippincott Williams & Wilkins; 2000:21–28.

Transporte de oxigênio e dióxido de carbono no sangue

7

OBJETIVOS

O leitor será capaz de compreender como o oxigênio e o dióxido de carbono são transportados para e a partir dos tecidos pelo sangue.

- Enunciar a relação entre a pressão parcial do oxigênio no sangue e a quantidade de oxigênio fisicamente dissolvida no sangue.
- Descrever a combinação química do oxigênio com a hemoglobina e a "curva de dissociação da oxiemoglobina".
- Definir a saturação da hemoglobina, a capacidade de conduzir oxigênio e o conteúdo de oxigênio do sangue.
- Enunciar as consequências fisiológicas do formato da curva de dissociação da oxiemoglobina.
- Enumerar os fatores fisiológicos que podem influenciar a curva de dissociação da oxiemoglobina e prever os efeitos sobre o transporte de oxigênio pelo sangue.
- Enunciar a relação entre a pressão parcial do dióxido de carbono no sangue e a quantidade de dióxido de carbono fisicamente dissolvida no sangue.
- Descrever o transporte do dióxido de carbono em forma de compostos carbamino com as proteínas do sangue.
- Explicar de que maneira a maior parte do dióxido de carbono no sangue é transportada como bicarbonato.
- Descrever a curva de dissociação do dióxido de carbono para o sangue total.
- Explicar os efeitos de Bohr e de Haldane.

A etapa final na troca de gases entre o meio externo e os tecidos é o transporte de oxigênio e de dióxido de carbono para e a partir do pulmão pelo sangue. O oxigênio é conduzido tanto fisicamente dissolvido no sangue como quimicamente combinado à hemoglobina. O dióxido de carbono é conduzido dissolvido fisicamente no sangue, em combinação química com as proteínas do sangue em forma de compostos carbamino, bem como bicarbonato.

TRANSPORTE DE OXIGÊNIO PELO SANGUE

1 O oxigênio é transportado tanto dissolvido fisicamente no sangue como em combinação química à hemoglobina nos eritrócitos. Normalmente, uma quantidade muito maior de oxigênio combinado à hemoglobina é trans-

portada do que a quantidade dissolvida fisicamente no sangue. Sem hemoglobina, o sistema cardiovascular não poderia fornecer oxigênio suficiente para atender às demandas teciduais.

Fisicamente dissolvido

A uma temperatura de 37°C, 1 mL de plasma contém 0,00003 mL de O_2/mmHg de P_{O2}. Isso corresponde à lei de Henry, discutida no Capítulo 6. O sangue total contém uma quantidade semelhante de oxigênio dissolvido por mililitro, pois o oxigênio se dissolve no fluido dos eritrócitos aproximadamente na mesma quantidade. Portanto, o sangue arterial normal com uma P_{O2} de aproximadamente 100 mmHg contém apenas cerca de 0,003 mL de O_2/mL de sangue, ou 0,3 mL de O_2/100 mL de sangue. (O conteúdo de oxigênio do sangue é convencionalmente expresso em mililitros de oxigênio por 100 mL de sangue, ou em volumes percentuais.)

Alguns simples cálculos conseguem demonstrar que o oxigênio dissolvido fisicamente no sangue não é suficiente para atender à demanda de oxigênio do organismo (para uma F_{IO2} e pressão barométrica normais). O consumo de oxigênio em repouso por um adulto é de aproximadamente 250 a 300 mL de O_2/min. Se os tecidos fossem capazes de remover toda a quantidade de 0,3 mL de O_2/100 mL de fluxo sanguíneo que eles recebem, o débito cardíaco deveria ser de aproximadamente 83,3 L/min para atender à demanda tecidual de oxigênio em repouso:

$$\frac{250 \text{ mL } O_2}{\text{min}} \div \frac{0{,}3 \text{ mL } O_2}{100 \text{ mL de sangue}} = \frac{83{,}333 \text{ mL}}{\text{min}} = \frac{83{,}3 \text{ L}}{\text{min}}$$

Durante o exercício intenso, a demanda de oxigênio pode aumentar em até 16 vezes, indo para 4 L/min ou mais. Nessas condições, o débito cardíaco deveria ser superior a 1.000 L/min se o oxigênio fisicamente dissolvido tivesse como finalidade suprir todo o oxigênio do qual os tecidos necessitam. Os débitos cardíacos máximos que podem ser alcançados por adultos normais durante exercício intenso situam-se na variação de 25 L/min. Obviamente, o oxigênio dissolvido fisicamente no sangue não consegue atender à demanda metabólica de oxigênio, até mesmo em repouso.

Em combinação química à hemoglobina

Estrutura da hemoglobina

A hemoglobina é uma molécula complexa com um peso molecular de aproximadamente 64.500. A porção proteica (globina) tem uma estrutura tetramérica que consiste em quatro cadeias polipeptídicas acopladas, cada uma delas conectada a um grupo de protoporfirina (heme). Cada grupo heme consiste em quatro pirróis organizados simetricamente com um átomo de ferro ferroso (Fe^{2+}) em seu centro. O átomo de ferro está ligado a cada um dos grupos pirróis e a uma das quatro cadeias polipeptídicas. Um sexto local de ligação no átomo de ferro ferroso continua livremente disponível para unir-se ao oxigênio (ou ao monóxido de carbono). Portanto, cada uma das quatro cadeias polipeptídicas pode unir uma molécula de oxigênio (ou de monóxido de carbono) ao átomo de ferro em seu próprio grupo heme, de modo que a molécula tetramérica de hemoglobina consegue combinar-se quimicamente a quatro moléculas de oxigênio (ou a oito átomos de oxigênio). Tanto o componente globina como o componente heme (com seu átomo de ferro no estado ferroso), em sua orientação espacial recíproca apropriada, são necessários para que ocorra a reação química com o oxigênio – isoladamente, o heme e a globina não conseguem combinar-se ao oxigênio. Cada uma das subunidades tetraméricas de hemoglobina consegue combinar-se sozinha ao oxigênio (ver Fig. 7.4C).

As variações nas sequências de aminoácidos das quatro subunidades de globina podem comportar importantes consequências fisiológicas. A hemoglobina adulta (HbA) normal consiste em duas cadeias alfa (α), cada uma das quais apresenta 141 aminoácidos, e duas cadeias beta (β), cada uma das quais contendo 146 aminoácidos. A hemoglobina fetal (HbF), que consiste em duas cadeias α e duas cadeias gama (γ), tem maior afinidade com o oxigênio do que a hemoglobina adulta. A síntese das cadeias β começa normalmente cerca de seis semanas antes do nascimento e, em geral, a HbA substitui quase toda a HbF quando o lactente tem quatro meses de vida. Outras moléculas anormais de hemoglobina podem ser produzidas por substituição genética de um único aminoácido que irá ocupar o lugar do aminoácido normal em uma cadeia α ou β, ou (raramente) por alterações na estrutura dos grupos heme. Essas alterações podem provocar mudanças na afinidade da hemoglobina com o oxigênio, modificar as propriedades físicas da hemoglobina ou alterar a interação da hemoglobina com outras substâncias que afetam sua combinação com o oxigênio, como 2,3-bifosfoglicerato (2,3-BPG) (o que será discutido mais adiante neste capítulo). Mais de mil variantes anormais da hemoglobina adulta normal foram demonstradas em pacientes. A mais bem conhecida, a hemoglobina S, está presente na doença falciforme, uma doença genética autossômica recessiva causada por um único ponto de mutação na cadeia β. A hemoglobina S tende a polimerizar-se e cristalizar-se no citoplasma do eritrócito quando não está combinada ao oxigênio. Essa polimerização e cristalização reduz a solubilidade da hemoglobina S dentro do eritrócito e modifica o formato da célula do disco bicôncavo normal para um crescente ou com formato de “foice”. Uma célula afoiçada é mais frágil que uma célula normal. Além disso, as células têm certa tendência a aderir umas às outras, o que provoca o aumento da viscosidade do sangue e favorece a trombose ou o bloqueio dos vasos sanguíneos.

Reação química de oxigênio e hemoglobina

A hemoglobina entra rapidamente em combinação reversível com o oxigênio. É essa reversibilidade da reação que possibilita que o oxigênio seja liberado para os tecidos; se a reação não prosseguisse facilmente em ambas as direções, a hemoglobina teria pouca utilidade no sentido de fornecer o oxigênio necessário para satisfazer as necessidades metabólicas. A reação é muito rápida, com meia-vida de 0,01 segundo ou menos. Cada grama de hemoglobina é capaz de combinar-se a cerca de 1,39 mL de oxigênio em condições ideais; no entanto, em circunstâncias normais, existem algumas hemoglobinas em forma de metemoglobina (na qual o átomo de ferro existe no estado férrico) ou combinada ao monóxido de carbono, caso em que a hemoglobina não consegue unir-se ao oxigênio. Por essa razão, a capacidade da hemoglobina de conduzir oxigênio é convencionalmente considerada como de 1,34 mL de O_2/g de Hb. Ou seja, cada grama de hemoglobina, quando plenamente saturada de oxigênio, fixa 1,34 mL de oxigênio. Portanto, uma pessoa com 15 g de Hb/100 mL de sangue tem uma capacidade de conduzir 20,1 mL de O_2/100 mL de sangue:

$$\frac{15\,\text{g Hb}}{100\text{ mL de sangue}} \times \frac{1{,}34\text{ mL O}_2}{\text{g Hb}} = \frac{20{,}1\text{ mL O}_2}{100\text{ mL de sangue}}$$

A reação entre hemoglobina e oxigênio é representada convencionalmente como

$$\underset{\text{Desoxiemoglobina}}{\text{Hb} + \text{O}_2} \rightleftharpoons \underset{\text{Oxiemoglobina}}{\text{HbO}_2}$$

HEMOGLOBINA E IMPLICAÇÕES FISIOLÓGICAS DA CURVA DE DISSOCIAÇÃO DA OXIEMOGLOBINA

O ponto de equilíbrio da reação reversível da hemoglobina com o oxigênio depende, naturalmente, da quantidade de oxigênio a que a hemoglobina é exposta no sangue. Isso corresponde diretamente à pressão parcial do oxigênio no plasma nas condições que vigoram no organismo. Assim, a P_{O_2} do plasma determina a quantidade de oxigênio que se fixa à hemoglobina existente nos eritrócitos.

Curva de dissociação da oxiemoglobina

Uma maneira de enunciar a proporção de hemoglobina que se fixa ao oxigênio é por meio da saturação percentual, que é igual ao conteúdo de oxigênio no sangue (menos a porção dissolvida fisicamente) dividido pela capacidade da hemoglobina de conduzir oxigênio no sangue vezes 100%:

$$\%\text{ de saturação Hb} = \frac{\text{O}_2\text{ ligado à Hb}}{\text{Capacidade de O}_2\text{ da Hb}} \times 100\%$$

Observe que a capacidade de conduzir oxigênio de uma pessoa depende da quantidade de hemoglobina que o sangue dela contém. O conteúdo de oxigênio do sangue depende também da quantidade de hemoglobina presente (assim como da P_{O_2}). Tanto o conteúdo como a capacidade são expressos em mililitros de oxigênio por 100 mL de sangue. Por outro lado, a saturação percentual da hemoglobina expressa apenas um percentual e não uma quantidade ou um volume de oxigênio. Portanto, a expressão "saturação percentual" não pode ser utilizada como sinônimo de "conteúdo de oxigênio". Por exemplo, dois pacientes podem ter o mesmo percentual de saturação de hemoglobina, mas se um deles tiver uma concentração mais baixa de hemoglobina em virtude de uma anemia, terá um conteúdo de oxigênio mais baixo no sangue.

A relação entre a P_{O_2} do plasma e o percentual de saturação da hemoglobina é mostrada graficamente como a curva de dissociação da oxiemoglobina. Uma curva de dissociação da oxiemoglobina para o sangue normal é mostrada na Figura 7.1.

A curva de dissociação da oxiemoglobina constitui, na verdade, uma representação gráfica de como a disponibilidade de um dos reagentes, o oxigênio (expresso como a P_{O2} do plasma), afeta a reação química reversível do oxigênio com a hemoglobina. O produto, oxiemoglobina, é expresso como saturação percentual – na verdade, um percentual do máximo para qualquer quantidade específica de hemoglobina.

Como se pode ver na Figura 7.1, a relação entre P_{O2} e HbO_2 não é linear; trata-se de uma curva com formato sinuoso, íngreme para P_{O2} mais baixas e quase plana quando a P_{O2} está acima de 70 mmHg. Esse formato sinuoso é responsável por várias das propriedades fisiológicas extremamente importantes da reação do oxigênio com a hemoglobina. A explicação para a curva ter o formato sinuoso em vez de linear é que, na verdade, ela constitui uma representação gráfica de quatro reações em vez de apenas uma. Ou seja, cada uma das quatro subunidades de hemoglobina pode combinar-se a uma molécula de oxigênio. Com efeito, pode ser mais correto escrever a seguinte equação:

$$Hb_4 + 4O_2 \rightleftharpoons Hb_4O_8$$

As reações para as quatro subunidades de hemoglobina com o oxigênio não parecem ocorrer ao mesmo tempo. Pelo contrário, admite-se que ocorrem sequencialmente em quatro etapas, com uma interação entre as subunidades de modo que, durante as combinações sucessivas das subunidades com o oxigênio, cada combinação facilita a seguinte ("cooperatividade positiva"). De modo semelhante, a dissociação do oxigênio separando-se das subunidades de hemoglobina facilita as dissociações subsequentes. A curva de dissociação para um único monômero de hemoglobina é muito diferente da existente para o tetrâmero (ver Fig. 7.4C).

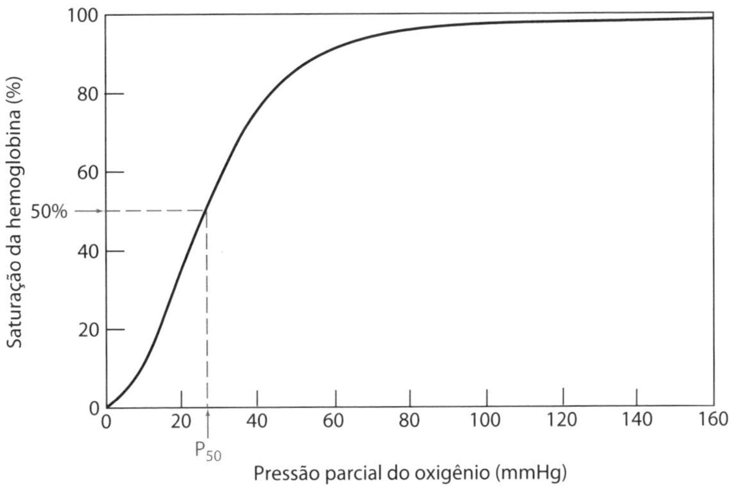

Figura 7.1 Uma curva de dissociação da oxiemoglobina adulta "normal" típica para o sangue a 37°C com um pH de 7,40 e uma P_{CO2} de 40 mmHg. A P_{50} é a pressão parcial do oxigênio na qual a hemoglobina é 50% saturada com oxigênio.

Como já visto, para que a hemoglobina possa participar do transporte de oxigênio dos pulmões para os tecidos, deverá combinar-se com o oxigênio nos capilares pulmonares e, em seguida, liberar o oxigênio para os tecidos responsáveis pela atividade metabólica nos capilares sistêmicos. A curva de dissociação da oxiemoglobina na Figura 7.1 mostra como esse processo funciona.

Transporte de oxigênio no pulmão

O sangue venoso misto que penetra nos capilares pulmonares normalmente apresenta uma P_{O2} de cerca de 40 mmHg, como foi visto no Capítulo 5. Para uma P_{O2} de 40 mmHg, a hemoglobina está cerca de 75% saturada de oxigênio, como visto na Figura 7.1. Presumindo-se uma concentração de hemoglobina no sangue de 15 g de Hb/100 mL de sangue, isso corresponde a 15,08 mL de O_2/100 mL de sangue ligados à hemoglobina, mais uma quantidade adicional de 0,12 mL de O_2/100 mL de sangue dissolvido fisicamente, ou um conteúdo total de oxigênio de aproximadamente 15,2 mL de O_2/100 mL de sangue.

A capacidade de conduzir oxigênio é

$$\frac{15\text{ g Hb}}{100\text{ mL de sangue}} \times \frac{1{,}34\text{ mL de }O_2}{\text{g de Hb}} = \frac{20{,}1\text{ mL de }O_2}{100\text{ mL de sangue}}$$

O oxigênio ligado à hemoglobina para uma P_{O2} de 40 mmHg (37°C, pH de 7,4) é

$$\underset{\text{Capacidade}}{\frac{20{,}1\text{ mL de }O_2}{100\text{ mL de sangue}}} \times \underset{\text{\% de saturação}}{75\%} = \underset{\text{Conteúdo}}{\frac{15{,}08\text{ mL de }O_2}{100\text{ mL de sangue}}}$$

O oxigênio dissolvido fisicamente para uma P_{O2} de 40 mmHg é

$$\frac{0{,}003\text{ mL de }O_2}{100\text{ mL de sangue}\cdot P_{O_2}\text{ (em mmHg)}} \times 40\text{ mmHg} = \frac{0{,}12\text{ mL de }O_2}{100\text{ mL de sangue}}$$

O conteúdo total de oxigênio no sangue para uma P_{O2} de 40 mmHg (37°C, pH de 7,4) é

$$\underset{\text{Ligado à Hb}}{\frac{15{,}08\text{ mL de }O_2}{100\text{ mL de sangue}}} + \underset{\text{Fisicamente dissolvido}}{\frac{0{,}12\text{ mL de }O_2}{100\text{ mL de sangue}}} = \underset{\text{Total}}{\frac{15{,}2\text{ mL de }O_2}{100\text{ mL de sangue}}}$$

À medida que o sangue passa pelos capilares pulmonares, entra em equilíbrio com a P_{O2} alveolar de aproximadamente 100 mmHg. Para uma P_{O2} de 100 mmHg, a hemoglobina está cerca de 97,4% saturada de oxigênio, como visto na Figura 7.1. Isso corresponde a 19,58 mL de O_2/100 mL de sangue ligado à hemoglobina, mais 0,3 mL de O_2/100 mL de sangue dissolvido fisicamente, ou um conteúdo total de oxigênio de 19,88 mL de O_2/100 mL de sangue.

O oxigênio ligado à hemoglobina para uma P_{O2} de 100 mmHg (37°C, pH de 7,4) é

$$\underset{\text{Capacidade}}{\frac{20{,}1 \text{ mL de } O_2}{100 \text{ mL de sangue}}} \times \underset{\text{\% de saturação}}{97{,}4\%} = \underset{\text{Conteúdo}}{\frac{19{,}58 \text{ mL de } O_2}{100 \text{ mL de sangue}}}$$

O oxigênio dissolvido fisicamente para uma P_{O_2} de 100 mmHg é

$$\frac{0{,}003 \text{ mL de } O_2}{100 \text{ mL de sangue} \cdot P_{O_2} \text{ (em mmHg)}} \times 100 \text{ mmHg} = \frac{0{,}3 \text{ mL de } O_2}{100 \text{ mL de sangue}}$$

O conteúdo total de oxigênio no sangue para uma P_{O_2} de 100 mmHg (37°C, pH de 7,4) é

$$\underset{\text{Ligado à Hb}}{\frac{19{,}58 \text{ mL de } O_2}{100 \text{ mL de sangue}}} + \underset{\text{Fisicamente dissolvido}}{\frac{0{,}3 \text{ mL de } O_2}{100 \text{ mL de sangue}}} = \underset{\text{Total}}{\frac{19{,}88 \text{ mL de } O_2}{100 \text{ mL de sangue}}}$$

Assim, ao passar pelos pulmões, cada 100 mL de sangue terá recebido uma carga de (19,88 – 15,20) mL de O_2, ou 4,68 mL de O_2. Presumindo-se um débito cardíaco de 5 L/min, isso significa que o sangue recebeu uma carga de aproximadamente 234 mL de O_2 por minuto:

$$\frac{5 \text{ L de sangue}}{\text{min}} \times \frac{46{,}8 \text{ mL de } O_2}{\text{litro de sangue}} = \frac{234 \text{ mL de } O_2}{\text{min}}$$

Observe que a curva de dissociação da oxiemoglobina é relativamente plana quando a P_{O_2} é superior a aproximadamente 70 mmHg. Isso é fisiologicamente muito importante, pois significa que existe apenas um pequeno aumento no conteúdo de oxigênio no sangue equilibrado com uma P_{O_2} de 70 mmHg, em vez de 100 mmHg. De fato, a curva mostra que, para uma P_{O_2} de 70 mmHg, a hemoglobina ainda é aproximadamente 94,1% saturada com oxigênio, o que constitui um importante fator de segurança, pois o paciente com uma P_{O_2} alveolar ou arterial relativamente baixa de 70 mmHg (em virtude de hipoventilação ou de uma derivação intrapulmonar, por exemplo) ainda é capaz de transportar oxigênio para dentro do sangue com pouca dificuldade. Um cálculo rápido mostra que, para 70 mmHg, o conteúdo total de oxigênio no sangue é de aproximadamente 19,12 mL de O_2/100 mL de sangue em comparação aos 19,88 mL de O_2/100 mL de sangue para uma P_{O_2} de 100 mmHg. Esses cálculos mostram que a P_{O_2} constitui com frequência um indicador diagnóstico mais sensível do estado do sistema respiratório de determinado paciente do que o conteúdo de oxigênio arterial. Naturalmente, o conteúdo de oxigênio é mais importante para o paciente em termos fisiológicos.

Deve-se assinalar também que, considerando-se que a hemoglobina é aproximadamente 97,4% saturada para uma P_{O_2} de 100 mmHg, ao elevar-se a P_{O_2} alveolar até acima de 100 mmHg consegue-se combinar pouco oxigênio adicional à hemoglobina (apenas cerca de 0,52 mL de O_2/100 mL de sangue para uma concentração de hemoglobina de 15 g/100 mL de sangue). A hemoglobina é plenamente saturada com oxigênio para uma P_{O_2} de cerca de 250 mmHg.

Liberação de oxigênio nos tecidos

À medida que o sangue passa das artérias para dentro dos capilares sistêmicos, fica exposto a P_{O_2} mais baixas, e o oxigênio é liberado pela hemoglobina. A P_{O_2} nos capilares varia de um tecido para outro, sendo muito baixa em alguns (p. ex., no miocárdio) e relativamente mais alta em outros (p. ex., no rim). Como se pode ver na Figura 7.1, a curva de dissociação da oxiemoglobina é muito inclinada no intervalo entre 40 e 10 mmHg. Isso significa que uma pequena queda na P_{O_2} pode resultar em uma substancial dissociação adicional de oxigênio e de hemoglobina, reduzindo o oxigênio disponível para ser utilizado pelos tecidos. Para uma P_{O_2} de 40 mmHg, a hemoglobina é cerca de 75% saturada com oxigênio, com um conteúdo total de oxigênio no sangue de 15,2 mL de O_2/100 mL de sangue (para 15 g de Hb/100 mL de sangue). Para uma P_{O_2} de 20 mmHg, a hemoglobina é apenas 32% saturada com oxigênio. O conteúdo total de oxigênio no sangue é de apenas 6,49 mL de O_2/100 mL de sangue, o que corresponde a uma redução de 8,71 mL de O_2/100 mL de sangue para uma queda de apenas 20 mmHg na P_{O_2}.

A liberação de oxigênio nos tecidos é facilitada também por outros fatores fisiológicos que podem alterar o formato e a posição da curva de dissociação da oxiemoglobina; fatores esses que incluem o pH, a P_{CO_2}, a temperatura do sangue e a concentração de 2,3-BPG (2,3 bifosfogliceratos) nos eritrócitos.

INFLUÊNCIAS SOBRE A CURVA DE DISSOCIAÇÃO DA OXIEMOGLOBINA

A Figura 7.2 mostra a influência de alterações na temperatura, no pH, na P_{CO_2} e do 2,3-BPG sobre a curva de dissociação da oxiemoglobina. Temperatura alta, pH baixo, P_{CO_2} alta e níveis elevados de 2,3-BPG atuam "desviando para a direita a curva de dissociação da oxiemoglobina". Ou seja, para qualquer P_{O_2} em particular, haverá menos oxigênio combinado quimicamente à hemoglobina para as temperaturas mais altas, pH mais baixos, P_{CO_2} mais altas e níveis mais elevados de 2,3-BPG.

Efeitos do pH e da P_{CO_2}

Os efeitos do pH e da P_{CO_2} no sangue sobre a curva de dissociação da oxiemoglobina são mostrados na Figuras 7.2A e 7.2B. Tanto pH baixos como P_{CO_2} altas desviam a curva para a direita. Os pH altos e as P_{CO_2} baixas desviam a curva para a esquerda. Uma vez que as P_{CO_2} altas no sangue estão frequentemente associadas a pH baixos, com frequência esses dois efeitos ocorrem juntos (ver Cap. 8 para mais detalhes). A influência do pH (e da P_{CO_2}) sobre a curva de dissociação da oxiemoglobina recebe a designação de efeito Bohr, o qual será abordado de forma mais detalhada no final deste capítulo.

Efeitos da temperatura

A Figura 7.2C mostra os efeitos da temperatura do sangue sobre a curva de dissociação da oxiemoglobina, com as temperaturas mais altas desviando a curva para a direita e as mais baixas, para a esquerda. Para temperaturas muito baixas do sangue, a hemoglobina adquire uma afinidade tão alta com o oxigênio que deixa de liberá-lo, até mesmo para P_{O_2} muito baixas. Deve-se observar também que o oxigênio é mais solúvel na água ou no plasma a temperaturas mais baixas do que à temperatura corporal normal. A 20°C, cerca de 50% a mais de oxigênio estarão dissolvidos no plasma.

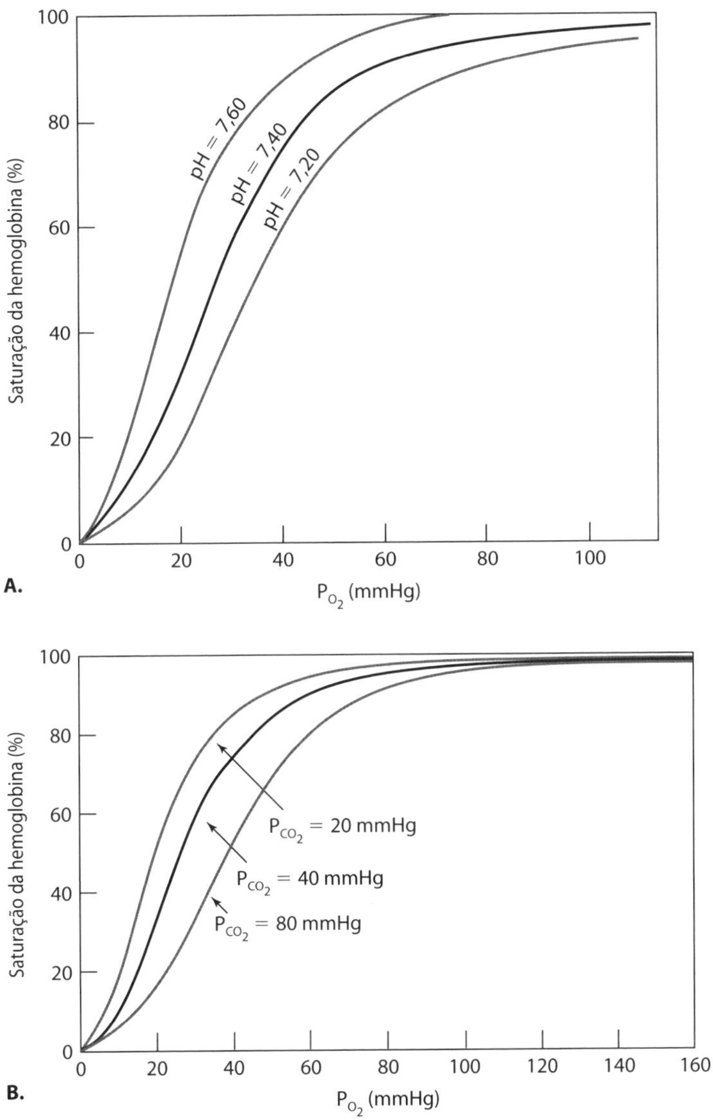

Figura 7.2 Efeitos do pH (**A**), da P_{CO_2} (**B**), da temperatura (**C**) e do 2,3-BPG (**D**) sobre a curva de dissociação da oxiemoglobina.

(continua)

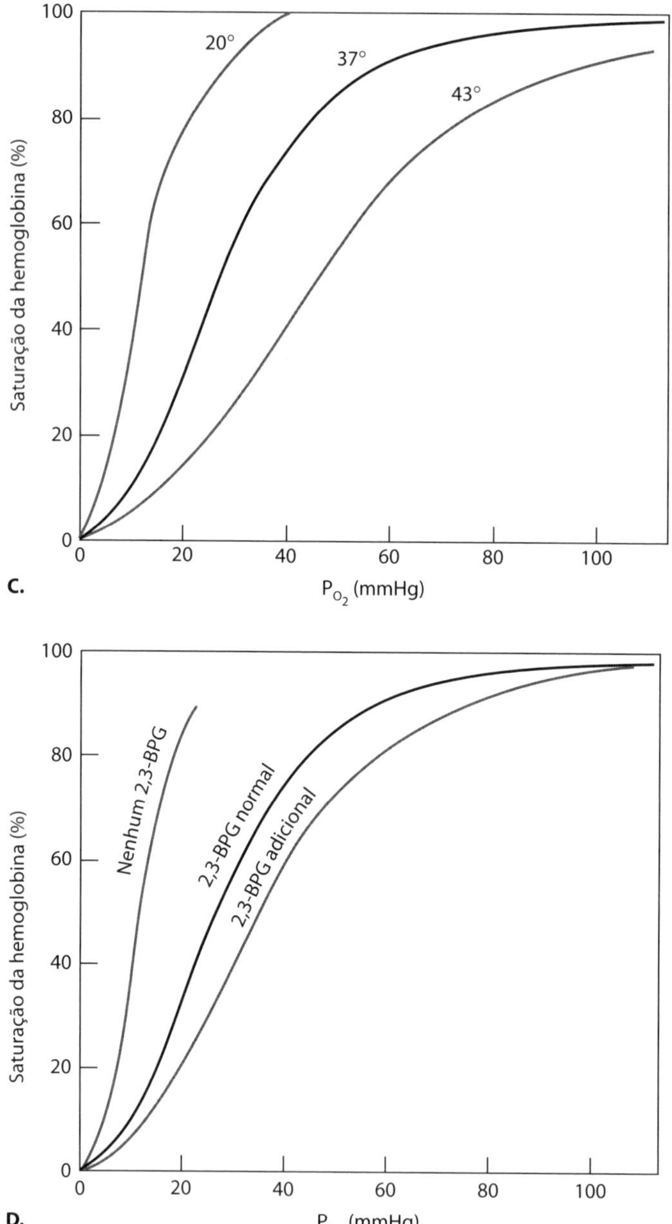

Figura 7.2 *(continuação)* Efeitos do pH (**A**), da P_{CO_2} (**B**), da temperatura (**C**) e do 2,3-BPG (**D**) sobre a curva de dissociação da oxiemoglobina.

Efeitos do 2,3-BPG

O 2,3-BPG (também denominado 2,3-difosfoglicerato, ou 2,3-DPG) é produzido pelos eritrócitos durante sua glicólise normal e está presente em concentrações relativamente altas dentro dos eritrócitos (cerca de 15 mmol/g de Hb). O 2,3-BPG fixa-se à hemoglobina nos eritrócitos, o que eleva a afinidade da hemoglobina com o oxigênio. Concentrações mais altas de 2,3-BPG, portanto, desviam para a direita a curva de dissociação da oxiemoglobina, como mostra a Figura 7.2D. Foi demonstrado que é produzido mais 2,3-BPG durante as condições hipóxicas crônicas, desviando para a direita a curva de dissociação e possibilitando que mais oxigênio se separe da hemoglobina para uma determinada P_{O_2}. Níveis muito baixos de 2,3-BPG desviam a curva muito mais para a esquerda, como mostra a figura. Isso significa que o sangue com deficiência de 2,3-BPG não libera muito oxigênio, exceto a P_{O_2} muito baixas. É importante assinalar que o sangue armazenado nos bancos por um período de apenas uma semana apresenta níveis muito baixos de 2,3-BPG. A utilização de sangue estocado nos pacientes pode resultar em liberação muito reduzida de oxigênio para os tecidos, a não ser quando são tomadas providências destinadas a restaurar os níveis normais de 2,3-BPG. Em suma, o 2,3-BPG é um mecanismo regulador importante na liberação de oxigênio pela hemoglobina. Sem a sua presença, a alta afinidade da hemoglobina com o oxigênio poderia prejudicar o suprimento de oxigênio para os tecidos.

Consequências fisiológicas dos efeitos da temperatura, do pH, da P_{CO_2} e do 2,3-BPG

Quando o sangue penetra nos tecidos metabolicamente ativos, fica exposto a um ambiente diferente do existente na circulação arterial. A P_{CO_2} é mais alta, o pH é mais baixo e a temperatura também é mais alta do que no sangue arterial. É evidente, portanto, que a discussão apresentada até aqui sobre a curva de dissociação da oxiemoglobina, mostrada na Figura 7.1, estava negligenciando alguns fatores importantes. A curva mostrada na Figura 7.1 se refere ao sangue a 37°C, com um pH de 7,4 e uma P_{CO_2} de 40 mmHg. O sangue nos tecidos metabolicamente ativos e, portanto, o sangue venoso que os drena não estão mais sujeitos a essas condições, pois foram expostos a um ambiente diferente. Uma vez que um pH baixo, uma P_{CO_2} alta, níveis elevados de 2,3-BPG e uma temperatura mais alta desviam a curva de dissociação da oxiemoglobina para a direita, todos eles podem ajudar a liberar o oxigênio da hemoglobina nos tecidos. Por outro lado, à medida que o sangue venoso retorna aos pulmões e o CO_2 deixa o sangue (o que eleva o pH), a afinidade da hemoglobina com o oxigênio aumenta quando a curva se desvia novamente para a esquerda, como mostra a Figura 7.3.

Convém assinalar que os efeitos do pH, da P_{CO_2} e da temperatura mostrados na Figura 7.2 são todos mais pronunciados para P_{O_2} mais baixas do que para P_{O_2} mais altas. Ou seja, eles exercem um efeito mais profundo no sentido de acelerar a liberação de oxigênio para os tecidos do que no sentido de interferir em seu transporte até os pulmões.

Uma maneira conveniente de avaliar o desvio na curva de dissociação da oxiemoglobina é utilizando a P_{50}, mostrada nas Figuras 7.1 e 7.3. A P_{50} é a P_{O_2} na qual 50% da hemoglobina presente no sangue encontra-se no estado de desoxiemoglobina e

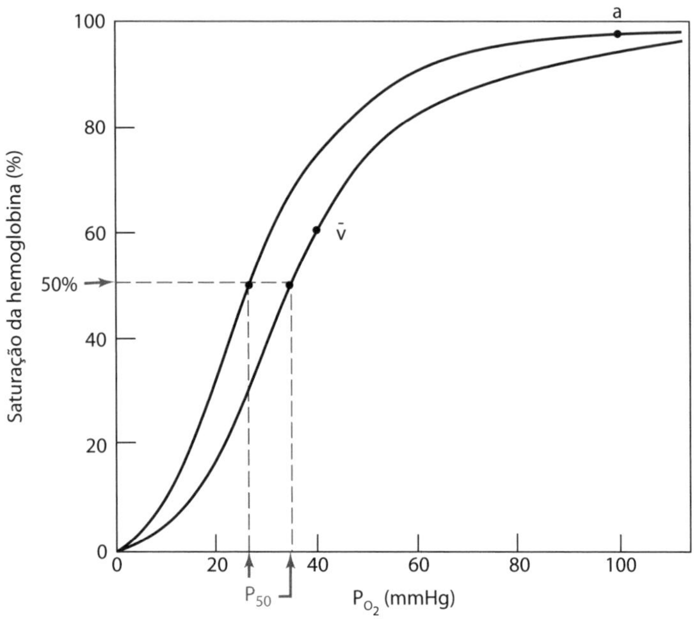

Figura 7.3 Curvas de dissociação da oxiemoglobina no sangue arterial e venoso. A curva de dissociação da oxiemoglobina no sangue venoso é desviada para a direita porque o pH é mais baixo e a P_{CO_2} (e, possivelmente, a temperatura) é mais alta. O desvio para a direita resulta em uma P_{50} mais alta para o sangue venoso. a, ponto arterial (P_{O_2} = 100 mmHg); v̄, ponto venoso misto (P_{O_2} = 40 mmHg).

50% encontra-se no estado de oxiemoglobina. A uma temperatura de 37°C, um pH de 7,4 e uma P_{CO_2} de 40 mmHg, o sangue humano normal tem uma P_{50} de 26 ou 27 mmHg. Se a curva de dissociação da oxiemoglobina for desviada para a direita, a P_{50} aumenta e, se for desviada para a esquerda, a P_{50} diminui.

Outros fatores que afetam o transporte de oxigênio

Anemia

A maioria das formas de anemia não afeta a curva de dissociação da oxiemoglobina se a associação do oxigênio com a hemoglobina for expressa como saturação percentual. Por exemplo, a anemia secundária à perda de sangue não afeta a combinação do oxigênio com a hemoglobina para os eritrócitos restantes. É a quantidade de hemoglobina que diminui, não a saturação percentual nem sequer a P_{O_2} arterial. O conteúdo arterial de oxigênio, porém, em mililitros de oxigênio por 100 mL de sangue, é reduzido, como mostra a Figura 7.4A, pois a menor quantidade de hemoglobina por 100 mL de sangue reduz a capacidade do sangue de conduzir oxigênio. Uma anemia grave o suficiente para aumentar o metabolismo anaeróbio do tecido causa acidose metabólica e um desvio para a direita da curva de dissociação da oxiemoglobina.

Monóxido de carbono

O monóxido de carbono tem uma afinidade muito maior com a hemoglobina do que o oxigênio, como foi visto no Capítulo 6. Portanto, ele bloqueia efetivamente a combinação do oxigênio com a hemoglobina, uma vez que o oxigênio não poderá ligar-se aos átomos de ferro já combinados com o monóxido de carbono, o qual exerce um segundo efeito deletério: desvia a curva de dissociação da oxiemoglobina para a esquerda. Assim, o monóxido de carbono pode impedir a condução de oxigênio dentro do sangue nos pulmões e também interferir na liberação do oxigênio para os tecidos, o que pode ser visto na Figura 7.4A.

O monóxido de carbono é particularmente perigoso, por várias razões. Uma pessoa que inala baixíssimas concentrações de monóxido de carbono pode alcançar lentamente níveis ameaçadores de carboxiemoglobina (COHb) no sangue, pois o monóxido de carbono apresenta uma afinidade extremamente alta com a hemoglobina, além de o efeito ser cumulativo. O que é ainda pior é que a pessoa que está inalando monóxido de carbono não está ciente desse fato – o gás é incolor, inodoro e insípido e não induz qualquer reflexo de tosse ou espirro, qualquer aumento na ventilação ou qualquer sensação de dificuldade respiratória.

O fumo e a vida em áreas urbanas fazem com que pequenas quantidades de carboxiemoglobina estejam presentes no sangue de adultos saudáveis. Um não fumante que vive em uma área rural pode ter apenas cerca de 1% de carboxiemoglobina; um fumante que vive em uma área urbana pode ter 5 a 8% de carboxiemoglobina no sangue.

Óxido nítrico

A hemoglobina dentro dos eritrócitos consegue remover rapidamente o óxido nítrico (NO). Esse ácido pode reagir com a oxiemoglobina para formar metemoglobina e nitrato ou reagir com a desoxiemoglobina para formar um complexo de hemoglobina-óxido nítrico. Além disso, a hemoglobina pode atuar como um condutor para o óxido nítrico, em forma de S-nitrosotiol, sobre os resíduos de cisteína existentes na cadeia de β-globina. Isso recebe a designação de s-nitroso hemoglobina (SNO-Hb). Quando a hemoglobina fixa o oxigênio, a formação desse S-nitrosotiol é acelerada; quando a hemoglobina libera oxigênio, o óxido nítrico poderá ser liberado. Assim, nas regiões em que a P_{O_2} é baixa, o óxido nítrico – um poderoso vasodilatador – poderá ser liberado. Alguns pesquisadores acreditam que esse mecanismo desempenha um importante papel na vasodilatação induzida por hipóxia ou que a remoção do óxido nítrico realizada pela hemoglobina desempenha algum papel na vasoconstrição pulmonar hipóxica, embora esse fato ainda não tenha sido comprovado.

Metemoglobina

A metemoglobina é a hemoglobina com o ferro no estado férrico (Fe^{3+}). Pode ser induzida por envenenamento por nitritos ou por reações tóxicas a medicamentos oxidantes. Pode também ser encontrada na forma congênita, em pacientes com hemoglobina M. Os átomos de ferro no estado Fe^{3+} não se combinarão com o oxigênio.

Hemoglobinas diferentes de hemoglobinas adultas

Como já abordado neste capítulo, as variantes da hemoglobina adulta normal (HbA) podem ter afinidades diferentes com o oxigênio. A hemoglobina fetal (HbF)

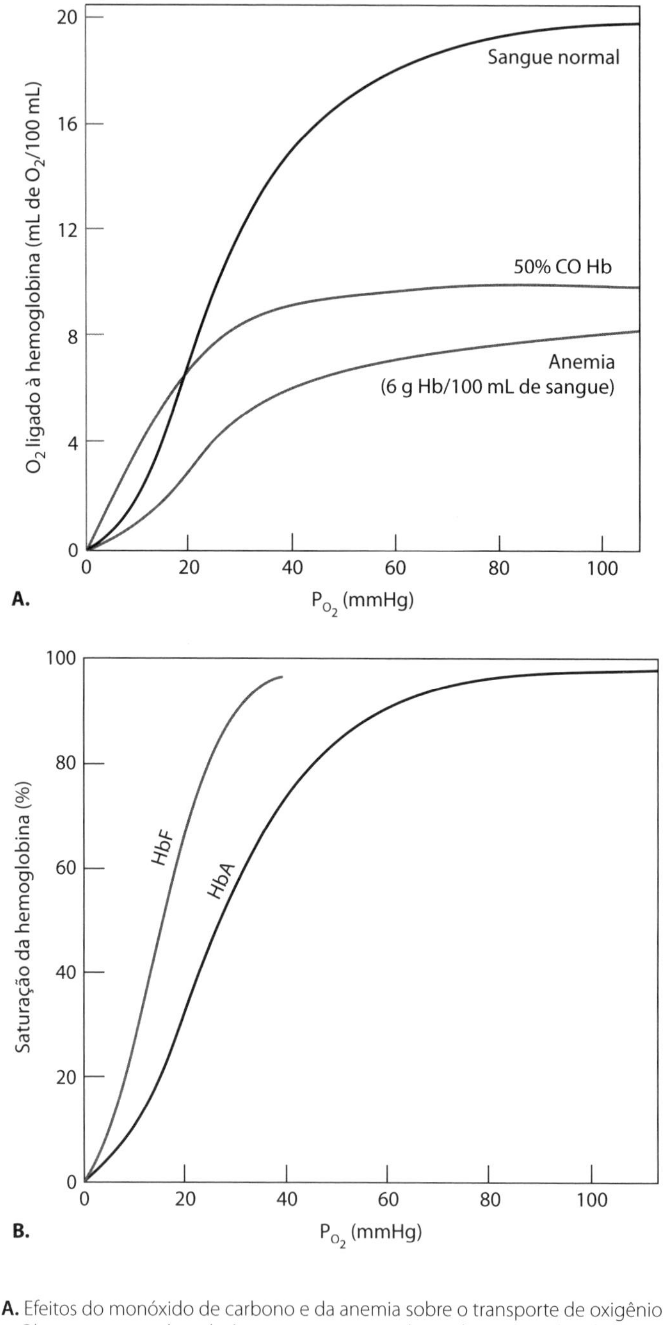

Figura 7.4 **A.** Efeitos do monóxido de carbono e da anemia sobre o transporte de oxigênio pela hemoglobina. Observe que a ordenada é expressa como o volume de oxigênio ligado à hemoglobina em mililitros de oxigênio por 100 mL de sangue. **B.** Comparação das curvas de dissociação da oxiemoglobina entre a hemoglobina adulta normal (HbA) e a hemoglobina fetal (HbF). *(continua)*

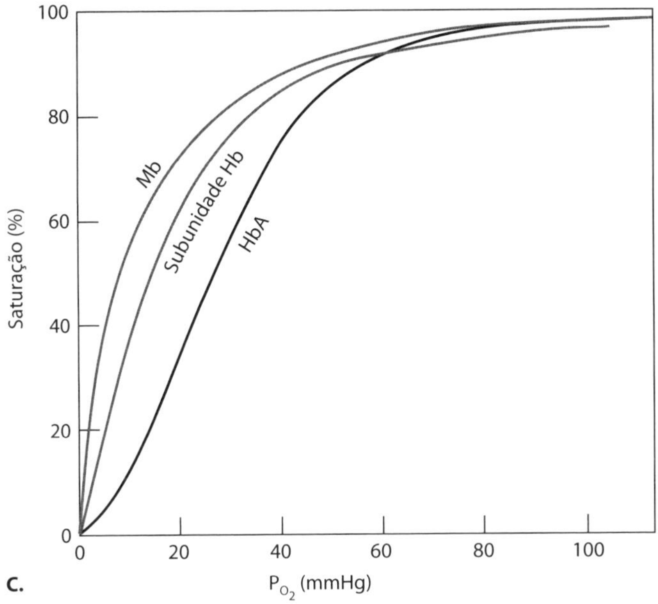

C.

Figura 7.4 *(continuação)* **C.** Curvas de dissociação para a HbA normal, para uma única subunidade monomérica de hemoglobina (subunidade Hb) e para a mioglobina (Mb).

nos eritrócitos exibe uma curva de dissociação para a esquerda em comparação àquela para a HbA, como mostra a Figura 7.4B. Isso é perfeitamente razoável porque as P_{O_2} fetais são muito mais baixas que as de um adulto. A curva fica localizada corretamente para sua variação operacional. Além disso, a maior afinidade da hemoglobina fetal com o oxigênio em relação à hemoglobina materna promove o transporte de oxigênio pela placenta em virtude da manutenção do gradiente de difusão. O formato da curva da HbF no sangue parece resultar do fato de que o 2,3-BPG exerce pouco efeito sobre a afinidade da HbF com o oxigênio. Na verdade, a curva é semelhante àquela da HbA sem 2,3-BPG (Fig. 7.2D). As hemoglobinas anormais podem ter afinidades maiores ou menores com o oxigênio. Por exemplo, a Hb Seattle e a Hb Kansas têm afinidades mais baixas com o oxigênio do que a HbA; já a Hb de Rainier tem uma afinidade mais alta com o oxigênio.

Mioglobina

A mioglobina (Mb), uma proteína do heme que ocorre naturalmente nas células musculares, consiste em uma única cadeia de polipeptídios ligada a um grupo heme. Portanto, pode combinar-se quimicamente a uma única molécula de oxigênio, sendo estruturalmente semelhante a uma única subunidade de hemoglobina. Como se pode ver na Figura 7.4C, a curva de dissociação hiperbólica da mioglobina (que é semelhante à de uma única subunidade da hemoglobina) é muito mais para a esquerda do que a curva da hemoglobina adulta normal. Ou seja, para P_{O_2} mais baixas, mais oxigênio permanece ligado à mioglobina. Portanto, a mioglobina pode atuar transportando e armazenando oxigênio no músculo esquelético. Quando o sangue passa pelo músculo, o oxigênio deixa a hemoglobina e fixa-se na mioglobina, podendo ser liberado da Mb quando as condições causam uma queda na P_{O2}.

Sangue artificial

O oxigênio pode ligar-se de maneira reversível às emulsões de fluorocarbonos. Essas emulsões de fluorocarbonos não têm exatamente a mesma capacidade de conduzir oxigênio evidenciada pela hemoglobina a P_{O_2} normais, mas conseguem conduzir quantidades muito maiores de oxigênio que o plasma. Para P_{O_2} muito altas (p. ex., de aproximadamente 660 mmHg, que podem ser alcançadas nos capilares pulmonares de alvéolos ventilados com 100% de O_2), essas emulsões de fluorocarbonos podem conduzir quase a mesma quantidade de oxigênio que a hemoglobina. Os fluorocarbonos poderão tornar-se úteis como substitutos emergenciais do sangue, para as transfusões e para acelerar o transporte do sangue em pacientes anêmicos ou durante uma cirurgia. Eles podem ser usados para ventilação líquida parcial ou total no futuro.

Cianose

A cianose não exerce de fato qualquer influência sobre o transporte do oxigênio, mas constitui apenas um sinal de transporte precário do oxigênio. A cianose ocorre quando mais de 5 g de Hb/100 mL de sangue arterial estão desoxigenados que corresponde a uma pigmentação púrpura-azulada da pele, dos leitos ungueais e das membranas mucosas. Sua presença é indicativa de uma concentração anormalmente alta de desoxiemoglobina no sangue arterial. Sua ausência, porém, não exclui a hipoxemia, pois um paciente anêmico com hipoxemia pode não ter hemoglobina suficiente para apresentar cianose. Os pacientes com níveis anormalmente altos de hemoglobina em seu sangue arterial, como aqueles com policitemia, podem parecer cianóticos sem serem hipoxêmicos.

TRANSPORTE DE DIÓXIDO DE CARBONO PELO SANGUE

O dióxido de carbono é conduzido no sangue em solução física, combinado quimicamente aos aminoácidos nas proteínas do sangue e como íons bicarbonato. Cerca de 200 a 250 mL de dióxido de carbono são produzidos pelo metabolismo tecidual por minuto em uma pessoa de 70 kg em repouso e deverão ser conduzidos pelo sangue venoso até o pulmão para serem removidos do corpo. Para um débito cardíaco de 5 L/min, cada 100 mL de sangue que passam pelo pulmão deverão, portanto, descarregar 4 a 5 mL de dióxido de carbono.

Dissolvido fisicamente

O dióxido de carbono é cerca de 20 vezes mais solúvel no plasma (e dentro dos eritrócitos) do que o oxigênio. Cerca de 5 a 10% do dióxido de carbono total transportado pelo sangue são conduzidos em solução física.

Cerca de 0,0006 mL de CO_2/mmHg de P_{CO_2} se dissolve em 1 mL de plasma a 37°C. Cem mililitros de plasma ou de sangue total a uma P_{CO_2} de 40 mmHg, portanto, contêm aproximadamente 2,4 mL de CO_2 em solução física. A Figura 7.5 mostra que o conteúdo total de CO_2 do sangue total é de aproximadamente 48 mL

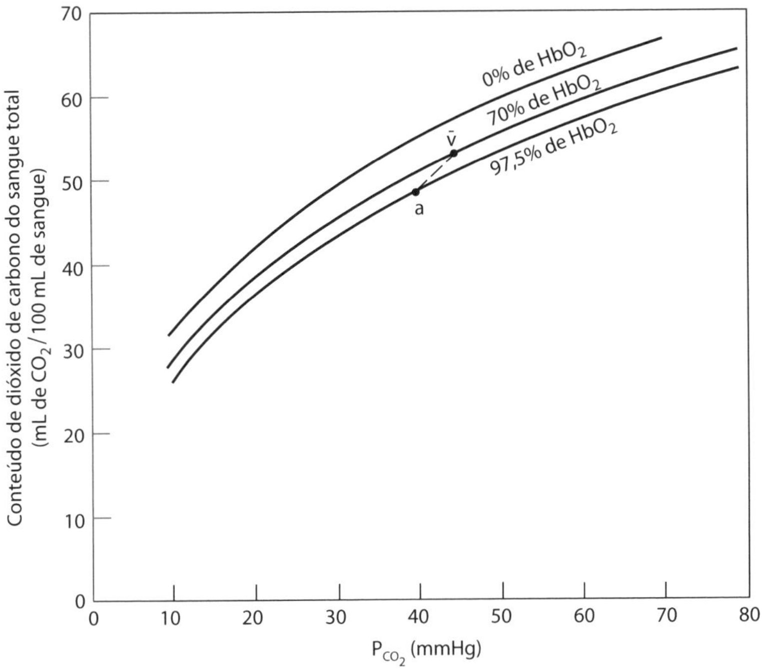

Figura 7.5 Curvas de dissociação do dióxido de carbono para o sangue total (a 37°C) para diferentes saturações de oxiemoglobina. Observe que a ordenada é o conteúdo em CO_2 do sangue total em mililitros de CO_2 por 100 mL de sangue. a, ponto arterial; v̄, ponto venoso misto.

de CO_2/100 mL de sangue a 40 mmHg, de modo que aproximadamente 5% do dióxido de carbono conduzidos no sangue arterial encontram-se em solução física. De modo semelhante, ao multiplicar-se 0,06 mL de CO_2/100 mL de sangue/mmHg de P_{CO_2} por uma P_{CO_2} venosa de 45 mmHg constata-se que cerca de 2,7 mL de CO_2 estão dissolvidos fisicamente no sangue venoso misto. O conteúdo total de dióxido de carbono no sangue venoso é de aproximadamente 52,5 mL de CO_2/100 mL de sangue; pouco mais de 5% do conteúdo total de dióxido de carbono do sangue venoso encontram-se em solução física.

Compostos carbamino

O dióxido de carbono pode combinar-se quimicamente aos grupos amina terminais nas proteínas do sangue, formando compostos carbamino.

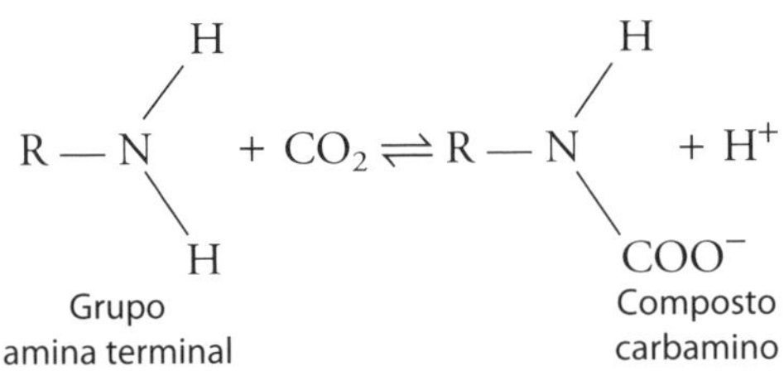

A reação se processa rapidamente, sem que seja necessária a presença de enzimas. Observe que um íon hidrogênio é liberado quando é formado um composto carbamino.

Uma vez que a proteína encontrada em maior concentração no sangue é a globina da hemoglobina, a maior parte do dióxido de carbono transportado dessa maneira está ligada aos aminoácidos da hemoglobina ("carbaminoemoglobina"). A desoxiemoglobina consegue fixar mais dióxido de carbono em forma de grupos carbamino do que a oxiemoglobina. Portanto, quando a hemoglobina no sangue venoso penetra no pulmão e combina-se ao oxigênio, libera o dióxido de carbono de seus grupos amina terminais. Cerca de 5 a 10% do conteúdo total de dióxido de carbono no sangue estão em forma de compostos carbamino.

Bicarbonato

Os 80 a 90% restantes do dióxido de carbono transportados pelo sangue são conduzidos como íons bicarbonato. O dióxido de carbono pode combinar-se com a água para formar ácido carbônico, que em seguida se dissocia em um íon hidrogênio e um íon bicarbonato.

$$CO_2 + H_2O \rightleftharpoons H_2CO_3 \rightleftharpoons H^+ + HCO_3^-$$

Pouquíssimo ácido carbônico é formado pela associação da água com o dióxido de carbono sem a presença da enzima anidrase carbônica, pois a reação se processa de forma muito lenta. A anidrase carbônica, que está presente em altas concentrações nos eritrócitos (porém não no plasma), acelera a reação em cerca de 13 mil vezes. Quando a anidrase carbônica está presente, o dióxido de carbono e a água formam um íon hidrogênio e um íon bicarbonato diretamente, pulando a etapa de ácido carbônico:

$$CO_2 + H_2O \xrightleftharpoons{\text{anidrase carbônica}} H^+ + HCO_3^-$$

A hemoglobina também desempenha um papel integral no transporte do dióxido de carbono, pois consegue aceitar o íon hidrogênio liberado pela dissociação do ácido carbônico, tornando possível o prosseguimento da reação, o que será abordado de forma detalhada na última seção deste capítulo.

CURVA DE DISSOCIAÇÃO DO DIÓXIDO DE CARBONO

A curva de dissociação do dióxido de carbono para o sangue total é mostrada na Figura 7.5. Observe que o eixo das abscissas é o CO_2 total: o CO_2 dissolvido mais o CO_2 como componentes de carbamino e como bicarbonato. Na variação fisiológica normal das P_{CO_2}, a curva constitui quase uma linha reta, sem porções inclinadas ou planas. Se for plotada sobre eixos semelhantes aos do oxigênio, a curva de dissociação do dióxido de carbono para o sangue total é mais inclinada que a curva de dissociação do oxigênio para o sangue total. Ou seja, observa-se uma maior mudança no conteúdo de CO_2 para qualquer mudança em milímetros de mercúrio na P_{CO_2} do que a mudança em mmHg observada no conteúdo de oxigênio da P_{O_2}.

A curva de dissociação do dióxido de carbono para o sangue total é desviada para a direita com níveis maiores de oxiemoglobina e para a esquerda com maiores níveis de desoxiemoglobina. Isso é conhecido como efeito Haldane, que será explicado na próxima seção. O efeito Haldane possibilita ao sangue carregar mais dióxido de carbono nos tecidos, onde existe mais desoxiemoglobina, e descarregar mais dióxido de carbono nos pulmões, onde existe mais oxiemoglobina.

EXPLICAÇÃO PARA OS EFEITOS BOHR E HALDANE

Os efeitos Bohr e Haldane são explicados pelo fato de que a desoxiemoglobina é um ácido mais fraco que a oxiemoglobina. Ou seja, a desoxiemoglobina aceita mais prontamente o íon hidrogênio liberado pela dissociação do ácido carbônico, permitindo assim que mais dióxido de carbono seja transportado em forma de íon bicarbonato, o que recebe a designação de desvio isoídrico. Inversamente, a associação de íons hidrogênio com os aminoácidos da hemoglobina reduz a afinidade desta com o oxigênio, desviando assim a curva de dissociação da oxiemoglobina para a direita, para baixos pH ou altas P_{CO_2}. Pode-se escrever, portanto, a seguinte "equação":

$$H^+Hb + O_2 \rightleftharpoons H^+ + HbO_2$$

Esses efeitos podem ser observados nos diagramas esquemáticos do transporte de oxigênio e de dióxido de carbono mostrados na Figura 7.6.

Nos tecidos, a P_{O_2} é baixa e a P_{CO_2} é alta. O dióxido de carbono se dissolve no plasma e parte dele se difunde para dentro do eritrócito. Parte desse dióxido de carbono se dissolve no citoplasma, parte forma compostos carbamino com a hemoglobina e parte é hidratada pela anidrase carbônica para formar ácido carbônico. Para P_{O_2} baixas, existem nos eritrócitos quantidades substanciais de desoxiemoglobina, a qual é capaz de aceitar os íons hidrogênio liberados pela dissociação do ácido carbônico e pela formação de compostos carbamino. Os íons hidrogênio liberados pela dissociação do ácido carbônico e pela formação de compostos carbamino se unem a resíduos de aminoácidos específicos existentes nas cadeias de globina e facilitam a liberação de oxigênio pela hemoglobina (o efeito Bohr). Os íons bicarbonato se difundem para fora do eritrócito pela membrana celular muito mais prontamente que os de hidrogênio. Pelo fato de mais íons bicarbonato do que íons hidrogênio deixarem o eritrócito, a neutralidade elétrica é mantida pela troca de íons cloreto por íons bicarbonato por parte da proteína condutora de bicarbonato-cloreto, o que constitui o "desvio de cloreto". Pequenas quantidades de água também penetram na célula a fim de manter o equilíbrio osmótico.

No pulmão, a P_{O_2} é alta e a P_{CO_2} é baixa. Quando o oxigênio se combina com a hemoglobina, são liberados os íons hidrogênio que haviam sido captados quando a hemoglobina se encontrava em estado de desoxiemoglobina. Esses íons se combinam aos íons bicarbonato, formando ácido carbônico, o qual será desmembrado

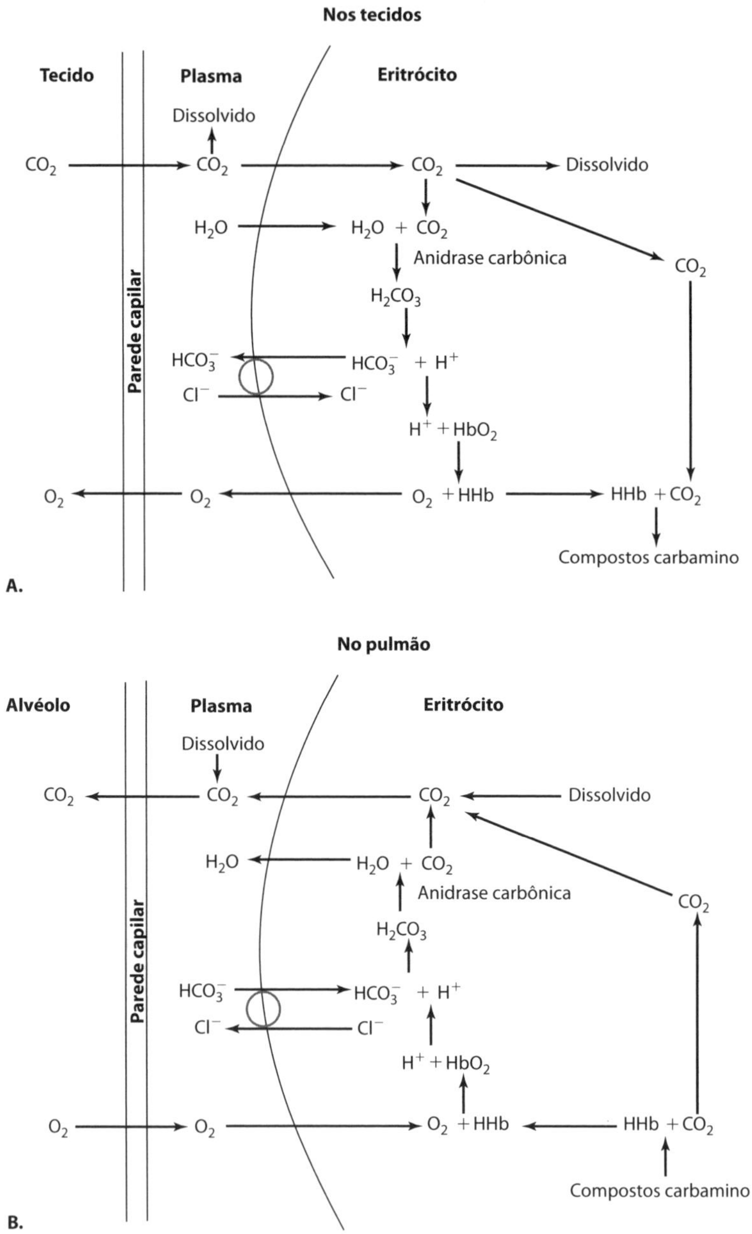

Figura 7.6 Representação esquemática da captação e liberação de dióxido de carbono e oxigênio nos tecidos (**A**) e no pulmão (**B**). Observe que pequenas quantidades de dióxido de carbono podem formar compostos carbamino com outras proteínas do sangue, além da hemoglobina, e podem também ser hidratadas em quantidades insignificantes no plasma para formar ácido carbônico e, em seguida, bicarbonato (não mostrado no diagrama). Os círculos representam a proteína condutora da troca bicarbonato-cloreto. Observe que a etapa do ácido carbônico é incluída para melhor compreensão, embora seja omitida na presença de anidrase carbônica.

em dióxido de carbono e água. Ao mesmo tempo, o dióxido de carbono também é liberado pelos compostos carbamino. Em seguida, o dióxido de carbono se difunde para fora dos eritrócitos e do plasma e penetra nos alvéolos. Ocorre também um desvio de cloreto na direção oposta à observada nos tecidos a fim de manter a neutralidade elétrica.

CONCEITOS-CHAVE

1. Em geral, o sangue conduz uma pequena quantidade de oxigênio dissolvido fisicamente no plasma e uma grande quantidade combinada quimicamente à hemoglobina: apenas o oxigênio dissolvido fisicamente contribui para a pressão parcial, embora a pressão parcial do oxigênio determine a quantidade que irá combinar-se quimicamente com a hemoglobina.

2. A curva de dissociação da oxiemoglobina descreve a reação **reversível** do oxigênio com a hemoglobina para formar oxiemoglobina; ela é relativamente plana para uma P_{O_2} acima de cerca de 70 mmHg e é muito inclinada para uma P_{O_2} entre 20 e 40 mmHg.

3. A queda do pH, o aumento da P_{CO_2}, a elevação da temperatura e a elevação da concentração de 2,3-BPG do sangue desviam a curva de dissociação da oxiemoglobina para a direita.

4. O sangue normalmente conduz pequenas quantidades de dióxido de carbono dissolvido fisicamente no plasma e combinado quimicamente às proteínas do sangue em forma de **compostos carbamino**, assim como uma grande quantidade em forma de íons bicarbonato.

5. A desoxiemoglobina facilita a formação de compostos carbamino e promove o transporte do dióxido de carbono em forma de íons bicarbonato pela ação de tamponamento dos íons hidrogênio formados pela dissociação do ácido carbônico.

QUESTÕES CLÍNICAS

7.1 Uma pessoa aparentemente normal perdeu sangue suficiente para reduzir sua concentração corporal de hemoglobina de 15 g/100 mL de sangue para 12 g/100 mL de sangue. Em qual dos seguintes elementos se poderia esperar uma redução?

a. P_{O_2} arterial.
b. Capacidade do sangue de conduzir oxigênio.
c. Saturação da hemoglobina arterial.
d. Conteúdo de oxigênio arterial.

7.2 Os resultados dos exames realizados no sangue de um paciente mostram que a concentração de hemoglobina é de 10 g/100 mL de sangue. O sangue é 97,4% saturado com oxigênio para uma Pa_{O_2} de 100 mmHg. Qual é o conteúdo de oxigênio arterial do paciente, incluindo o oxigênio dissolvido fisicamente (a 37°C, com pH de 7,40 e P_{CO_2} de 40 mmHg)?

7.3 Qual é a saturação aproximada de oxigênio da hemoglobina (So_2) de uma amostra de sangue que contém 10 g de Hb/100 mL de sangue e que tem um conteúdo de oxigênio de 10 mL de O_2/100 mL de sangue (ignorando-se o O_2 dissolvido fisicamente)?

7.4 Qual dos seguintes eventos poderia aumentar a P_{50} da curva de dissociação da oxiemoglobina?

a. Hipercapnia.
b. Acidose.
c. Elevação dos níveis sanguíneos de 2,3-BPG.
d. Aumento da temperatura corporal.
e. Todas as respostas acima.

ESTUDO DE CASO

De Raff H, Levitzky MG, eds. *Medical Physiology: A Systems Approach.* New York: McGraw-Hill; 2011:372.

Um homem de 18 anos de idade chega à emergência de ambulância cerca de 35 minutos depois de levar um tiro na perna. Ele está consciente, embora desorientado e com dor, e sua pele está pálida. Sua frequência cardíaca é de 150/min e a pressão sanguínea arterial é de 80/60 mmHg. Durante o trajeto ao hospital, o ferimento foi estabilizado e ele recebeu 2 L de **soro fisiológico** (NaCl 0,9% em água) de forma intravenosa.

No departamento de emergência, ele continua perdendo sangue enquanto o médico tenta interromper a **hemorragia**. Como sua pressão sanguínea arterial continua a diminuir até 60/45 mmHg, ele recebe 2 L adicionais de soro fisiológico. Seu **hematócrito** cai para 21% (o intervalo normal é de 40-50%), correspondendo a uma concentração de hemoglobina de 7 g/100 mL de sangue (o intervalo normal é de 13-18 g/100 mL de sangue). Sua frequência respiratória aumenta para 40/min.

Os resultados da gasometria arterial (ver Cap. 8) de uma amostra de sangue mostram uma Pa_{O_2} de 95 mmHg, uma Pa_{CO_2} de 28 mmHg (o intervalo normal é de 35-45 mmHg) e um pH arterial de 7,30 (o intervalo normal é de 7,35-7,45), apesar da hipocapnia. Ele fica agitado e perde a consciência. É então **entubado** (um tubo é inserido na traqueia) e mecanicamente ventilado pelo tubo endotraqueal.

O volume de sangue reduzido do paciente ocasionou a diminuição do retorno venoso, do débito cardíaco e da pressão sanguínea sistêmica. A ativação reduzida dos barorreceptores nos seios carotídeos e no arco aórtico diminuiu a estimulação parassimpática do coração e aumentou a estimulação simpática do coração, das arteríolas e das veias. O resultado foi o aumento da frequência cardíaca e da contratilidade miocárdica; o aumento do tônus arteriolar; e a diminuição da complacência venosa a fim de aumentar o retorno venoso, o débito cardíaco e a pressão sanguínea. No entanto, todas essas respostas não foram suficientes para aumentar sua pressão sanguínea ou seu débito cardíaco até níveis normais, uma vez que ele continuou perdendo sangue. O débito cardíaco reduzido e a resistência vascular aumentada na maioria dos leitos vasculares resultaram em perfusão diminuída do tecido (inclusive da pele, o que explica a palidez). A **isquemia** resultou em produção de ácido lático, ocasionando a estimulação de íons hidrogênio nos **quimiorreceptores arteriais** (ver Caps. 8 e 9), o que explica sua **taquipneia** (elevada frequência respiratória). Ele estava **hiperventilando** em compensação, como demonstrado pela **hipocapnia**. Como ele continuou a perder sangue, sua pressão sanguínea não era mais suficiente para proporcionar o fluxo sanguíneo cerebral adequado, fazendo com que ele perdesse a consciência e apresentasse sinais de **choque circulatório**.

A administração de soro fisiológico aumentou temporariamente o volume de sangue, mas diluiu seus eritrócitos, diminuindo o hematócrito, a concentração de hemoglobina, a capacidade de transporte de oxigênio e o conteúdo de oxigênio arterial, mesmo que suas pressões alveolar e parcial arterial de oxigênio estivessem normais. A P_{O_2} venosa mista seria diminuída à medida que os tecidos extraíssem o máximo de oxigênio possível do sangue arterial. As reações renal e endócrina à hemorragia também ocorreriam.

Na emergência, seu tratamento teria o objetivo de interromper a perda sanguínea e restaurar o débito cardíaco e a pressão sanguínea por meio da administração de **concentrado de eritrócitos** correspondente (eritrócitos que restaram após a maior parte do plasma e de outras células terem sido removidas do sangue total).

SUGESTÕES DE LEITURA

Comroe JH. *Physiology of Respiration*. 2nd ed. Chicago, Ill: Year Book; 1974:183–196.

Hsia CCW. Respiratory function of hemoglobin. *N Engl J Med*. 1998;338:239–247.

Miller AC, Gladwin MT. Pulmonary complications of sickle cell disease. *Am J Respir Crit Care Med*. 2012;185:1154–1165.

Orkin SH, Higgs DR. Sickle cell disease at 100 years. *Science*. 2010;329:291–292.

Robinson JM, Lancaster JR. Hemoglobin-mediated hypoxia-induced vasodilation via nitric oxide. *Am J Respir Cell Mol Biol.* 2005;32:257–261.

Roughton FJW. Transport of oxygen and carbon dioxide. In: Fenn WO, Rahn H, eds. *Handbook of Physiology, sec 3: Respiration.* Washington, DC: American Physiological Society; 1964:767–825.

Veeramachaneni NK, Harken AH, Cairns CB. Clinical implications of hemoglobin as a nitric oxide carrier. *Arch Surg.* 1999;134:434–437.

Regulação do equilíbrio acidobásico

8

OBJETIVOS

O leitor será capaz de compreender os conceitos básicos da regulação do equilíbrio acidobásico do organismo.

- Definir ácidos, bases e tampões.
- Enumerar os sistemas de tamponamento disponíveis no corpo humano.
- Descrever as inter-relações do pH, da P_{CO_2} do sangue e da concentração plasmática de bicarbonato, além de enunciar a equação de Henderson-Hasselbalch.
- Especificar as variações normais do pH e da P_{CO_2} arteriais e a concentração de bicarbonato, assim como definir alcalose e acidose.
- Enumerar as possíveis causas para acidose e alcalose respiratórias e para acidose e alcalose metabólicas.
- Discutir os mecanismos respiratórios e renais que ajudam na elaboração dos processos de compensação para acidose e alcalose.
- Avaliar os dados relativos aos gases sanguíneos a fim de determinar o equilíbrio acidobásico do indivíduo.
- Classificar e explicar as causas de hipóxia tecidual.

A manutenção de um meio interno relativamente constante é uma das principais funções fisiológicas dos sistemas orgânicos do organismo. Temperatura corporal, volume e osmolaridade dos líquidos, além dos eletrólitos – incluindo ácidos e bases – são normalmente regulados com muita exatidão. O conhecimento completo dos mecanismos que controlam essas variáveis é essencial para a prática clínica.

O sistema respiratório tem importante participação na manutenção do equilíbrio de ácidos e bases no organismo. Este capítulo apresentará os principais conceitos de equilíbrio acidobásico, em especial no que se relaciona ao sistema respiratório; é altamente recomendável um estudo mais detalhado desse tópico tão importante.

QUÍMICA DE ÁCIDOS, BASES E TAMPÕES

Existem várias maneiras de definir ácidos e bases. No entanto, a fisiologicamente mais útil consiste em definir um ácido como uma substância que pode doar um íon hidrogênio (um próton) para outra substância; e uma base como uma substância que pode aceitar um íon hidrogênio proveniente de outra substância. Um ácido forte é uma substância que se dissocia completamente ou quase completamente em um íon hidrogênio e sua base correspondente ou conjugada em uma solução aquosa diluída; um ácido fraco é apenas levemente ionizado em solução aquosa. Em geral, um ácido forte tem uma base conjugada fraca e um ácido fraco tem uma base conjugada forte. A força de um ácido ou de uma base não deve ser confundida com sua concentração.

Um tampão é uma mistura de substâncias em solução aquosa (geralmente a combinação de um ácido fraco e sua base conjugada), que consegue opor-se às mudanças na concentração do íon hidrogênio quando são acrescentados ácidos ou bases fortes. Ou seja, as mudanças na concentração dos íons hidrogênio que ocorrem quando um ácido ou uma base forte são acrescentados a um sistema de tamponamento são muito menores que aquelas que poderiam ocorrer se a mesma quantidade de ácido ou base fosse acrescentada à água pura ou a outra solução sem capacidade de tamponamento.

Quantificação de acidez

A acidez de uma solução é determinada pela atividade dos íons hidrogênio contidos na solução. A atividade do íon hidrogênio, que é denotada pelo símbolo α_{H^+}, está intimamente relacionada à concentração de íons hidrogênio ($[H^+]$) em uma solução. Em soluções extremamente diluídas, a atividade do íon hidrogênio é igual à concentração hidrogeniônica; em soluções altamente concentradas, a atividade é menor que a concentração. A concentração hidrogeniônica do sangue é tão baixa que a atividade de íon hidrogênio pode ser considerada igual à concentração hidrogeniônica.

A atividade do íon hidrogênio da água pura é de aproximadamente $1{,}0 \times 10^{-7}$ mol/L. Por convenção, as soluções com atividades de íon hidrogênio acima de 10^{-7} mol/L são consideradas ácidas; as com atividades de íon hidrogênio abaixo de 10^{-7} são consideradas alcalinas. A variação das concentrações ou das atividades do íon hidrogênio no organismo oscila normalmente entre cerca de 10^{-1} para o ácido gástrico e cerca de 10^{-8} para a secreção pancreática mais alcalina. Essa extensa variação das atividades do íon hidrogênio torna necessária a utilização mais conveniente da escala do pH. O pH de uma solução é o logaritmo negativo de sua atividade de íon hidrogênio. Com exceção do ácido gástrico altamente concentrado, na maioria dos casos, a atividade do íon hidrogênio no organismo é aproximadamente igual à concentração hidrogeniônica. Portanto,

$$pH = -\log (\alpha_{H^+})$$
$$\text{ou } pH = -\log [H^+]$$

Assim, o pH do ácido gástrico situa-se na ordem de 1 e o pH da secreção pancreática alcalina pode chegar ao valor máximo de 8.

Normalmente, o pH do sangue arterial fica próximo de 7,40, com uma variação considerada normal de cerca de 7,35 a 7,45. Um pH arterial inferior a 7,35 é considerado acidemia; um pH arterial acima de 7,45 é considerado alcalemia. A condição subjacente caracterizada pela retenção do íon hidrogênio ou perda de bicarbonato ou de outras bases é denominada acidose; já a condição subjacente caracterizada pela perda do íon hidrogênio ou retenção de bases é denominada alcalose. Em condições patológicas constatou-se que os extremos do pH no sangue arterial apresentam desde valores máximos de 7,8 até valores mínimos de 6,9, que correspondem às seguintes concentrações de íon hidrogênio (por questões de conveniência, as concentrações hidrogeniônicas são enunciadas como nanomols [10^{-9} mol/L]):

pH	Concentração (nmol/L)
6,90	126
7,00	100
7,10	79
7,20	63
7,30	50
7,40	40
7,50	32
7,60	25
7,70	20
7,80	16

Convém observar que a escala do pH é "invertida" pelo sinal negativo e, assim como a definição, também é logarítmica. Portanto, um aumento no pH de 7,40 para 7,70 representa uma diminuição na concentração hidrogeniônica. Na verdade, um aumento de apenas 0,3 unidade pH indica que a concentração hidrogeniônica foi reduzida à metade, uma vez que o logaritmo de 2 em base 10 é 0,3.

Importância da regulação do pH corporal

Os íons hidrogênio são os cátions mais reativos dos líquidos corporais e interagem com as regiões carregadas negativamente de outras moléculas, como as das proteínas corporais. As interações entre os íons hidrogênio e os grupos funcionais das proteínas carregados negativamente podem dar origem a acentuadas mudanças nas conformações estruturais das proteínas, com consequentes alterações em seu comportamento. Um exemplo disso já foi observado no Capítulo 7, no qual se constatou que a hemoglobina poderia se combinar a menos oxigênio em um pH mais baixo (o efeito Bohr). Alterações nas conformações estruturais e nas cargas das enzimas proteicas afetarão suas atividades, com subsequentes alterações nas funções dos tecidos corporais. A absorção e a eficácia dos medicamentos administrados pelo médico também podem ser afetadas pelo pH. Mudanças extremas na concentração dos íons hidrogênio do organismo podem resultar em perda de função dos sistemas orgânicos e da integridade estrutural; em condições agudas, os pH arteriais acima de aproximadamente 7,80 ou abaixo de 6,90 não são compatíveis com a vida.

Fontes de ácidos no organismo

Em circunstâncias normais, o metabolismo celular é a principal fonte de ácidos no organismo, as quais representam os produtos de resíduos de substâncias ingeridas como alimentos. A principal fonte de íons hidrogênio é o dióxido de carbono produzido como um dos produtos finais da oxidação da glicose e dos ácidos graxos durante o metabolismo aeróbio. A hidratação do dióxido de carbono resulta na formação de um íon hidrogênio e um íon bicarbonato[1], como vimos no Capítulo 7.

[1] N.R.C.: A hidratação do dióxido de carbono resulta na formação do ácido carbônico, que dissocia-se em um íon hidrogênio e um íon bicarbonato.

Esse processo é revertido nos capilares pulmonares e, então, o CO_2 se difunde pela barreira alveolocapilar para dentro dos alvéolos, a partir dos quais é removido pela ventilação alveolar. Portanto, dizemos que o ácido carbônico é um ácido volátil, pois pode ser transformado em um gás para, em seguida, ser removido de um sistema aberto como o organismo. Enormes quantidades de dióxido de carbono podem ser removidas dos pulmões pela ventilação alveolar: em circunstâncias normais, cerca de 15 a 25 mil mmol de dióxido de carbono são removidos diariamente pelos pulmões.

Uma quantidade muito menor de ácidos fixos ou não voláteis também é produzida normalmente durante o processo de metabolismo dos alimentos. Os ácidos fixos produzidos pelo organismo incluem o ácido sulfúrico, que tem origem na oxidação dos aminoácidos que contêm enxofre, como a cisteína; o ácido fosfórico, proveniente da oxidação de fosfolipídios e das fosfoproteínas; o ácido clorídrico, que é produzido durante a conversão do cloreto de amônia ingerido em ureia e por outras reações; e o ácido láctico, proveniente do metabolismo anaeróbio da glicose. Naturalmente, às vezes o ácido láctico é transformado em dióxido de carbono e, portanto, nem sempre é um ácido fixo. Outros ácidos fixos podem ser ingeridos de forma acidental ou formados em quantidades anormalmente altas por certos processos patológicos, como ocorre com os ácidos acetoacético e butílico, formados durante a cetoacidose diabética. Cerca de 70 mEq de ácidos fixos são removidos normalmente do organismo todo dia (cerca de 1 mEq/kg/peso corporal/dia); a variação é de 50 a 100 mEq. Uma dieta vegetariana pode produzir muito menos ácidos fixos e pode até resultar em ausência de produção bruta de ácidos fixos. A remoção dos ácidos fixos é empreendida principalmente pelos rins, como veremos adiante neste capítulo. Alguns podem ser removidos também pelo trato gastrintestinal. Os ácidos fixos representam normalmente apenas cerca de 0,2% da produção corporal total de ácidos.

SISTEMAS DE TAMPONAMENTO DO CORPO HUMANO

O organismo contém uma grande variedade de substâncias que podem funcionar como tampões na variação fisiológica do pH. Essas substâncias abrangem o bicarbonato, o fosfato e as proteínas no sangue, no líquido intersticial e no interior das células. Uma maneira de expressar a capacidade de uma substância de funcionar como tampão é o seu valor de tamponamento. O valor de tamponamento de uma solução é a quantidade de íons hidrogênio em miliequivalentes por litro que podem ser acrescentados ou removidos da solução com uma mudança subsequente de uma unidade de pH. Outra maneira consiste em determinar a curva de titulação da substância.

O pK do ácido é outro importante elemento a ser considerado. Um ácido, HA, pode dissociar-se em um íon hidrogênio, H^+, e sua base, A^-:

$$HA \rightleftharpoons H^+ + A^-$$

De acordo com a lei de ação da massa, a relação entre o ácido não dissociado e o próton e a base em equilíbrio pode ser expressa da seguinte maneira:

$$\frac{[H^+][A^-]}{[HA]} = K$$

Ou seja, o produto das concentrações de íons hidrogênio e da base dividido pela concentração do ácido é igual a uma constante *K*, a constante de dissociação, a qual pode ser reorganizada para

$$[H^+] = K \frac{[HA]}{[A^-]}$$

Após acrescentar o logaritmo de ambos os lados, obtemos

$$\log[H^+] = \log K + \log \frac{[HA]}{[A^-]}$$

Após multiplicar ambos os lados por -1,

$$-\log[H^+] = -\log K + \log \frac{[A^-]}{[HA]}$$

$$\text{ou pH} = pK + \log \frac{[A^-]}{[HA]}$$

Essa é a configuração geral da equação de Henderson-Hasselbalch.

O valor do tamponamento ou a capacidade de tamponamento de um par de tampões é maior no nível ou próximo do p*K* do ácido fraco. Convém assinalar que, quando as concentrações de HA e A^- são iguais, o pH de uma solução é igual a seu p*K*.

Como já visto, o corpo humano contém inúmeros tampões e pares de tampões. O princípio isoídrico estabelece que todos os pares de tampões em solução homogênea estão em equilíbrio com a mesma concentração hidrogeniônica. Por essa razão, todos os pares de tampões no plasma se comportam de maneira semelhante, com as concentrações relativas de seus ácidos não dissociados e de suas bases sendo determinadas por seus respectivos p*K*.

Uma implicação do princípio isoídrico é que uma análise detalhada de um único par de tampões, assim como o sistema de tamponamento do bicarbonato, pode revelar muito acerca da química de todos os tampões do plasma.

Tampões do sangue

Os principais tampões do sangue são o bicarbonato, o fosfato e as proteínas.

Bicarbonato

O sistema de tamponamento do bicarbonato consiste no par de tampões do ácido fraco, no ácido carbônico, e em sua base conjugada, o bicarbonato. Como já assinalado, no organismo:

$$\underset{\text{Fase gasosa}}{CO_2} \rightleftharpoons \underset{\text{Dissolvido na fase aquosa}}{CO_2} + H_2O \xrightleftharpoons{\text{Anidrase carbônica}} H_2CO_3 \rightleftharpoons H^+ + HCO_3^-$$

A capacidade do sistema de bicarbonato funcionar como um tampão dos ácidos fixos no organismo deve-se em grande parte à capacidade dos pulmões de remover o dióxido de carbono do organismo. Em um sistema fechado, o bicarbonato nem de longe seria tão efetivo.

A uma temperatura de 37°C, cerca de 0,03 mmol de dióxido de carbono por mmHg de P_{CO_2} será dissolvido em um litro de plasma. (Deve-se destacar que a solubilidade do CO_2 foi expressa no Cap. 7 como mililitros de CO_2 por 100 mL de plasma.) Portanto, o dióxido de carbono dissolvido no plasma, expresso como milimols por litro, é igual a $0{,}03 \times P_{CO_2}$. No plasma e à temperatura corporal, o equilíbrio da segunda parte da série de equações apresentadas anteriormente fica muito para a esquerda, razão pela qual existe quase mil vezes mais dióxido de carbono dissolvido fisicamente no plasma do que a quantidade que poderia existir em forma de ácido carbônico. No entanto, o dióxido de carbono dissolvido está em equilíbrio com o ácido carbônico e, assim, tanto o dióxido de carbono dissolvido como o ácido carbônico são considerados o HA não dissociado na equação de Henderson-Hasselbalch para o sistema de bicarbonato:

$$pH = pK + \log \frac{[HCO_3^-]p}{[CO_2 + H_2CO_3]}$$

em que $[HCO_3^-]p$ representa a concentração plasmática do bicarbonato. A concentração de ácido carbônico é negligenciável e, assim,

$$pH = pK' + \log \frac{[HCO_3^-]p}{0{,}03 \times P_{CO_2}}$$

em que pK′ é o pK do sistema HCO_3^- - CO_2 no sangue.

O pK′ desse sistema na vigência de pH fisiológicos e a 37°C é de 6,1. Portanto, para um pH arterial de 7,4 e uma P_{CO_2} arterial de 40 mmHg,

$$7{,}40 = 6{,}1 + \log \frac{[HCO_3^-]p}{1{,}2 \text{ mmol/L}}$$

Portanto, a concentração de bicarbonato no plasma arterial é de cerca de 24 mmol/L (a variação normal é de 23 a 28 mmol/L), pois o logaritmo de 20 é igual a 1,3.

Observe que o termo CO_2 total refere-se ao dióxido de carbono dissolvido (incluindo o ácido carbônico) mais o dióxido de carbono presente como bicarbonato.

Uma maneira útil de mostrar a inter-relação entre as variáveis de pH, P_{CO_2} e a concentração de bicarbonato de plasma, conforme expressas pela equação de Henderson-Hasselbalch, é o diagrama pH-bicarbonato mostrado na Figura 8.1.

Como se pode ver na Figura 8.1, o pH fica na abscissa do diagrama pH-bicarbonato e a concentração plasmática de bicarbonato em milimols por litro fica na ordenada. A concentração de íon hidrogênio correspondente ao pH na abscissa aparece na parte superior do gráfico. Observe que a concentração de íon nitrogênio é expressa em nanomols; a concentração de bicarbonato na abscissa é expressa em milimols. Para cada valor do pH e da concentração de íon bicarbonato existe uma

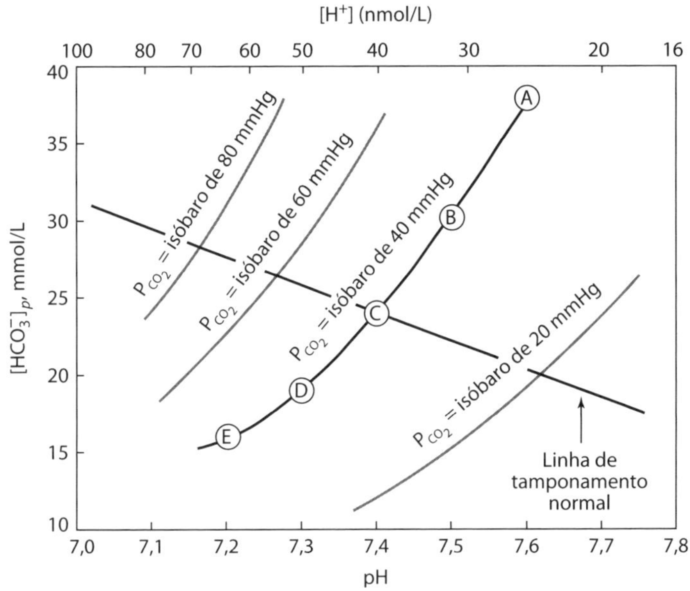

Figura 8.1 Diagrama do pH-bicarbonato com os isóbaros para P_{CO_2}. Observe a concentração hidrogeniônica em nanomols por litro na parte superior da figura, correspondente aos pH na abscissa. Os pontos A a E correspondem a diferentes pH, e as concentrações do bicarbonato se enquadram sobre o mesmo isóbaro de P_{CO_2}.

Reproduzido com permissão de Davenport HW, *The ABC of Acid-Base Chemistry*, 6.ed., 1974, University of Chicago Press.

única P_{CO_2} correspondente no gráfico. Inversamente, para qualquer pH e P_{CO_2} em particular, apenas uma única concentração de íon bicarbonato consegue satisfazer a equação de Henderson-Hasselbalch. Se a P_{CO_2} for mantida constante, por exemplo, em 40 mmHg, poderá ser construída uma linha isobárica que irá conectar os pontos resultantes à medida que ocorrem variações no pH. Os isóbaros representativos mostrados na Figura 8.1 fornecem uma indicação das possíveis alterações do equilíbrio acidobásico quando a ventilação alveolar é aumentada ou reduzida. Se todos os demais fatores continuarem constantes, a hipoventilação resulta em acidose e a hiperventilação, em alcalose.

O valor de tamponamento do sistema do bicarbonato sem a presença de hemoglobina é de aproximadamente -5,4 mmol/L/unidade de pH. Ou seja, a concentração de bicarbonato aumenta em apenas 5,4 mmol/L quando se acrescenta uma quantidade suficiente de ácidos, em forma de dióxido de carbono, ao sistema do bicarbonato, a fim de baixar o pH em uma unidade. Portanto, o sistema de tamponamento do bicarbonato é um tampão inadequado para o ácido carbônico. A presença de hemoglobina transforma o sangue em um tampão muito melhor, como se pode ver na Figura 8.2.

A figura mostra que um aumento na concentração da hemoglobina nessa experiência *in vitro* torna mais acentuada a curva de tamponamento. Ou seja, a concentração de bicarbonato sobe muito mais em maiores concentrações de hemoglobina

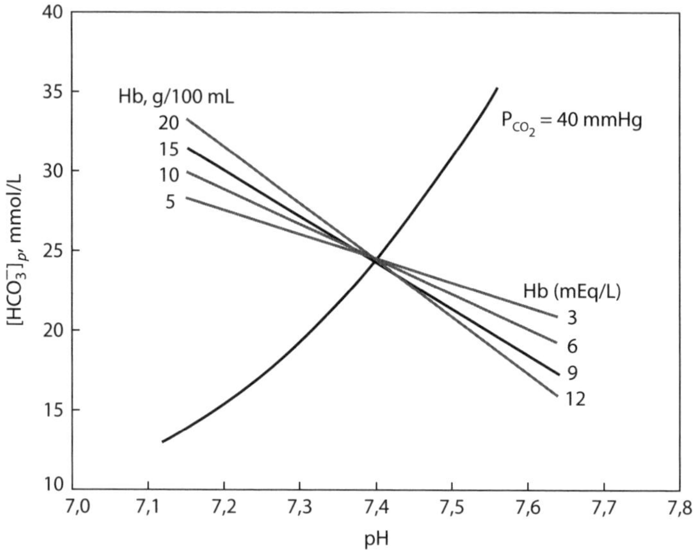

Figura 8.2 Curvas de tamponamento de plasmas que contêm 5, 10, 15 ou 20 g de hemoglobina por 100 mL. Reproduzido com permissão de Davenport HW, *The ABC of Acid-Base Chemistry*, 6.ed., 1974, University of Chicago Press.

quando o ácido carbônico (em forma de CO_2) é acrescentado ao sangue. O aumento na concentração de bicarbonato é maior com mais hemoglobina, pois, à medida que o dióxido de carbono é acrescentado ao sangue, os íons hidrogênio formados pela dissociação do ácido carbônico são tamponados pela hemoglobina (como será discutido a seguir). Portanto, a maior parte dos íons bicarbonato formados por essa dissociação pode penetrar no plasma. O valor de tamponamento do plasma na presença de hemoglobina é, portanto, 4 a 5 vezes maior que o valor do plasma separado dos eritrócitos. Portanto, a inclinação da linha de tamponamento normal *in vivo*, mostrada nas Figuras 8.1 e 8.3, é determinada principalmente por tampões diferentes do bicarbonato presentes no organismo.

Fosfato

O sistema de tamponamento do fosfato consiste principalmente no par de tampões dos ânions fosfato de di-hidrogênio ($H_2PO_4^-$) e fosfato de mono-hidrogênio (HPO_4^{2-}):

$$H_2PO_4^- \rightleftharpoons H^+ + HPO_4^{2-}$$

O p*K* da forma ácida é de 6,8; assim, nos pH que oscilam nas proximidades de 7,0, a forma ácida pode doar instantaneamente um próton e a forma básica pode aceitar um próton. Muitos fosfatos orgânicos encontrados no organismo também têm p*K* em ±0,5 unidade pH de 7,0, e esses compostos podem funcionar também como tampões em condições fisiológicas. Esses fosfatos orgânicos incluem compostos como glicose-1-fosfato e trifosfato de adenosina.

Proteínas

Vários possíveis grupos de tamponamento são encontrados nas proteínas, mas apenas um grande grupo apresenta p*K* na variação do pH encontrada no sangue. Esses são os grupos imidazol nos resíduos de histidina das cadeias peptídicas. Os p*K* dos vários resíduos de histidina nas diferentes proteínas plasmáticas oscilam de cerca de 5,5 a aproximadamente 8,5, proporcionando assim um amplo espectro de pares de tampões. A proteína presente em maior quantidade no sangue é a hemoglobina. Trinta e seis dos 540 resíduos de aminoácidos na hemoglobina são representados por histidina, com p*K* que vão de 7 a 8; os resíduos N-terminais da valina também apresentam um p*K* de cerca de 7,8. Como já assinalado, a desoxiemoglobina é um ácido mais fraco que a oxiemoglobina. Ou seja, o p*K* de um grupo imidazol de um dos resíduos da histidina na hemoglobina desoxigenada é maior que seu valor no estado de oxiemoglobina. Desse modo, à medida que o oxigênio deixa a hemoglobina nos capilares teciduais, o grupo imidazol remove íons hidrogênio do interior dos eritrócitos, permitindo que mais dióxido de carbono seja transportado em forma de bicarbonato. Esse processo se inverte nos pulmões.

Tampões do líquido intersticial

O sistema de tamponamento do bicarbonato é o principal tampão encontrado no líquido intersticial, incluindo a linfa. O par de tampões fosfato também é encontrado no líquido intersticial. O volume do compartimento intersticial é muito maior que o do plasma e, em razão disso, o líquido intersticial pode desempenhar importante papel no tamponamento.

Osso

A porção extracelular do osso contém enormes depósitos de sais de cálcio e de fosfato, principalmente em forma de hidroxiapatita. Embora o crescimento do osso em uma criança seja responsável pela produção de íons hidrogênio, em um adulto considerado saudável, o crescimento do osso e sua reabsorção encontram-se em um estado estável, e os sais do osso podem tamponar os íons hidrogênio na acidose crônica. Portanto, o tamponamento crônico dos íons hidrogênio pelos sais do osso pode resultar em desmineralização do osso.

Tamponamento intracelular

As proteínas e os fosfatos orgânicos intracelulares da maioria das células podem funcionar no tamponamento tanto dos ácidos fixos como do ácido carbônico. Mais uma vez, essa é essencialmente uma função dos grupos histidina existentes nas proteínas e nos grupos fosfato de compostos como o ATP (trifosfato de adenosina) e glicose-1-fosfato. Naturalmente, o tamponamento realizado pela hemoglobina nos eritrócitos constitui um tamponamento intracelular.

ACIDOSE E ALCALOSE

Os distúrbios acidobásicos podem ser divididos em quatro categorias principais: acidose respiratória, alcalose respiratória, acidose metabólica e alcalose metabólica.

Esses distúrbios acidobásicos primários podem ocorrer isoladamente ("simples"), em combinação ("mistos") ou podem ser alterados por mecanismos de compensação.

Acidose respiratória

A P_{CO_2} arterial é mantida normalmente no nível ou próximo de 40 mmHg (por convenção, a variação normal é de 35 a 45 mmHg), pelos mecanismos que regulam a respiração. Os sensores expostos ao sangue arterial e ao líquido cerebrospinal fornecem aos controladores centrais da respiração a informação necessária para regularem a P_{CO_2} arterial no nível ou próximo de 40 mmHg (ver Cap. 9). Quaisquer alterações em curto prazo (i. e., aquelas que ocorrem sem compensação renal) na ventilação alveolar e que resultam em aumento na P_{CO_2} alveolar e, portanto, também na P_{CO_2} arterial, tendem a baixar o pH arterial, resultando em acidose respiratória. Isso pode ser constatado inspecionando-se os isóbaros de P_{CO_2} = 60 mmHg e P_{CO_2} = 80 mmHg, na Figura 8.1. O pH arterial exato para qualquer Pa_{CO_2} depende do bicarbonato e de outros tampões presentes no sangue. Mudanças simples na Pa_{CO_2} arterial causadas por modificações na ventilação avançam ao longo da linha de tamponamento normal *in vivo* (Figs. 8.1 e 8.3). Isso é semelhante a uma linha de tamponamento do plasma *in vitro* para 15 g Hb/100 mL de sangue, mostrada na Figura 8.2. A acidose respiratória pura sem compensação poderia corresponder ao ponto C na Figura 8.3 (na intersecção de um isóbaro de P_{CO_2} elevada e da linha de tamponamento normal).

Na acidose respiratória, a relação de bicarbonato para CO_2 diminui. No entanto, como se pode ver no ponto C na Figura 8.3, na acidose respiratória primária (simples) não compensada, a concentração plasmática absoluta de bicarbonato aumenta

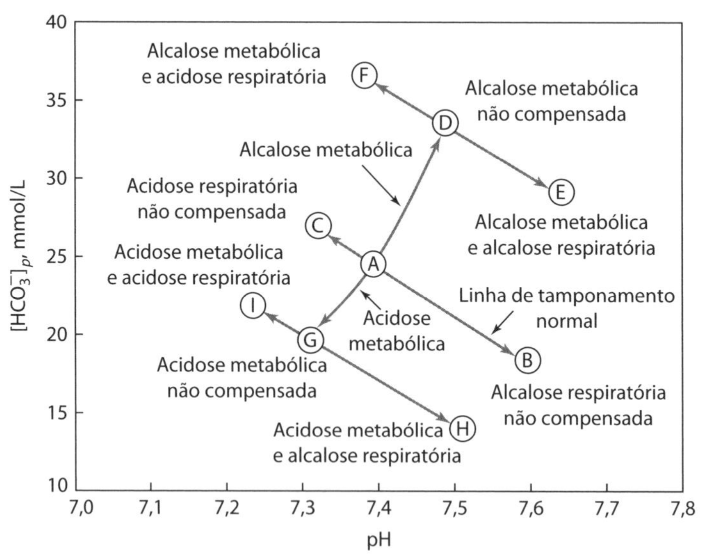

Figura 8.3 Vias acidobásicas *in vivo*.
Reproduzido com permissão de Davenport HW, *The ABC of Acid-Base Chemistry*, 6.ed., 1974, University of Chicago Press.

ligeiramente, em razão do tamponamento de alguns dos íons hidrogênio liberados pela dissociação do ácido carbônico por outros tampões além do bicarbonato.

Qualquer deficiência da ventilação alveolar pode causar acidose respiratória. Como mostra a Tabela 8.1, a depressão dos centros respiratórios no bulbo (ver Cap. 9) por agentes anestésicos, narcóticos, hipóxia, doença ou traumatismo do sistema nervoso central ou até mesmo pela própria Pa_{CO_2} muito elevada resulta em hipoventilação e acidose respiratória. A interferência na transmissão neural para os músculos respiratórios por processos patológicos, medicamentos ou toxinas, ou disfunções ou deformidades dos músculos respiratórios ou da parede torácica, podem resultar em acidose respiratória. Doenças restritivas, obstrutivas e obliterativas dos pulmões também podem resultar em acidose respiratória.

Alcalose respiratória

O excesso de ventilação alveolar, além da necessária para manter o equilíbrio com a produção de dióxido de carbono pelo organismo, resulta em P_{CO_2} alveolares e arteriais abaixo de 35 mmHg. Essa hiperventilacão resulta em

Tabela 8.1 Causas comuns de acidose respiratória

- Depressão dos centros de controle respiratório
  - Anestésicos
  - Sedativos
  - Opiáceos
  - Lesão ou doença cerebral
  - Hipercapnia intensa, hipóxia
- Distúrbios neuromusculares
  - Lesão da medula espinal
  - Lesão do nervo frênico
  - Poliomielite, síndrome de Guillain-Barré etc.
  - Botulismo, tétano
  - Miastenia *gravis*
  - Administração de medicamentos semelhantes ao curare
  - Doenças que afetam os músculos respiratórios: distrofia muscular, esclerose múltipla
- Restrição da parede torácica
  - Cifoescoliose
  - Obesidade extrema
  - Esclerodermia
- Restrição pulmonar
  - Fibrose pulmonar
  - Sarcoidose
  - Pneumotórax, derrames pleurais etc.
  - Esclerodermia
- Doenças do parênquima pulmonar
  - Pneumonia etc.
  - Edema pulmonar
- Obstrução das vias aéreas
  - Doença pulmonar obstrutiva crônica
  - Obstrução das vias aéreas superiores

alcalose respiratória. (Hiperventilação é a respiração em excesso da ventilação alveolar necessária para manter a P_{CO_2} alveolar próxima a 40 mmHg; hiperpneia é um termo menos específico, que significa ventilação alveolar aumentada, geralmente por amplos volumes correntes, sem levar em consideração a P_{CO_2} alveolar; taquipneia significa uma elevada frequência respiratória.) A alcalose respiratória primária não compensada gera um isóbaro de P_{CO_2} mais baixa ao longo da linha de tamponamento normal, como mostrado no ponto B da Figura 8.3. A Pa_{CO_2} reduzida desvia para a esquerda o equilíbrio da série de reações que descrevem a hidratação do dióxido de carbono e a dissociação do ácido carbônico. Isso ocasiona uma redução na concentração hidrogeniônica arterial, que irá elevar o pH e reduzir a concentração plasmática de bicarbonato. A relação de bicarbonato para dióxido de carbono aumenta.

As causas de alcalose respiratória incluem tudo aquilo que causa hiperventilação. Como mostra a Tabela 8.2, a síndrome de hiperventilacão, uma disfunção psicológica de causa desconhecida, resulta em episódios crônicos ou recorrentes de hiperventilação e alcalose respiratória. Fármacos, hormônios (como a progesterona), substâncias tóxicas, doenças ou distúrbios do sistema nervoso central, bacteremias, febre, ventilação exagerada induzida por ventiladores mecânicos (ou pelo médico) ou a ascensão para grandes altitudes podem resultar em alcalose respiratória. Com frequência, os estudantes ficam surpresos ao verem a asma aguda sendo incluída em uma lista de problemas que podem causar alcalose respiratória. A asma é uma doença obstrutiva episódica e seria razoável admitir que pode acarretar uma retenção de CO_2 e, em consequência, uma acidose respiratória durante as crises. Isso ocorre em crises de asma muito acentuadas, embora a maioria das crises de asma resulte em hipocapnia e alcalose respiratória. Quando ocorre a crise de asma, o espasmo do músculo liso brônquico e a secreção de muco obstruem a ventilação para alguns alvéolos. Embora possa ocorrer certa vasoconstrição pulmonar hipóxica, esta não é suficiente para desviar todo o fluxo sanguíneo venoso misto para longe desses alvéolos precariamente ventilados. O resultado seria um *shunt* da direita para a esquerda

Tabela 8.2 Causas comuns de alcalose respiratória

Sistema nervoso central
Ansiedade
Síndrome de hiperventilação
Inflamação (encefalite, meningite)
Doença vascular cerebral
Tumores
Medicamentos ou hormônios
Salicilatos
Progesterona
Bacteremias, febre
Doenças pulmonares
Asma aguda
Doenças vasculares pulmonares (embolia pulmonar)
Ventilação excessiva com ventiladores mecânicos
Hipóxia; grandes altitudes

ou um estado semelhante ao *shunt*, o qual poderia, portanto, acarretar uma redução na P_{O_2} arterial e um aumento na P_{CO_2} arterial. Entretanto, a P_{CO_2} diminui porque o paciente aumenta a ventilação alveolar se tiver condições de fazê-la.

Os sensores de irritabilidade nas vias aéreas são estimulados pelo muco e mediadores químicos liberados durante a crise. A hipóxia causada pelo *shunt* estimula os quimiorreceptores arteriais; o paciente também tem a sensação de dispneia (muitas crises de asma tem um componente emocional). Todos esses itens causam o aumento da respiração e levam ao aumento da ventilação alveolar.

Um aumento da ventilação removerá mais CO_2 do sangue que perfunde os alvéolos ventilados (e, portanto, do próprio organismo), porém, não trará muito oxigênio para dentro dos alvéolos supridos por vias aéreas obstruídas, além de não trazer muito mais oxigênio para o sangue dos alvéolos que não estão obstruídos, em razão do formato da curva de dissociação da oxiemoglobina. Convém lembrar que a hemoglobina já está quase 97,4% saturada com oxigênio e nenhuma quantidade significativa irá dissolver-se no plasma. Portanto, durante a crise, o paciente apresenta hipoxemia, hipocapnia e alcalose respiratória. Somente quando a crise é tão grave que o paciente não consegue mais realizar o trabalho adicional da respiração é que ocorrem hipercapnia e acidose respiratória.

Acidose metabólica

Seria mais apropriado designar a acidose metabólica como acidose não respiratória. Ou seja, ela nem sempre envolve aberrações no metabolismo. A acidose metabólica pode ser causada por ingestão, infusão ou produção de um ácido fixo; por menor excreção renal de íons hidrogênio; pelo movimento de íons hidrogênio do compartimento intracelular para o extracelular; ou por perda de bicarbonato ou de outras bases por parte do compartimento extracelular. Como se pode ver na Figura 8.3, a acidose metabólica primária não compensada resulta em um movimento descendente ao longo do isóbaro de P_{CO_2} = 40 mmHg até o ponto G. Ou seja, uma perda bruta de tampão estabelece uma nova linha de tamponamento do sangue, mais baixa que e paralela à linha normal de tamponamento do sangue. A P_{CO_2} não se modifica, a concentração hidrogeniônica é aumentada e a relação da concentração de bicarbonato para CO_2 é reduzida.

Como mostra a Tabela 8.3, a ingestão de álcool metílico ou de salicilatos pode causar uma acidose metabólica, visto que aumenta os ácidos fixos no sangue. (A intoxicação por salicilatos – p. ex., overdose de ácido acetilsalicílico – causa tanto acidose metabólica como alcalose respiratória subsequente.) A diarreia pode acarretar enormes perdas de bicarbonato, resultando em acidose metabólica. A disfunção renal pode evoluir para a incapacidade de excretar íons hidrogênio, assim como para a incapacidade de reabsorver os íons bicarbonato, como veremos na próxima seção. Uma acidose "metabólica" verdadeira pode ser causada pelo acúmulo de ácido láctico na hipoxemia grave ou no choque, assim como por cetoacidose diabética.

Alcalose metabólica

A alcalose metabólica ou não respiratória ocorre quando o organismo perde uma quantidade excessiva de ácidos fixos, ou em consequência de ingestão, infusão ou reabsorção renal excessiva de bases, como o bicarbonato.

Tabela 8.3 Causas comuns de acidose metabólica

Ingestão de medicamentos ou substâncias tóxicas
Metanol
Etanol
Salicilatos
Etilenoglicol
Cloreto de amônia
Perda de íons bicarbonato
Diarreia
Fístulas pancreáticas
Disfunção renal
Acidose láctica
Hipoxemia
Anemia, monóxido de carbono
Choque (hipovolêmico, cardiogênico, séptico etc.)
Exercício vigoroso
Síndrome do desconforto respiratório agudo (SDRA)
Cetoacidose
Diabetes melito
Alcoolismo
Inanição
Incapacidade de excretar íons hidrogênio
Disfunção renal

A Figura 8.3 mostra que a alcalose metabólica primária não compensada resulta em um movimento ascendente ao longo do isóbaro de P_{CO_2} = 40 mmHg até o ponto D. Ou seja, um ganho bruto de tampão estabelece uma nova linha de tamponamento do sangue, mais alta que e paralela à linha de tamponamento normal do sangue. A P_{CO_2} não se modifica, a concentração hidrogeniônica diminui e a relação da concentração de bicarbonato para dióxido de carbono aumenta.

Como mostra a Tabela 8.4, a perda de suco gástrico por meio de vômito resulta em perda de íons hidrogênio e pode causar uma alcalose metabólica. A ingestão excessiva de bicarbonato ou de outras bases (p. ex., antiácido para o estômago) ou a infusão exagerada de bicarbonato por parte do médico pode ocasionar uma alcalose metabólica. Além disso, a terapia diurética, o tratamento com esteroides (ou a superprodução de esteroides endógenos) e as condições que levam a uma depleção acentuada de potássio também podem causar uma alcalose metabólica.

MECANISMOS RESPIRATÓRIOS E RENAIS DE COMPENSAÇÃO

Os distúrbios acidobásicos primários não compensados, como os indicados pelos pontos B, C, D e G, na Figura 8.3, são raramente observados, pois os mecanismos respiratórios e renais de compensação entram em cena para neutralizá-los. Esses dois mecanismos compensatórios principais representam funções dos sistemas respiratório e renal.

Tabela 8.4 Causas comuns de alcalose metabólica

Perda de íons hidrogênio
Vômito
Fístulas gástricas
Terapia diurética
Tratamento com ou produção excessiva de esteroides (aldosterona ou outros mineralocorticoides)
Ingestão ou administração excessiva de bicarbonato ou de outras bases
Bicarbonato intravenoso
Ingestão de bicarbonato ou de outras bases (p. ex., antiácidos)

Mecanismos respiratórios de compensação

O sistema respiratório consegue elaborar processos de compensação para a acidose ou alcalose metabólicas alterando a ventilação alveolar. Como discutido no Capítulo 3, se a produção de dióxido de carbono for constante, a P_{CO_2} alveolar será quase inversamente proporcional à ventilação alveolar. Isso pode ser observado na parte superior da Figura 3.10. Na acidose metabólica, a concentração hidrogeniônica elevada no sangue estimula os quimiorreceptores, que, por sua vez, aceleram a ventilação alveolar, reduzindo assim a P_{CO_2} arterial. Isso acarreta aumento no pHa arterial, que será normalizado. (Os mecanismos pelos quais a ventilação é regulada são abordados de forma detalhada no Cap. 9.) Esses eventos podem ser mais bem compreendidos quando se analisa a Figura 8.3. O ponto G representa uma acidose metabólica não compensada. À medida que ocorre a compensação respiratória para a acidose metabólica, com o aumento na ventilação, a P_{CO_2} arterial cai. O ponto que representa o pHa, a Pa_{CO_2} e a concentração de bicarbonato no sangue se deslocaria então por uma curta distância ao longo da linha de tamponamento mais baixa que o normal (do ponto G ao ponto H), até ser alcançada uma nova Pa_{CO_2} mais baixa. Isso acaba normalizando o pH arterial, apesar de não ocorrer uma compensação completa. Naturalmente, a compensação respiratória para a acidose metabólica ocorre quase simultaneamente ao desenvolvimento da acidose. O ponto do pH, da P_{CO_2} e da concentração de bicarbonato no sangue na verdade não se movimenta primeiro do normal (ponto A) ao ponto G e, em seguida, percorre uma curta distância ao longo da linha GH; em vez disso, a compensação começa a ocorrer quando se instala a acidose e, desse modo, o ponto assume um trajeto intermediário entre as duas linhas.

A compensação respiratória para a alcalose metabólica consiste em reduzir a ventilação alveolar, elevando dessa forma a Pa_{CO_2}. Isso reduz e normaliza o pH, como se pode ver na Figura 8.3. O ponto D representa uma alcalose metabólica não compensada; a compensação respiratória deslocaria para o ponto F o ponto do pHa, da Pa_{CO_2} e da concentração de bicarbonato no sangue por uma curta distância ao longo da nova linha de tamponamento do sangue, mais alta que o normal. Mais uma vez, a compensação ocorre quando se instala a alcalose, com o ponto movimentando-se ao longo de um trajeto intermediário.

Na maioria das circunstâncias, a causa da acidose ou da alcalose respiratórias é uma disfunção no mecanismo de controle ventilatório ou no próprio aparelho da respiração. Portanto, nessas condições, a compensação para a acidose ou alcalose deverá ser realizada fora do sistema respiratório. O mecanismo respiratório de compensação pode operar muito rapidamente (em minutos) para corrigir em parte a acidose ou alcalose metabólicas.

Mecanismos renais de compensação

Os rins conseguem elaborar processos de compensação para a acidose respiratória e a acidose metabólica de origem não renal ao excretar ácidos fixos e reter o bicarbonato filtrado, aumentando a excreção de ácido total. Os rins conseguem compensar também uma alcalose respiratória ou metabólica de origem não renal ao reduzir a excreção de íons hidrogênio e a retenção de bicarbonato filtrado, reduzindo a excreção de ácido total.

Mecanismos renais na acidose

As células tubulares renais secretam íons hidrogênio para dentro do túbulo renal. Isso é realizado principalmente pela geração de íons hidrogênio e de íons bicarbonato dentro da célula por dissociação do ácido carbônico, o qual é formado pela hidratação do dióxido de carbono via reação mediada pela anidrase carbônica. O dióxido de carbono pode ser produzido metabolicamente pela própria célula tubular ou transportado em forma dissolvida dentro do túbulo renal, após ter sido produzido em outros locais do organismo. O íon hidrogênio gerado por esse processo é secretado ativamente para dentro da luz tubular, e o novo íon bicarbonato é "reabsorvido" para dentro do capilar peritubular. Os íons sódio no túbulo renal são trocados pelos íons hidrogênio secretados para dentro do túbulo renal, a fim de ser mantida a neutralidade elétrica. Existem também bombas de prótons e bombas de troca de prótons localizadas sobre as membranas apicais de segmentos específicos do néfron. Após o metabolismo da glutamina por células do túbulo proximal, amônia ou íons de amônia são secretados no túbulo renal e íons bicarbonato entram nos capilares. O íon hidrogênio secretado para a luz tubular que é tamponado por fosfato tubular, sulfato, amônia ou outros tampões urinários representa a excreção de ácido e a síntese de novo bicarbonato. O aumento da excreção urinária de ácido contribui para a compensação renal por acidose.

Normalmente, os rins sintetizam cerca de 70 mEq de bicarbonato por dia para tamponar os ácidos não voláteis produzidos no organismo. A excreção urinária de amônia pode ser aumentada dez vezes durante a acidose acentuada. A excreção total de ácido pode aumentar durante a acidose até o ponto no qual a urina possa ser acidificada para um pH de apenas 4,0 a 5,0, valor esse que equivale a cerca de 800 vezes mais que o plasma normal.

Mecanismos renais na alcalose

Nos estados alcalóticos, o rim reduz a secreção de íons hidrogênio, assim como a reabsorção de bicarbonato filtrado, resultando em um aumento da excreção de bicarbonato. A excreção renal aumentada retorna o pH e a concentração de bicarbonato à condição normal.

Evolução temporal dos mecanismos renais

Os mecanismos renais de compensação para os distúrbios acidobásicos funcionam muito mais lentamente que os mecanismos respiratórios de compensação, uma vez que as células epiteliais tubulares devem aumentar a síntese de enzimas e transportadores da membrana. As respostas renais de compensação a uma acidose ou alcalose respiratória persistente podem levar 3 a 6 dias.

Resumo das contribuições renais e respiratórias para o equilíbrio acidobásico

Os rins ajudam a regular o equilíbrio acidobásico por alterarem a excreção de ácidos fixos e a retenção do bicarbonato filtrado; o sistema respiratório ajuda a regular o equilíbrio acidobásico do organismo ajustando a ventilação alveolar de modo a alterar a P_{CO_2} alveolar. Por essas razões, alguns autores sugerem que, na verdade, a equação de Henderson-Hasselbalch deveria ser

$$\text{pH} = \text{uma constante} + \frac{\text{rins}}{\text{pulmões}}$$

INTERPRETAÇÃO CLÍNICA DOS GASES SANGUÍNEOS E DO EQUILÍBRIO ACIDOBÁSICO

As amostras de sangue arterial em geral são analisadas clinicamente a fim de se determinarem os "gases sanguíneos arteriais": a P_{O_2}, a P_{CO_2} e o pH arteriais. Em seguida, pode-se calcular o bicarbonato plasmático a partir do pH e da P_{CO_2} ao utilizar a equação de Henderson-Hasselbalch. Isso pode ser feito diretamente, por meio de um nomograma ou por análise gráfica, como o diagrama pH-bicarbonato (o "gráfico de Davenport", denominação que homenageia quem o popularizou), o diagrama pH-P_{CO_2} (de "Siggaard-Andersen"), ou o diagrama acidobásico composto. A maioria dos aparelhos quantificadores dos gases sanguíneos realiza esses cálculos automaticamente.

A Tabela 8.5 resume as mudanças no pHa, na Pa_{CO_2} e na concentração plasmática de bicarbonato observadas nos distúrbios acidobásicos simples, mistos e parcialmente compensados. Essa tabela contém a mesma informação mostrada na Figura 8.3, representada de maneira diferente. Uma boa compreensão dos padrões mostrados na Tabela 8.5, junto ao conhecimento acerca da P_{O_2} do paciente e de outros achados

Tabela 8.5 Distúrbios acidobásicos

	pH	P_{CO_2}	HCO_3^-
Acidose respiratória não compensada	↓↓	↑↑	—↑
Alcalose respiratória não compensada	↑↑	↓↓	—↓
Acidose metabólica não compensada	↓↓	—	↓↓
Alcalose metabólica não compensada	↑↑	—	↑↑
Acidose respiratória parcialmente compensada	↓	↑↑	↑↑
Alcalose respiratória parcialmente compensada	↑	↓↓	↓↓
Acidose metabólica parcialmente compensada	↓	↓↓	↓↓
Alcalose metabólica parcialmente compensada	↑	↑↑	↑↑
Acidose respiratória e metabólica	↓↓	↑↑	↓
Alcalose respiratória e metabólica	↑↑	↓↓	↑

–, dentro do intervalo normal.

clínicos, pode revelar muito acerca do processo fisiopatológico subjacente em andamento. Isso pode ser constatado nos problemas clínicos ao final deste capítulo.

Uma abordagem simples para se interpretar um conjunto de gases sanguíneos consiste em procurar primeiro o pH, a fim de determinar se o problema predominante é uma acidose ou uma alcalose. (Convém assinalar que uma acidemia pode representar mais que uma única causa para a acidose, uma acidose com alguma compensação ou até mesmo uma acidose e uma alcalose subjacentes separadas. De modo similar, uma alcalemia pode representar mais que uma única causa de alcalose, uma alcalose com alguma compensação ou até mesmo uma alcalose e uma acidose subjacente separada.) Depois de observar o pH, procure a P_{CO_2} arterial para verificar se isso explica o pH. Por exemplo, se o pH é baixo e a P_{CO_2} é alta, o problema primário será uma acidose respiratória. Se o pH é baixo e a P_{CO_2} aproxima-se de 40 mmHg, o problema primário será uma acidose metabólica com pouca ou nenhuma compensação. Se tanto o pH como a P_{CO_2} forem baixos, haverá uma acidose metabólica com compensação respiratória. É importante observar em seguida a concentração de bicarbonato a fim de confirmar seu diagnóstico. Esta deve estar ligeiramente aumentada na acidose respiratória não compensada, alta na acidose respiratória parcialmente compensada e baixa na acidose metabólica.

Se o pH estiver alto e a P_{CO_2} baixa, o problema primário será uma alcalose respiratória. Se o pH estiver alto e a P_{CO_2} aproximar-se de 40 mmHg, o problema é uma alcalose metabólica não compensada. Se tanto o pH como a P_{CO_2} forem altas, haverá uma alcalose metabólica parcialmente compensada. O bicarbonato deve estar ligeiramente reduzido na alcalose respiratória, reduzido na alcalose respiratória parcialmente compensada e aumentado na alcalose metabólica.

Excesso de base

O cálculo do excesso de base ou do déficit de base pode ser muito útil para determinar as medidas terapêuticas que devem ser administradas a um determinado paciente. O excesso de base ou déficit de base é o número de miliequivalentes de ácido ou de base necessário para titular 1 L de sangue para um pH de 7,4 a 37°C se a Pa_{CO_2} for mantida constante a 40 mmHg. Portanto, não se trata apenas da diferença entre a concentração plasmática de bicarbonato da amostra em questão e a concentração plasmática normal de bicarbonato, pois os ajustes respiratórios também induzem uma mudança na concentração de bicarbonato: a P_{CO_2} arterial deve ser considerada. Pode-se determinar o excesso de base titulando-se realmente uma amostra ou utilizando-se um nomograma, um diagrama ou um programa de cálculo. A maioria dos aparelhos dosadores de gases sanguíneos calcula automaticamente o excesso de base. O excesso de base é expresso em miliequivalentes por litro acima ou abaixo da variação normal de tampão-base – portanto, tem um valor normal de 0 ± 2 mEq/L. Um déficit de base recebe também a designação de excesso de base negativo.

O déficit de base pode ser usado para estimar a quantidade de bicarbonato de sódio (em mEq) que deve ser administrada a um determinado paciente multiplicando-se o déficit de base (mEq/L) pelo espaço do líquido extracelular (LEC) estimado do paciente (em litros), que corresponde ao espaço de distribuição para o bicarbonato. O LEC geralmente é estimado como correspondendo a 0,3 vezes a massa (o peso) corporal magra em quilogramas.

Diferença de ânions

O cálculo da diferença de ânions pode ser útil para determinar a causa da acidose metabólica de um paciente, o que ocorre subtraindo-se a soma das concentrações plasmáticas de cloreto e de bicarbonato do paciente (em mEq/L) de sua concentração plasmática de sódio:

$$\text{Diferença de ânions} = [Na^+] - ([Cl^-] + [HCO_3^-])$$

Normalmente, a diferença de ânions é de 12 ± 4 mEq/L.

A soma de todos os cátions plasmáticos deve ser igual à soma de todos os ânions plasmáticos; de modo que a diferença de ânions só exista porque nem todos os cátions e ânions plasmáticos são medidos quando é realizada a bioquímica padronizada do sangue. As concentrações de sódio, cloreto e bicarbonato são quase sempre relatadas. A diferença de ânions normal é o resultado da presença de mais ânions não medidos do que de cátions não medidos no sangue normal.

$$[Na^+] + [\text{cátions não medidos}] = [Cl^-] + [HCO_3^-] + [\text{ânions não medidos}]$$
$$[Na^+] - ([Cl^-] + [HCO_3^-]) = [\text{ânions não medidos}] - [\text{cátions não medidos}]$$

A diferença de ânions é, portanto, a diferença entre os ânions não medidos e os cátions não medidos.

As cargas negativas nas proteínas plasmáticas perfazem provavelmente a maior parte da diferença de ânions normal, pois as cargas totais dos outros cátions plasmáticos (K^+, Ca^{2+}, Mg^{2+}) são aproximadamente iguais às cargas totais dos outros ânions (PO_4^{3-}, SO_4^{2-}, ânions orgânicos).

Uma diferença de ânions aumentada geralmente indica um maior número de ânions não medidos (excluindo-se Cl^- e HCO_3^-) ou um menor número de cátions não medidos (K^+, Ca^{2+} ou Mg^{2+}), ou ambos. É mais provável que isso possa acontecer quando os ânions medidos, $[HCO_3^-]$ ou $[Cl^-]$, são perdidos e substituídos por ânions não medidos. Por exemplo, o tamponamento pelos HCO_3^- dos H^+ dos ácidos ingeridos ou produzidos metabolicamente induz uma diferença de ânions aumentada. Algumas das condições que podem causar uma diferença aumentada de ânions são listadas na Tabela 8.6.

Assim, a acidose metabólica com uma diferença de ânions anormalmente grande (i. e., acima de 16 mEq/L) pode ser causada por acidose láctica ou cetoacidose; pela ingestão de ânions orgânicos, como salicilato, metanol e etilenoglicol; ou pela retenção renal de ânions, como sulfato, fosfato e urato.

CAUSAS DE HIPÓXIA

Até aqui foram abordadas apenas duas das três variáveis denominadas gases sanguíneos arteriais, a P_{CO_2} e o pH arteriais. Muitas condições ou doenças anormais podem induzir uma P_{O_2} arterial baixa. Elas serão abordadas nas próximas seções sobre as causas de hipóxia tecidual na seção sobre hipóxia hipóxica.

Tabela 8.6 Acidose metabólica com diferença de ânions

Acidose metabólica com diferença de ânions normal
Perda de HCO_3^-: diarreia, perda de líquido pancreático
Retenção de Cl^-: acidose renal tubular
Acidose metabólica com aumento na diferença de ânions
Presença de ânions metabólicos não medidos:
Cetoacidose: diabetes melito, alcoolismo, inanição
Acidose láctica: hipoxemia; anemia, monóxido de carbono; choque hipovolêmico, cardiogênico ou séptico; exercício rigoroso; SDRA
Insuficiência renal
Presença de fármacos ou ingestão de substâncias tóxicas:
Metanol
Etanol
Salicilato
Etilenoglicol
Cloreto de amônia

6 As causas de hipóxia tecidual podem ser classificadas (em alguns casos de uma maneira bastante arbitrária) em quatro ou cinco grupos principais (Tab. 8.7). A fisiologia subjacente da maioria desses tipos de hipóxia já foi abordada neste capítulo ou nos capítulos anteriores.

Hipóxia hipóxica

Hipóxia hipóxica refere-se às condições nas quais a P_{O2} arterial é anormalmente baixa. Considerando-se que a quantidade de oxigênio que irá combinar-se à hemoglobina é determinada principalmente pela P_{O2}, essas condições poderão induzir menor fornecimento de oxigênio aos tecidos se os reflexos ou outras respostas não conseguirem elevar adequadamente o débito cardíaco ou a concentração de hemoglobina do sangue.

Tabela 8.7 Classificação das causas de hipóxia

Classificação	PA_{O_2}	Pa_{O_2}	Ca_{O_2}	$P\bar{v}_{O_2}$	$C\bar{v}_{O_2}$	A FI_{O_2} aumentada é útil?
Hipóxia hipóxica						
P_{O_2} alveolar baixa	Baixa	Baixa	Baixa	Baixa	Baixa	Sim
Deficiência de difusão	N	Baixa	Baixa	Baixa	Baixa	Sim
Shunts da direita para a esquerda	N	Baixa	Baixa	Baixa	Baixa	Não
Distúrbio $\dot{V}/\dot{Q}$	N	Baixa	Baixa	Baixa	Baixa	Sim
Hipóxia anêmica	N	N	Baixa	Baixa	Baixa	Não
Intoxicação por CO	N	N	Baixa	Baixa	Baixa	Possivelmente
Hipóxia por hipoperfusão	N	N	N	Baixa	Baixa	Não
Hipóxia histotóxica	N	N	N	Alta	Alta	Não

N, normal.

P_{O_2} alveolar baixa

As condições responsáveis pelas P_{O_2} alveolares baixas resultam inevitavelmente em P_{O_2} arteriais e conteúdos de oxigênio igualmente baixos, pois a P_{O_2} alveolar determina o limite superior da P_{O_2} arterial. A hipoventilação acarreta tanto hipóxia alveolar como hipercapnia (CO_2 alto), como foi visto no Capítulo 3.

A hipoventilação pode ser causada por depressão ou lesão dos centros respiratórios no cérebro (abordado no Cap. 9), por interferência nos nervos que suprem os músculos respiratórios, como em uma lesão da medula espinal; por doenças da junção neuromuscular, como na miastenia *gravis*; e pela mecânica alterada do pulmão ou da parede torácica, como nos pulmões não complacentes em virtude de sarcoidose, de mobilidade reduzida da parede torácica em razão de cifoescoliose ou obesidade e de obstrução das vias aéreas. A ascensão a grandes altitudes acarreta hipóxia alveolar, por causa da pressão barométrica total reduzida que vigora acima do nível do mar. As FI_{O_2} reduzidas (fração de oxigênio inspirado) exercem efeitos semelhantes. O dióxido de carbono alveolar diminui em virtude do aumento do reflexo na ventilação causado pela estimulação hipóxica, como será discutido no Capítulo 11. A hipoventilação e a ascensão a grandes altitudes induzem uma redução na P_{O_2} venosa e no conteúdo de oxigênio, pois este é extraído do sangue arterial hipóxico. A administração de concentrações elevadas de oxigênio no gás inspirado consegue abrandar a hipóxia alveolar e arterial na hipoventilação e na ascensão a grandes altitudes, mas não consegue reverter a hipercapnia da hipoventilação. De fato, a administração de FI_{O_2} elevadas aos pacientes que estão respirando espontaneamente e que estão hipoventilando em virtude de uma resposta central reduzida ao dióxido de carbono (ver Cap. 9) pode reduzir ainda mais a ventilação.

Deficiência de difusão

A difusão alveolocapilar é abordada de forma mais detalhada no Capítulo 6. Condições como fibrose intersticial e edema intersticial ou alveolar podem resultar em P_{O_2} arteriais e conteúdos de oxigênio baixos com P_{O_2} alveolares normais ou elevadas. As FI_{O_2} altas que induzem altíssimos níveis de P_{O_2} alveolar podem elevar a P_{O_2} arterial por aumentarem o gradiente de pressão parcial para a difusão do oxigênio, como vimos no Capítulo 6.

Shunts

Os *shunts* verdadeiros da direita para a esquerda, como os *shunts* anatômicos e os *shunts* intrapulmonares absolutos, podem causar uma redução na P_{O_2} arterial com uma P_{O_2} alveolar normal ou mesmo elevada. Os pacientes com *shunts* intrapulmonares têm P_{O_2} arterial baixa, mas podem não ter um aumento significativo da P_{CO_2} se forem capazes de elevar sua ventilação alveolar ou se estiverem sendo ventilados mecanicamente. Isso representa o resultado dos diferentes formatos da curva de dissociação da oxiemoglobina (ver Fig. 7.1) e da curva de dissociação do dióxido de carbono (ver Fig. 7.5). A curva de dissociação do dióxido de carbono é quase linear na variação normal das P_{CO_2} arteriais, enquanto a P_{CO_2} arterial é rigidamente regulada pelo sistema de controle respiratório (ver Cap. 9). O dióxido de carbono retido no sangue do *shunt* estimula uma ventilação alveolar aumentada e, considerando-se que a curva de dissociação do dióxido de carbono é quase linear, um aumento na ventilação permitirá que mais dióxido de carbono se difunda do sangue sem *shunt* para dentro de alvéolos bem ventilados, sendo exalado. Por outro lado, um aumento na ventilação alveolar não trará mais oxigênio para dentro do sangue que atravessa as áreas de *shunt* e, por causa do formato da curva de dissociação da oxiemoglobina, uma quantidade adicional muito pequena penetrará no sangue que não atravessa as áreas de *shunt*. Isso acontece porque a hemoglobina dos alvéolos bem ventilados e perfundidos é quase totalmente saturada com oxigênio, de modo que uma quantidade adicional muito pequena se dissolverá no plasma. De modo similar, a hipoxemia arterial causada pelos *shunts* verdadeiros não é eliminada pelas $F_{I_{O_2}}$ altas, pois o sangue desviado pelo *shunt* não entra em contato com os altos níveis de oxigênio. A hemoglobina do sangue das áreas sem *shunt* é quase completamente saturada com oxigênio para uma $F_{I_{O_2}}$ normal de 0,21, e o pequeno volume adicional de oxigênio dissolvido no sangue para as $F_{I_{O_2}}$ altas não consegue compensar a baixa saturação de hemoglobina do sangue que atravessa as áreas de *shunt*.

Distúrbio ventilação-perfusão

As unidades alveolocapilares com baixas relações de ventilação-perfusão ($\dot{V}_A/\dot{Q}_C$) contribuem para hipóxia arterial, como já foi visto. Isoladamente, as unidades com $\dot{V}_A/\dot{Q}_C$ altas não são, evidentemente, responsáveis pela hipóxia arterial; mas grandes áreas pulmonares que são pouco perfundidas, em geral, estão associadas à hiperperfusão de outras unidades ou a baixos débitos cardíacos (ver, adiante, a seção sobre hipóxia por hipoperfusão). A vasoconstrição pulmonar hipóxica (abordada no Cap. 4) e as respostas das vias aéreas locais (abordadas no Cap. 2) normalmente ajudam a minimizar o distúrbio $\dot{V}/\dot{Q}$.

Observe que uma deficiência de difusão, os *shunts* e o distúrbio $\dot{V}/\dot{Q}$ causam aumento na diferença da P_{O_2} alveoloarterial (ver Tab. 5.2).

Hipóxia anêmica

A hipóxia anêmica é causada pela redução na quantidade de hemoglobina operante, que pode resultar de menor produção de hemoglobina ou de eritrócitos, da produção de uma hemoglobina ou eritrócitos anormais, da destruição patológica dos eritrócitos ou da interferência na combinação química de oxigênio e hemoglobina. A intoxicação por monóxido de carbono, por exemplo, resulta da maior afinidade da hemoglobina pelo monóxido de carbono do que pelo oxigênio. A metemoglobinemia é uma condição na qual o ferro na hemoglobina foi alterado da forma Fe^{2+} para a forma Fe^{3+}, que não se combina ao oxigênio.

A hipóxia anêmica resulta em menor conteúdo de oxigênio quando a P_{O_2} tanto alveolar como arterial são normais. A gasometria arterial pode, portanto, fornecer valores normais, a não ser quando se utiliza também um co-oxímetro para se determinar a quantidade de oxigênio no sangue. Observa-se redução tanto da P_{O_2} venosa como do conteúdo de oxigênio. A administração de altas $F_{I_{O_2}}$ não é efetiva e não consegue aumentar de forma acentuada o conteúdo de oxigênio arterial (exceto, possivelmente, na intoxicação por monóxido de carbono).

Hipóxia por hipoperfusão

A hipóxia por hipoperfusão (às vezes denominada hipóxia estagnante) resulta de baixo fluxo sanguíneo, seja localmente, em um determinado leito vascular, seja sistemicamente, no caso de um baixo débito cardíaco. A P_{O_2} alveolar, a P_{O_2} arterial e o conteúdo de oxigênio podem ser normais, mas o menor fornecimento de oxigênio aos tecidos pode resultar em hipóxia tecidual. A P_{O_2} venosa e o conteúdo de oxigênio são baixos. Uma elevação da $F_{I_{O_2}}$ tem pouco valor na hipóxia por hipoperfusão (a não ser quando consegue aumentar diretamente a perfusão), pois o sangue que flui para os tecidos já se encontra normalmente oxigenado.

Hipóxia histotóxica

Hipóxia histotóxica refere-se ao envenenamento (intoxicação) do maquinismo celular que utiliza oxigênio para produzir energia. O cianeto, por exemplo, une-se à citocromo oxidase na cadeia respiratória e bloqueia efetivamente a fosforilação oxidativa. A P_{O_2} alveolar, a P_{O_2} arterial e o conteúdo de oxigênio podem ser normais (ou mesmo elevados, pois pequenas doses de cianeto causam aumento na ventilação por estimularem os quimiorreceptores arteriais). A P_{O_2} venosa e o conteúdo de oxigênio ficam elevados porque o oxigênio não é utilizado.

Outras causas de hipóxia

Edema ou fibrose tecidual podem resultar em deficiência de difusão do oxigênio do sangue para os tecidos. É igualmente concebível que o fornecimento de oxigênio a um tecido seja completamente normal, mas as demandas metabólicas do tecido ainda ultrapassarão o suprimento, o que acaba resultando em hipóxia tecidual. Isso é conhecido como hipóxia por utilização excessiva.

Efeitos da hipóxia

A hipóxia pode resultar em lesão tecidual reversível ou mesmo em morte tecidual. A consequência de um episódio hipóxico depende da hipóxia tecidual ser generalizada ou localizada, de sua gravidade, do ritmo de instalação da hipóxia (ver Cap. 11) e de sua duração. Diferentes tipos de células têm suscetibilidades também diferentes em relação à hipóxia; infelizmente, as células cerebrais e as células cardíacas são as mais suscetíveis.

CONCEITOS-CHAVE

1. A hipoventilação causa **acidose respiratória**; a compensação para a acidose respiratória consiste na retenção renal de base e na excreção de íons hidrogênio.

2. A hiperventilação causa **alcalose respiratória**; a compensação para a alcalose respiratória consiste na excreção renal de base e na retenção de íons hidrogênio.

3. Ingestão, infusão, superprodução ou menor excreção renal de íons hidrogênio, assim como perda de íons bicarbonato, podem causar **acidose metabólica**; a compensação para a acidose metabólica consiste no aumento da ventilação alveolar.

4. Ingestão, infusão ou reabsorção renal excessiva de bases, bem como perda de íons hidrogênio, podem causar alcalose metabólica; a compensação para a **alcalose metabólica** consiste em diminuição da ventilação alveolar.

5 A acidose metabólica com uma **diferença de ânions** anormalmente elevada indica maior concentração plasmática de ânions diferentes do cloreto e do bicarbonato ou menor concentração plasmática de íons potássio, cálcio ou magnésio.

6 A hipóxia tecidual pode representar o resultado de uma P_{O_2} alveolar baixa, de uma deficiência de difusão, dos *shunts* da direita para a esquerda ou de um distúrbio de ventilação-perfusão (**hipóxia hipóxica**), de uma menor quantidade de hemoglobina funcional (**hipóxia anêmica**), de baixo fluxo sanguíneo (**hipóxia por hipoperfusão**) ou de incapacidade das mitocôndrias de utilizarem oxigênio (**hipóxia histotóxica**).

QUESTÕES CLÍNICAS

8.1 a 8.6 Relacione cada um dos seguintes conjuntos de dados relativos aos gases sanguíneos com um dos problemas enumerados a seguir. Presuma que a temperatura corporal seja de 37°C e a concentração de hemoglobina seja de 15 g Hb/100 mL de sangue. A FI_{O_2} é de 0,21 (ar atmosférico).

a. Vômito agudo (10 minutos após vomitar).
b. Ingestão aguda de metanol.
c. Diarreia.
d. Hipoventilação acidental de um paciente em um ventilador mecânico por 10 minutos.
e. Hiperventilação acidental de um paciente em um ventilador mecânico por 10 minutos.
f. Doença pulmonar obstrutiva crônica.

8.1 pHa = 7,25
Pa_{CO_2} = 50 mmHg
$[HCO_3^-]$ = 26 mEq/L
Pa_{O_2} = 70 mmHg
Diferença de ânions = 11 mEq/L

8.2 pHa = 7,47
Pa_{CO_2} = 46 mmHg
$[HCO_3^-]$ = 33 mEq/L
Pa_{O_2} = 85 mmHg
Diferença de ânions = 9 mEq/L

8.3 pHa = 7,60
Pa_{CO_2} = 20 mmHg

$[HCO_3^-]$ = 20 mEq/L
Pa_{O_2} = 110 mmHg
Diferença de ânions = 12 mEq/L

8.4 pHa = 7,34
Pa_{CO_2} = 65 mmHg
$[HCO_3^-]$ = 40 mEq/L
Pa_{O_2} = 65 mmHg
Diferença de ânions = 11 mEq/L

8.5 pHa = 7,25
Pa_{CO_2} = 30 mmHg
$[HCO_3^-]$ = 15 mEq/L
Pa_{O_2} = 95 mmHg
Diferença de ânions = 10 mEq/L

8.6 pHa = 7,25
Pa_{CO_2} = 30 mmHg
$[HCO_3^-]$ = 15 mEq/L
Pa_{O_2} = 95 mmHg
Diferença de ânions = 25 mEq/L

Os resultados do teste de função pulmonar do paciente são mostrados a seguir.

	Volumes pulmonares (BTPS) (com base em um pletismógrafo corporal)	**Previsto**	**Real**	**% previsto**
CV	Litros	4,48	3,32	74
CPT	Litros	7,03	8,24	117
VR	Litros	2,63	4,91	186
VR/CPT	%	37	59	
CRF	Litros	4,67	7,07	151
VRE	Litros	2,03	2,16	106
CI	Litros	2,35	1,16	49
	Volumes pulmonares dinâmicos (BTPS)	**Previsto**	**Real**	**% previsto**
CVF	Litros	4,48	2,67	59
VEF_1	Litros	3,27	0,95	29
VEF_1/CVF	%	73	35	
VEF_3/CVF	%	97	63	
$FEF_{25-75\%}$	L/s	2,83	0,43	15
PFE	L/s	8,27	3,04	36
	Capacidade de difusão	**Previsto**	**Real**	**% previsto**
	D_{LCO} mL/min/mmHg	25	10	40

BTPS, pressão de temperatura ambiente corporal saturada com vapor de água.

Utilize a Árvore de decisão dos testes de função pulmonar, contida no Capítulo 6, para ajudar a responder às Questões 8.7 a 8.10.

8.7 e 8.8 Um homem de 68 anos de idade queixa-se de dificuldade respiratória. Ele diz que vem tendo esse problema há muito tempo – de fato, não consegue lembrar-se quando começou – e que o problema parece estar piorando. Ele tosse com frequência e, às vezes, produz catarro ao levantar-se. Diz que fumou pelo menos um maço de cigarros por dia desde os 20 anos. Não parece estar cianótico.

8.7 Os testes de função pulmonar do paciente são compatíveis com:
a. Doença restritiva.
b. Doença obstrutiva.
c. Ambas.
d. Nenhuma delas.

8.8 Os volumes pulmonares dinâmicos do paciente não melhoraram após a administração de um broncodilatador. É mais provável que a doença do paciente seja:
a. Asma.
b. Sarcoidose.
c. DPOC, principalmente enfisema.

Os resultados dos testes de função pulmonar do paciente são mostrados a seguir.

	Volumes pulmonares (BTPS) (com base em um pletismógrafo corporal)	Previsto	Real	% previsto
CV	Litros	4,5	3,0	67
CPT	Litros	6,0	4,0	67
VR	Litros	1,5	1,0	67
VR/CPT	%	25	25	100
CRF	Litros	3,0	2,0	67
VRE	Litros	1,5	1,0	67
CI	Litros	2,5	1,7	68

	Volumes pulmonares dinâmicos (BTPS)	Previsto	Real	% previsto
CVF	Litros	4,5	3,0	67
VEF_1	Litros	3,6	2,7	75
VEF_1/CVF	%	80	90	113
VEF_3/CVF	%	97	98	101
$FEF_{25-75\%}$	L/s	2,5	2,6	104
PFE	L/s	8	7	88

	Capacidade de difusão	Previsto	Real	% previsto
	D_{LCO} mL/min/mmHg	25	8	32

d. DPOC, principalmente bronquite crônica.
e. Fibrose alveolar.

8.9 e 8.10 Um homem de 55 anos de idade diz que "não tem fôlego" durante leves corridas ou trabalho físico. Ele observou o problema há aproximadamente dois anos, o qual parece estar piorando. Ele diz que está tossindo muito, mas que não consegue eliminar nenhuma secreção. Segundo ele, nunca fumou, mas trabalhou em uma fábrica de produtos químicos durante muitos anos. Você observa que ele exibe uma frequência respiratória de 25 incursões por minuto, com pequenos volumes correntes. Não parece estar cianótico.

8.9 Os testes de função pulmonar do paciente são compatíveis com:
a. Doença restritiva.
b. Doença obstrutiva.
c. Ambas.
d. Nenhuma delas.

8.10 É provável que a doença do paciente seja:
a. DPOC, principalmente enfisema.
b. DPOC, principalmente bronquite crônica.
c. Fibrose alveolar intersticial.
d. Artrite da caixa torácica.
e. Fraqueza dos músculos respiratórios.

ESTUDO DE CASO

De Raff H, Levitzky MG, eds. *Medical Physiology: A Systems Approach.* New York: McGraw Hill; 2011:383-384.

Um adolescente de 15 anos chega à emergência com dispneia (falta de ar), sensação de pressão no tórax, tosse, chiado e ansiedade. Seus lábios e as bases das unhas da mão indicam cianose.

Ele sofreu episódios de dispneia e chiado por vários anos, especialmente na primavera, e foi diagnosticado com **asma**. Os testes de função pulmonar realizados na época do diagnóstico indicaram VEF_1 (volume expiratório forçado no primeiro segundo), CVF (capacidade vital forçada), VEF_1/CVF e PFE (pico de fluxo expiratório) mais baixos que o previsto. A inalação de um broncodilatador melhorou todos esses valores.

Uma gasometria arterial foi obtida para ajudar a determinar a gravidade do episódio. A P_{O_2} arterial era de 55 mmHg, a P_{CO_2} arterial era de 32 mmHg, o pH arterial era de 7,52 e o bicarbonato era de 25 mEq/L, indicando **alcalose respiratória não compensada.**

A asma é uma doença obstrutiva episódica e, como discutido no texto, é aceitável presumir que causasse retenção de CO_2 e acidose respiratória durante as crises, o que ocorre em crises de asma muito acentuadas, embora a maior parte resulte em hipocapnia e alcalose respiratória. À medida que a crise de asma ocorre, um leve espasmo muscular bronquial e secreção de muco bloqueiam a ventilação para alguns alvéolos. Pode ocorrer **vasoconstrição pulmonar hipóxica**, mas não ao ponto de desviar todo o fluxo de sangue venoso misto dos alvéolos pouco ventilados, resultando em *shunt* da direita para a esquerda ou um estado semelhante a um *shunt* (Cap. 5), o que provavelmente causaria a diminuição da P_{O_2} arterial e o aumento da P_{CO_2} arterial. No entanto, a P_{CO_2} diminui porque o paciente aumenta a ventilação alveolar se for capaz, em razão do estímulo de receptores irritantes nas vias aéreas pelo muco e por receptores químicos liberados durante a crise. A hipóxia causada pelo *shunt* estimula os quimiorreceptores arteriais; o paciente também tem a sensação de dispneia. Todos esses fatores estimulam a respiração e, portanto, aumentam a ventilação alveolar.

O aumento da ventilação retirará mais CO_2 do sangue que perfunde alvéolos ventilados (e, portanto, do organismo), mas não transferirá muito oxigênio para os alvéolos supridos pelas vias aéreas obstruídas, nem transferirá muito mais oxigênio no sangue para os alvéolos não obstruídos em razão da forma da curva de dissociação da oxiemoglobina. Por isso, durante a crise o paciente apresenta **hipoxemia**, **hipocapnia** e **alcalose respiratória.**

O tratamento agudo da asma objetiva a dilatação das vias aéreas com um broncodilatador, como um agonista $ß_2$ adrenergético, e o alívio da hipoxemia por meio do oxigênio. A ventilação mecânica pode ser usada em casos mais graves. O tratamento crônico inclui broncodilatadores como agonistas $ß_2$ adrenergéticos; anticolinérgicos para bloquear de forma parassimpática a constrição mediada e a produção de muco; fármacos antileucotrienos e corticosteroides para evitar inflamação; e inibição de mastócitos para evitar que produzam **citocinas.**

SUGESTÕES DE LEITURA

Boron WF. Acid-Base Physiology. In: Boron WF Boulpaep, eds. *Medical Physiology.* 2nd ed., updated. Philadelphia, PA: WB Saunders and Company; 2012:652–671.

Davenport HW. *The ABC of Acid-Base Chemistry.* 6th ed. Chicago, IL: University of Chicago Press; 1974.

Dejours P (translated by Farhi L). *Respiration.* New York, NY: Oxford University Press; 1966:54–56, 201–212.

Effros RM, Swenson ER. Acid-Base Balance. In: Mason RJ, Broaddus VC, Martin TR, King TE, Schraufnagel DE, Murray JF, Nadel JA, eds. *Murray & Nadel's Textbook of Respiratory Medicine*. 5th ed. Philadelphia, PA: WB Saunders and Company; 2010:134–158.

Koeppen BM. Renal regulation of acid-base balance. *Adv Physiol Educ.* 1998;20:S132–S141.

Rose BD, Post TW. *Clinical Physiology of Acid-Base and Electrolyte Disorders*. 5th ed. New York, NY: McGraw-Hill; 2001.

Siggaard-Anderson O, Ulrich A, Gøthgen IH. Classes of tissue hypoxia. *Acta Anaesthesiol Scand.* 1995;39:S137–S142.

Controle da respiração 9

OBJETIVOS

O leitor será capaz de compreender a organização e a função do sistema de controle respiratório.

- Descrever a organização geral do sistema de controle respiratório.
- Localizar os centros que geram a ritmicidade espontânea da respiração.
- Descrever os grupos de neurônios que efetuam a inspiração e a expiração.
- Descrever os outros centros no tronco encefálico que podem influir na ritmicidade espontânea da respiração.
- Enumerar os reflexos cardiopulmonares e de outra natureza que influenciam o padrão respiratório.
- Enunciar a capacidade do córtex cerebral de controlar temporariamente o padrão normal da inspiração e da expiração.
- Descrever os efeitos de alterações nos níveis corporais de oxigênio, de dióxido de carbono e de íons hidrogênio sobre o controle da respiração.
- Descrever os sensores do sistema respiratório para a concentração de oxigênio, de dióxido de carbono e de íons hidrogênio.

A respiração é iniciada espontaneamente no sistema nervoso central. Um ciclo de inspiração e expiração é gerado automaticamente pelos neurônios localizados no tronco encefálico; nos estados eupneicos, a respiração ocorre sem uma iniciação consciente da inspiração e da expiração. Pessoas normais não precisam preocupar-se com a possibilidade de esquecer de respirar enquanto estão dormindo.

Esse ciclo de inspiração e expiração gerado de forma espontânea pode ser modificado, alterado ou mesmo suprimido temporariamente por inúmeros mecanismos. Como mostra a Figura 9.1, esses mecanismos incluem os reflexos originados nos pulmões, nas vias aéreas e no sistema cardiovascular; a informação proveniente de receptores em contato com o líquido cerebrospinal; e os comandos emitidos pelos centros superiores do cérebro, como o hipotálamo, os centros da fala ou outras áreas no córtex cerebral. Os centros responsáveis pela geração da ritmicidade espontânea da inspiração e da expiração são, portanto, capazes de alterar sua atividade de modo a atender ao aumento da demanda metabólica imposta ao sistema respiratório durante o exercício, podendo até mesmo ser temporariamente suplantados ou suprimidos durante a fala ou a suspensão da respiração.

Os centros de controle respiratório no tronco encefálico efetuam o controle rítmico automático da respiração graças a uma "via comum final" formada pela medu-

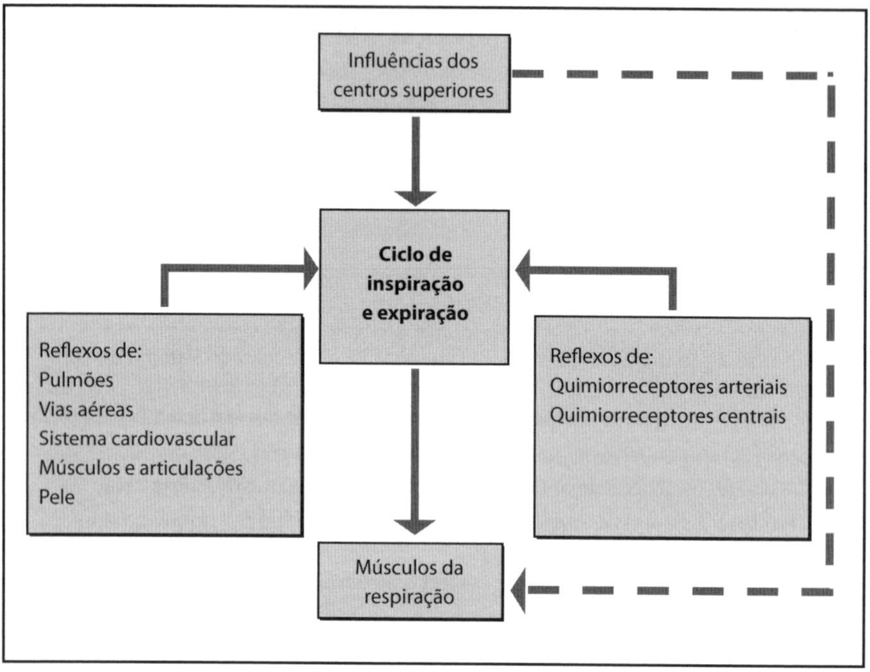

Figura 9.1 Representação esquemática da organização do sistema de controle respiratório. Um ciclo de inspiração e expiração é estabelecido automaticamente no centro respiratório bulbar. Seu rendimento representa uma via comum final para os músculos respiratórios, com exceção de algumas vias voluntárias que podem ir diretamente dos centros superiores aos músculos respiratórios (linha tracejada). As respostas reflexas dos quimiorreceptores e de outros sensores podem modificar o ciclo de inspiração e de expiração estabelecido pelo centro respiratório bulbar.

la espinal; pela inervação dos músculos da respiração, como os nervos frênicos; e pelos próprios músculos da respiração. Portanto, a ventilação alveolar é determinada pelo intervalo entre grupos sucessivos de descargas dos neurônios respiratórios e a inervação dos músculos da respiração, a qual determina a frequência respiratória; e pela frequência das descargas neurais transmitidas pelas fibras nervosas individuais para as suas unidades motoras, a duração dessas descargas e o número de unidades motoras ativadas durante cada inspiração ou expiração, o que determina a profundidade da respiração ou o volume corrente. Convém observar que algumas vias do córtex cerebral para os músculos da respiração, como aqueles que participam da respiração voluntária, contornam o centro respiratório bulbar descrito adiante e se dirigem diretamente aos motoneurônios α medulares, os quais são representados pela linha tracejada na Figura 9.1.

GERAÇÃO DE RITMICIDADE ESPONTÂNEA

Os centros que iniciam a respiração estão localizados na formação reticular do bulbo, sob o assoalho do quarto ventrículo. Se o tronco encefálico de um animal anestesiado for seccionado acima dessa área, como se pode ver na transecção rotulada como III, na Figura 9.2, será mantido um padrão de inspiração e expiração (apesar de ser bastante irregular) mesmo quando todos os outros aferentes para essa área, incluindo os vagos, tiverem sido cortados. Se o tronco encefálico for seccionado abaixo dessa área, como se pode ver na transecção rotulada como IV, na Figura 9.2, a respiração cessa. Originalmente, considerava-se que essa área, conhecida como centro medular (ou centro respiratório bulbar), consistia em dois grupos distintos de neurônios respiratórios: os neurônios inspiratórios, que são acionados durante a inspiração, e os neurônios expiratórios, que são acionados durante a expiração.

A atividade dos neurônios inspiratórios é transmitida aos músculos da inspiração, iniciando a inspiração; a atividade dos neurônios expiratórios é transmitida aos músculos da expiração, iniciando a expiração. Acreditava-se que, quando os neurônios inspiratórios eram acionados, sua atividade era conduzida até o conjunto de neurônios expiratórios por fibras colaterais e a atividade dos neurônios inspiratórios era inibida. De modo similar, quando acontecia a descarga dos neurônios expirató-

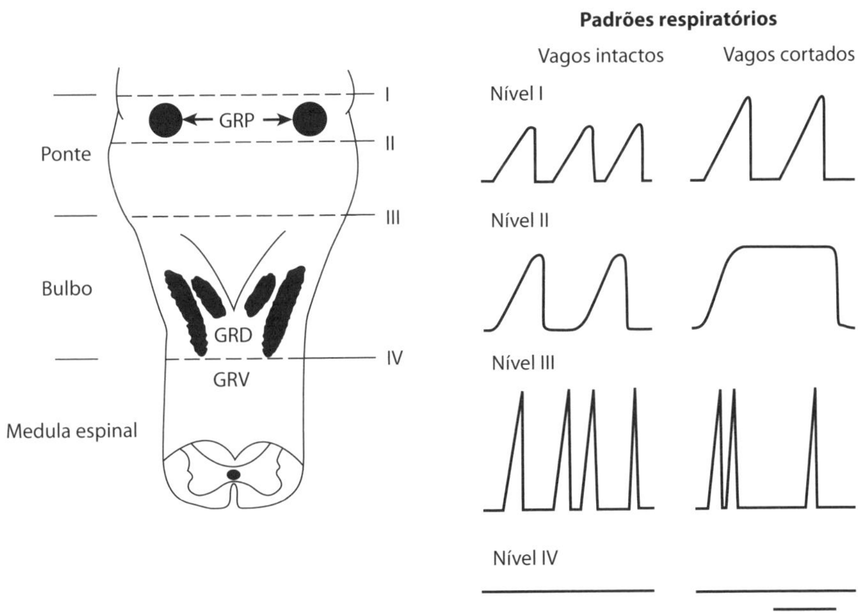

A B

Figura 9.2 Os efeitos da transecção em diferentes níveis do tronco encefálico sobre o padrão ventilatório de animais anestesiados. **A.** Representação esquemática da superfície dorsal do tronco encefálico inferior. **B.** Representação esquemática dos padrões respiratórios (a inspiração é ascendente) correspondentes às transecções com os nervos vagos intactos ou seccionados. GRD, grupo respiratório dorsal; GRP, grupos respiratórios pontinos; GRV, grupo respiratório ventral.

rios, sua atividade era conduzida até o conjunto de neurônios inspiratórios por fibras colaterais e a atividade dos neurônios inspiratórios era inibida. Presumia-se que a inibição recíproca desses dois grupos oponentes de neurônios representava a fonte da ritmicidade respiratória espontânea. Estudos mais recentes do centro bulbar não confirmaram totalmente essa hipótese inicial. Além disso, considerando-se que a expiração é passiva durante a respiração tranquila e normal, a descarga dos neurônios expiratórios poderá não acontecer a menos que a expiração esteja ativa.

CENTRO RESPIRATÓRIO BULBAR

Existem dois densos conjuntos bilaterais de neurônios respiratórios no centro respiratório bulbar, conhecidos como grupos respiratórios dorsais (GRD nas Figs. 9.2 e 9.3) e grupos respiratórios ventrais (GRV nas Figs. 9.2 e 9.3). Os neurônios inspiratórios e expiratórios estão interligados anatomicamente em maior ou menor grau dentro dessas áreas e o centro bulbar não consiste em um "centro inspiratório" e um "centro expiratório" separados.

Grupo respiratório dorsal

Os grupos respiratórios dorsais estão localizados bilateralmente no núcleo do trato solitário (NTS), como mostra a Figura 9.3. Consistem principalmente em neurônios inspiratórios, que se projetam essencialmente para a medula espinal contralateral. Funcionam como os principais iniciadores da atividade dos nervos frênicos e são, portanto, responsáveis pela manutenção da atividade do diafragma. Os

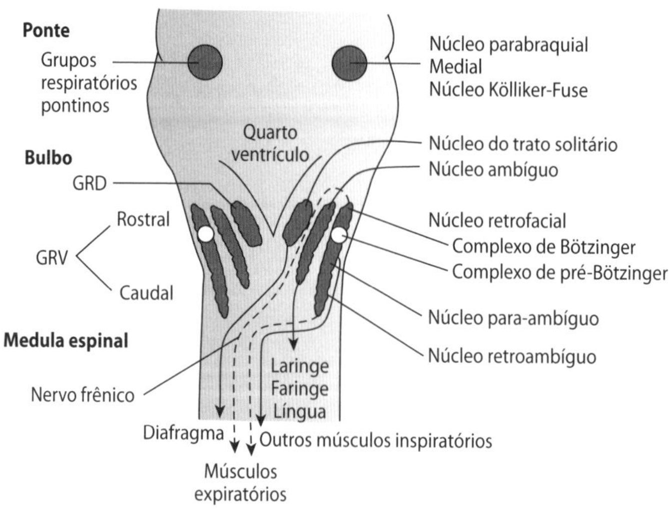

Figura 9.3 Agregados de neurônios respiratórios pontinos e medulares. Vista dorsal do tronco encefálico. GRD, grupo respiratório dorsal; GRV, grupo respiratório ventral; consulte o texto para obter mais informações.

neurônios do grupo respiratório dorsal enviam muitas fibras colaterais para aqueles localizados no grupo respiratório ventral, embora esse último grupo envie poucas fibras colaterais para o grupo respiratório dorsal, como será abordado na próxima seção. Portanto, a inibição recíproca parece ser uma explicação improvável da ritmicidade inspiratória e expiratória espontânea.

O NTS é o local de projeção primário das fibras aferentes viscerais do IX nervo craniano (o glossofaríngeo) e do X nervo craniano (o vago). Esses nervos conduzem informação acerca da P_{O_2}, da P_{CO_2} e do pH arteriais dos quimiorreceptores arteriais carotídeos e aórticos, assim como informação relativa à pressão arterial sistêmica dos barorreceptores carotídeos e aórticos. Além disso, o vago conduz informação proveniente dos receptores de estiramento e de outros sensores nos pulmões que também podem exercer profundas influências no controle da respiração. Os efeitos da informação proveniente desses sensores sobre o controle da respiração serão abordados de forma detalhada mais adiante neste capítulo. A localização do GRD dentro do NTS sugere que este possa ser o local de integração de vários influxos que podem alterar reflexamente o padrão espontâneo de inspiração e expiração.

Existem duas populações de neurônios inspiratórios no GRD, como mostra a Figura 9.3. Uma população, denominada células I α, aumenta sua atividade se a insuflação do pulmão for suprimida; a segunda população, as células I β, reduz sua atividade se a insuflação do pulmão for suprimida. Essas células podem desempenhar um papel importante nos reflexos de Hering-Breuer descritos adiante neste capítulo. Uma terceira população de células, as células P (células da bomba), parece ser constituída de interneurônios que participam da retransmissão da atividade aferente oriunda dos receptores pulmonares de estiramento.

Em suma, o GRD provavelmente é responsável pelo acionamento do diafragma e constitui o local de integração inicial para muitos reflexos cardiopulmonares que afetam o ritmo respiratório.

Grupo respiratório ventral

Os grupos respiratórios ventrais estão localizados bilateralmente no núcleo retrofacial, no núcleo ambíguo, no núcleo para-ambíguo e no núcleo retroambíguo, como mostra a Figura 9.3, e consistem em neurônios tanto inspiratórios como expiratórios. Os neurônios no núcleo ambíguo são principalmente motoneurônios vagais que inervam os músculos laríngeos, faríngeos e linguais ipsolaterais envolvidos na respiração e na manutenção da permeabilidade da via aérea superior. Os neurônios no núcleo para-ambíguo inervam principalmente os músculos respiratórios contralaterais, incluindo os intercostais externos. No núcleo retroambíguo, as células inspiratórias parecem estar localizadas em uma posição mais rostral, e as células expiratórias, em uma posição mais caudal. Aparentemente, existem duas populações de células inspiratórias no núcleo retroambíguo: um grupo se projeta principalmente na direção contralateral para os músculos intercostais externos, com algumas fibras sendo enviadas também aos nervos frênicos, de modo a inervar o diafragma; o segundo grupo parece projetar-se apenas dentro do bulbo para outras células inspiratórias e expiratórias. Os neurônios expiratórios no núcleo retroambíguo projetam-se para a medula espinal contralateral a fim de acionarem os músculos intercostais internos e abdominais. O núcleo retrofacial, localizado em uma área mais rostral nos grupos respiratórios ventrais, contém principalmente neurônios expiratórios em um grupo de células denominadas complexo de Bötzinger. Foi evidenciado que esse grupo de neurônios inibe as células inspiratórias no GRD, assim como alguns motoneurônios frênicos.

Em resumo, os neurônios GRV consistem em células tanto inspiratórias como expiratórias. Sua principal função consiste em acionar os neurônios respiratórios espinais, que inervam principalmente os músculos intercostais e abdominais, ou os músculos auxiliares da respiração, inervados pelos nervos vagos. Muitas células expiratórias podem nem sequer ser acionadas durante as respirações passivas observadas na respiração eupneica (ver Cap. 2); aquelas que disparam não causam contração dos músculos expiratórios.

O mecanismo e a localização exata da produção do ciclo inspiratório-expiratório, o gerador de ritmo respiratório, não está estabelecido de forma decisiva. Ele pode ser gerado por uma rede de neurônios da medula ventral ou as células no complexo pré-Bötzinger (Fig. 9.3) podem atuar como determinantes do ritmo respiratório.

Centro apnêustico

Se o tronco encefálico for seccionado na ponte, no nível denotado pela linha rotulada como II, na Figura 9.2, resultará um padrão respiratório denominado apneuse se os nervos vagos também tiverem sido seccionados. A respiração apnêustica consiste em esforços inspiratórios prolongados interrompidos por expirações ocasionais. A informação aferente que alcança esse chamado centro apnêustico ao longo dos nervos vagos deve ser importante na prevenção da apneuse, a qual não ocorrerá se os nervos vagos estiverem intactos, como mostra esquematicamente a Figura 9.2.

A apneuse é causada provavelmente por uma descarga persistente dos neurônios inspiratórios bulbares. Portanto, o centro apnêustico parece ser o local que determina o momento final da inspiração normal ("desvio de limiar inspiratório"); ou seja, é o local de projeção e integração de vários tipos de informação aferente que pode encerrar a inspiração. A apneuse resulta da inativação desse mecanismo de limiar inspiratório. O grupo específico de neurônios que funcionam como centro apnêustico ainda não foi identificado, mas deve estar localizado entre as linhas rotuladas como II e III, na Figura 9.2.

GRUPOS RESPIRATÓRIOS PONTINOS

Se o tronco encefálico for seccionado imediatamente abaixo do colículo inferior, conforme denota a linha rotulada como I, na Figura 9.2, o padrão respiratório mostra um equilíbrio essencialmente normal entre inspiração e expiração, até mesmo quando os nervos vagos são seccionados. Como visto na seção anterior, as transecções feitas abaixo da linha rotulada como II, na Figura 9.2, resultam em apneuse na ausência dos nervos vagos. Um grupo de neurônios respiratórios conhecido como grupos respiratórios pontinos (anteriormente designados centro pneumotáxico), portanto, funciona para regular a atividade do centro apnêustico. Essas células, localizadas na parte superior da ponte no núcleo parabraquial medial e no núcleo de

Kölliker-Fuse (mostrados na Fig. 9.3), funcionam provavelmente para uma "regulagem mais exata" do padrão respiratório. A estimulação elétrica dessas estruturas pode resultar em sincronização da atividade dos nervos frênicos com o estímulo ou a mudança prematura da inspiração para a expiração e vice-versa. A informação aferente acerca da insuflação pulmonar pode diminuir a atividade dos grupos respiratórios pontinos, o que, por sua vez, pode regular o limiar para o limiar inspiratório da insuflação pulmonar. Os grupos respiratórios pontinos podem regular também a resposta do sistema de controle respiratório a outros estímulos, como hipercapnia e hipóxia.

VIAS MEDULARES

Os axônios que se projetam a partir do GRD, do GRV, do córtex cerebral e de outras áreas supraespinais penetram na substância branca da medula espinal a fim de influenciarem o diafragma e os músculos intercostais e abdominais da respiração, como já foi visto. Também há integração das influências descendentes, assim como presença de reflexos medulares locais que podem afetar esses motoneurônios. Os axônios descendentes com atividade inspiratória excitam os motoneurônios frênicos e intercostais externos e também inibem os motoneurônios intercostais internos por estimularem os interneurônios inibitórios medulares. Eles são inibidos ativamente durante as fases expiratórias do ciclo respiratório.

As vias ascendentes na medula espinal, que conduzem informação proveniente dos receptores da dor, do toque e da temperatura, assim como dos proprioceptores, também podem influenciar a respiração, como veremos na próxima seção. As fibras inspiratórias e expiratórias parecem estar separadas na medula espinal.

MECANISMOS REFLEXOS DO CONTROLE RESPIRATÓRIO

Um grande número de sensores localizados nos pulmões, no sistema cardiovascular, nos músculos e tendões, além de na pele e nas vísceras, pode induzir alterações reflexas no controle da respiração. A Tabela 9.1 traz um resumo desses mecanismos.

Reflexos respiratórios com origem nos receptores pulmonares de estiramento

Três reflexos respiratórios podem ser responsáveis pela estimulação dos receptores pulmonares de estiramento: o reflexo de insuflação de Hering-Breuer, o reflexo de desinsuflação de Hering-Breuer e o reflexo "paradoxal" de Head.

Reflexo de insuflação de Hering-Breuer

Em 1868, Breuer e Hering relataram que uma distensão persistente dos pulmões em animais anestesiados reduzia a frequência do esforço inspiratório ou causava uma apneia transitória. O estímulo para esse reflexo é a insuflação pulmonar. Os sensores são receptores de estiramento localizados dentro do músculo liso das gran-

Tabela 9.1 Mecanismos reflexos do controle respiratório

Estímulo	Nome do reflexo	Receptor	Via aferente	Efeitos
Insuflação pulmonar	Reflexo de insuflação de Hering-Breuer	Receptores de estiramento dentro do músculo liso das vias aéreas grandes e pequenas	Vago	Respiratórios Parada do esforço inspiratório, apneia ou frequência respiratória reduzida; broncodilatação Cardiovasculares Frequência cardíaca aumentada, leve vasoconstrição
Desinsuflação pulmonar	Reflexo de desinsuflação de Hering-Breuer	Possivelmente receptores J, receptores irritantes nos pulmões ou receptores de estiramento nas vias aéreas	Vago	Respiratórios Hiperpneia
Insuflação pulmonar	Reflexo paradoxal de Head	Receptores de estiramento nos pulmões	Vago	Respiratórios Inspiração
Pressão negativa nas vias aéreas superiores	Reflexo dilatador faríngeo	Receptores no nariz, na boca e nas vias aéreas superiores	Trigêmeo, laríngeo e glossofaríngeo	Respiratórios Contração dos músculos dilatadores faríngeos
Irritação mecânica ou química das vias aéreas	Tosse	Receptores nas vias aéreas superiores e na árvore traqueobrônquica	Vago	Respiratórios Tosse; broncoconstrição
	Espirro	Receptores na mucosa nasal	Trigêmeo e olfatório	Espirro; broncoconstrição Cardiovasculares Pressão arterial elevada
Imersão da face*	Reflexo de mergulho	Receptores na mucosa nasal e na face	Trigêmeo	Respiratórios Apneia Cardiovasculares Redução da frequência cardíaca; vasoconstrição

Embolia pulmonar		Receptores J nos vasos pulmonares	Vago	Respiratórios Apneia ou taquipneia
Congestão vascular pulmonar		Receptores J nos vasos pulmonares	Vago	Respiratórios Taquipneia, possivelmente sensação de dispneia
Substâncias químicas específicas na circulação pulmonar	Quimiorreflexo pulmonar	Receptores J nos vasos pulmonares	Vago	Respiratórios Apneia ou taquipneia; broncoconstrição
Pa_{O_2} baixa, Pa_{CO_2} alta e pHa baixo	Reflexo quimiorreceptor arterial	Corpúsculos carotídeos e aórticos	Glossofaríngeo e vago	Respiratórios Hiperpneia; broncoconstrição, dilatação das vias aéreas superiores Cardiovasculares Redução da frequência cardíaca (efeito direto), vasoconstrição
Pressão arterial sistêmica elevada	Reflexo barorreceptor arterial	Receptores de estiramento do seio carotídeo e do arco aórtico	Glossofaríngeo e vago	Respiratórios Apneia, broncodilatação Cardiovasculares Redução da frequência cardíaca, vasodilatação etc.
Estiramento de músculos, tendões e movimentos articulares		Fusos musculares, órgãos tendinosos e propriorreceptores	Várias vias espinais	Respiratórios Proporcionam um controlador respiratório com *feedback* acerca do trabalho da respiração; a estimulação dos propriorreceptores nas articulações causa hiperpneia
Dor somática		Receptores da dor	Várias vias espinais	Respiratórios Hiperpneia Cardiovasculares Aumento da frequência cardíaca, vasoconstrição etc.

*Discutida no Capítulo 11.

des e pequenas vias aéreas. Às vezes são denominados receptores pulmonares de estiramento de adaptação lenta, pois sua atividade é mantida com estiramentos persistentes. A via aferente consiste em grandes fibras mielinizadas no vago; como já mencionado, essas fibras parecem penetrar no tronco encefálico e projetar-se para os GRD, o centro apnêustico e os grupos respiratórios pontinos. O ramo eferente do reflexo consiste em broncodilatação, além de apneia ou redução da frequência respiratória (em virtude de um aumento no período gasto na expiração) já mencionadas. A insuflação pulmonar causa também efeitos reflexos no sistema cardiovascular: insuflações pulmonares moderadas causam aumento na frequência cardíaca e podem causar leve vasoconstrição; insuflações muito significativas podem causar redução na frequência cardíaca e na resistência vascular sistêmica.

Originalmente, acreditava-se que o reflexo de insuflação de Hering-Breuer era um importante determinante da frequência e da profundidade da ventilação. Animais anestesiados e vagotomizados respiram muito mais profundamente e com menor frequência do que antes de que seus nervos vagos tivessem sido seccionados. Portanto, admitia-se que o reflexo de insuflação de Hering-Breuer atuava tonicamente para limitar o volume corrente e estabelecer a profundidade e a frequência da respiração. Estudos mais recentes em indivíduos não anestesiados lançaram dúvidas sobre essa conclusão, pois o limiar central do reflexo é muito mais alto que o volume corrente normal durante a respiração eupneica. Em geral, são necessários volumes correntes de 800 a 1.500 mL para desencadear esse reflexo em adultos eupneicos conscientes. O reflexo de insuflação de Hering-Breuer pode ajudar a minimizar o trabalho da respiração por inibir os grandes volumes correntes (ver Cap. 2), assim como por prevenir a distensão excessiva dos alvéolos na vigência de grandes volumes. Pode ser importante no controle da respiração em bebês. Os lactentes apresentam limiares do reflexo de insuflação de Hering-Breuer dentro das variações de seus volumes correntes normais, de modo que o reflexo pode ser uma influência importante em seus volumes correntes e suas frequências respiratórias.

Reflexo de desinsuflação de Hering-Breuer

Breuer e Hering observaram também que a desinsuflação brusca dos pulmões ocasiona aumento na frequência respiratória. Isso pode resultar de menor atividade dos receptores de estiramento, da estimulação de outros receptores pulmonares ou dos receptores de adaptação rápida, como os receptores irritantes e os receptores J, o que será discutido mais adiante neste capítulo. A via aferente é o vago, e o efeito é uma hiperpneia. Esse reflexo pode ser responsável pela indução ao aumento da ventilação quando os pulmões são desinsuflados anormalmente, como acontece no pneumotórax, ou pode desempenhar algum papel nas incursões respiratórias profundas espontâneas periódicas ("suspiros"), que ajudam a prevenir a atelectasia. Esses suspiros ocorrem de forma ocasional (aproximadamente 6-8 horas) e irregularmente durante o transcorrer de uma respiração espontânea tranquila e normal. Consistem em inspiração lenta e profunda (maior que um volume corrente normal) seguida de expiração lenta e profunda. Essa resposta parece ser muito importante, uma vez que pacientes mantidos em ventiladores mecânicos precisarão receber grandes volumes correntes ou incursões respiratórias profundas e periódicas, pois do contrário acabarão desenvolvendo atelectasia difusa, que pode resultar em hipoxemia arterial. Bocejos também podem ajudar a prevenir atelectasia, mas não há consenso sobre como eles têm início.

O reflexo de desinsuflação de Hering-Breuer pode ser muito importante por ajudar a manter ativamente as capacidades residuais funcionais (CRF) dos lactentes. É muito improvável que suas CRF sejam determinadas de forma passiva como as de adultos, pois a retração elástica dos pulmões é consideravelmente maior que a retração elástica no sentido externo de suas paredes torácicas muito complacentes.

Reflexo paradoxal de Head

Em 1889, Henry Head realizou experiências destinadas a mostrar os efeitos do reflexo de insuflação de Hering-Breuer sobre o controle da respiração. Em vez de seccionar os nervos vagos, ele decidiu bloquear sua função pelo esfriamento até 0°C. À medida que reaquecia os nervos vagos, ele observou que, na ocorrência de um bloqueio parcial seletivo dos nervos vagos, a insuflação pulmonar acarretava uma inspiração adicional em vez da apneia esperada quando os nervos vagos eram completamente funcionais. Os receptores para esse reflexo paradoxal estão localizados nos pulmões, mas sua localização exata é desconhecida. A informação aferente é conduzida no vago; o efeito é uma inspiração muito profunda. Esse reflexo pode estar envolvido também na resposta representada pelos suspiros ou na geração da primeira incursão respiratória do recém-nascido; deverão ser gerados esforços inspiratórios muito significativos para insuflar os pulmões cheios de líquido.

Reflexos respiratórios com origem nos receptores das vias aéreas e dos pulmões

Reflexo dilatador faríngeo

Como foi visto no Capítulo 2, a pressão negativa nas vias aéreas superiores induz uma contração reflexa dos músculos dilatadores faríngeos. Os receptores parecem estar localizados no nariz, na boca e nas vias aéreas superiores; as vias aferentes parecem estar nos nervos trigêmeo, laríngeo e glossofaríngeo. Esse reflexo pode ser muito importante na proteção das vias aéreas superiores contra colapsos, especialmente durante o sono (ver Cap. 11). A inibição ou interferência sobre esse reflexo pode ser uma das causas da apneia obstrutiva do sono.

Receptores irritantes

A irritação mecânica ou química das vias aéreas (e, possivelmente, dos alvéolos) pode induzir tosse ou espirro reflexo, ou pode acarretar hiperpneia, broncoconstrição e elevação da pressão sanguínea. Os receptores estão localizados na mucosa nasal, nas vias aéreas superiores, na árvore traqueobrônquica e, possivelmente, nos próprios alvéolos. Aqueles existentes nas vias aéreas mais calibrosas da árvore traqueobrônquica, que também respondem ao estiramento, às vezes são denominados receptores pulmonares de estiramento de adaptação rápida, pois sua atividade diminui rapidamente durante um estímulo persistente. As vias aferentes são os nervos vagos para todos os receptores, exceto os localizados na mucosa nasal, que enviam informação na direção central por meio dos tratos trigeminal e olfatório. Os reflexos da tosse e do espirro são abordados de forma mais detalhada no Capítulo 10.

Reflexos respiratórios com origem nos receptores vasculares pulmonares (receptores J)

A embolia pulmonar acarreta apneia ou respiração rápida e superficial (taquipneia); a congestão vascular pulmonar causa taquipneia. A injeção de substâncias químicas, como fenildiguanida e capsaicina, dentro da circulação pulmonar também pode induzir apneia ou respiração rápida e superficial. Presume-se que os receptores responsáveis pela iniciação dessas respostas estão localizados nas paredes dos capilares pulmonares ou no interstício; por isso, recebem a designação de receptores J (de capilares justapulmonares). A estimulação desses receptores pela congestão vascular pulmonar ou pelo aumento no volume do líquido intersticial pulmonar resulta em taquipneia; menor estimulação dos receptores causada por embolias pulmonares que obstruem os vasos proximais aos capilares resulta em ventilação reduzida. Além disso, esses receptores podem ser responsáveis pela dispneia (uma sensação de respiração difícil ou trabalhosa), observada durante a congestão vascular pulmonar e o edema secundário à insuficiência ventricular esquerda ou até mesmo durante a dispneia relatada por pessoas saudáveis no início de um exercício. As vias aferentes desses reflexos são as fibras vagais não mielinizadas de condução lenta. Outras possíveis causas de dispneia incluem estimulação de receptores de átrio esquerdo e direito, ventrículo direito ou artéria pulmonar por aumento da pressão ou estiramento; estímulo de fusos neuromusculares dos músculos respiratórios por "comprimento-tensão inapropriado"; estímulo de corpos carotídeos pela hipoxemia, hipercapnia e acidose e estimulação de quimiorreceptores centrais por hipercapnia ou acidose (discutido no final deste capítulo); estímulo de receptores nas extremidades; ou por razões psicológicas.

Reflexos respiratórios com origem no sistema cardiovascular

Os quimiorreceptores arteriais e, em grau muito menor, os barorreceptores arteriais, podem exercer grande influência sobre o sistema de controle respiratório. O papel dos quimiorreceptores arteriais no controle da respiração será abordado de forma mais detalhada nas próximas seções deste capítulo.

Quimiorreceptores arteriais

Os quimiorreceptores arteriais estão localizados bilateralmente nos corpúsculos carotídeos, que se situam próximo às bifurcações das artérias carótidas comuns; e nos corpúsculos aórticos, que se localizam no arco da aorta. Respondem a P_{O_2} arteriais baixas, a P_{CO_2} arteriais altas e a pH arterial baixo, sendo que os corpúsculos carotídeos em geral são capazes de maior resposta que os corpúsculos aórticos. A via aferente do corpúsculo carotídeo é o nervo de Hering, um ramo do nervo glossofaríngeo; a via aferente do corpúsculo aórtico é o vago. Os efeitos reflexos da estimulação dos quimiorreceptores arteriais são hiperpneia, broncoconstrição, dilatação das vias aéreas superiores e elevação da pressão arterial. O efeito direto da estimulação dos quimiorreceptores arteriais é uma redução na frequência cardíaca; no entanto, isso costuma ser mascarado pelo aumento na frequência cardíaca secundário ao aumento na insuflação pulmonar.

Barorreceptores arteriais

Os barorreceptores arteriais exercem uma influência pequena no controle da ventilação. Os barorreceptores são receptores de estiramento responsivos a mudanças na pressão. Estão localizados nos seios carotídeos, situados na origem das artérias carótidas internas próximo à bifurcação das artérias carótidas comuns, bem como no arco aórtico. As vias aferentes são os nervos de Hering e o nervo glossofaríngeo para os barorreceptores carotídeos; e o nervo vago, para os barorreceptores aórticos. Os efeitos da estimulação dos barorreceptores arteriais por uma pressão arterial elevada são breve apneia e broncodilatação.

Reflexos respiratórios com origem nos músculos e tendões

A estimulação dos receptores localizados nos músculos, nos tendões e nas articulações pode aumentar a ventilação. Os receptores nos músculos da respiração (p. ex., fusos musculares) e na caixa torácica desempenham papel importante no sentido de ajustar o esforço ventilatório às cargas de trabalho elevadas e podem ajudar a minimizar o trabalho da respiração. Os receptores nas articulações e nos músculos também podem participar na iniciação e na manutenção de uma ventilação elevada que ocorre durante o exercício, como será abordado mais adiante neste capítulo. A informação aferente sobe até o controlador respiratório por meio da medula espinal, como mencionado anteriormente.

Respostas respiratórias reflexas à dor

A dor somática em geral causa hiperpneia; a dor visceral costuma causar apneia ou redução da ventilação.

INFLUÊNCIAS DOS CENTROS SUPERIORES

A ritmicidade espontânea gerada no centro respiratório bulbar pode ser subjugada por completo (pelo menos temporariamente) por influências provenientes dos centros cerebrais superiores. De fato, as maiores ventilações-minuto que podem ser obtidas de indivíduos saudáveis e conscientes podem ser alcançadas voluntariamente, ultrapassando as obtidas com estímulos de exercício intenso, hipercapnia ou hipóxia. Este é o conceito subjacente para o teste da ventilação voluntaria máxima (VVM), usado para avaliar o sistema respiratório. De modo inverso, o ritmo respiratório pode ser suprimido completamente por vários minutos em decorrência de apneia voluntária, até que o impulso químico para a respiração (P_{CO_2} alta e P_{O_2} e pH baixos) venha a sobrepujar a supressão voluntária da respiração no "ponto de ruptura" (ver Cap. 11).

Durante a fala, o canto ou o ato de tocar um instrumento de sopro, o ciclo normal de inspiração e expiração é modificado automaticamente pelos centros cerebrais superiores. Em certos estados emocionais, pode ocorrer uma hiperventilacão crônica tão intensa a ponto de acarretar alcalose respiratória, como foi discutido no Capítulo 8.

RESPOSTA AO DIÓXIDO DE CARBONO

O sistema de controle respiratório normalmente reage de maneira muito efetiva a alterações no ambiente "químico" interno do corpo. Modificações na P_{CO_2}, no pH e na P_{O_2} corporais resultam em alterações na ventilação alveolar destinadas a recolocar essas variáveis em seus valores normais. Unidades neuronais especiais denominadas quimiorreceptores alteram sua atividade quando seu próprio ambiente químico local se modifica, podendo proporcionar ao controlador respiratório central a informação aferente necessária para que sejam feitos os ajustes apropriados na ventilação alveolar que irão modificar a P_{CO_2}, o pH e a P_{O_2} corporais totais. Portanto, o sistema de controle respiratório funciona como um sistema de *feedback* negativo.

As pressões parciais do dióxido de carbono no sangue arterial e no líquido cerebrospinal representam provavelmente os influxos mais importantes para o sistema de controle ventilatório no sentido de estabelecer os níveis de volume corrente e a frequência respiratória de uma incursão respiratória para outra. (Naturalmente, as mudanças no dióxido de carbono induzem mudanças na concentração hidrogeniônica, de modo que poderá ser difícil separar os efeitos desses dois estímulos.) Um nível elevado de dióxido de carbono constitui um estímulo muito poderoso para a ventilação: apenas a hiperventilação voluntária e a hiperpneia do exercício conseguem ultrapassar a ventilação-minuto obtida com a hipercapnia. Entretanto, a P_{CO_2} arterial é controlada com tanta exatidão que haverá pouquíssima mudança ($<$ 1 mmHg) durante um exercício tão intenso que seria capaz de aumentar em 10 vezes a produção metabólica de dióxido de carbono.

Uma elevação aguda nos níveis de dióxido de carbono no ar inspirado (a FI_{CO_2}) acarreta aumento na ventilação-minuto. O efeito será mais significativo com valores da FI_{CO_2} entre 0,05 e 0,10 (5 a 10% de CO_2 no gás inspirado), que produzem P_{O_2} alveolares entre aproximadamente 40 e 70 mmHg. Acima de 10 a 15% de CO_2 no ar inspirado, haverá pouquíssimo aumento adicional na ventilação alveolar: P_{O_2} arteriais muito altas ($>$ 70 a 80 mmHg) podem produzir diretamente uma depressão respiratória. (As P_{O_2} arteriais muito baixas causadas pela hiperventilação podem acarretar uma apneia temporária, em virtude do menor impulso ventilatório. O dióxido de carbono produzido metabolicamente irá acumular-se em seguida e restaurar a respiração normal.)

A resposta fisiológica ao dióxido de carbono elevado depende de sua concentração. As baixas concentrações no ar inspirado são facilmente toleradas e seu efeito principal consiste em um aumento na ventilação. Os níveis mais altos causam dispneia, cefaleias intensas secundárias à vasodilatação cerebral causada por Pa_{CO_2} elevada, agitação, síncope e embotamento da consciência, além de uma ventilação alveolar altamente elevada. Perda de consciência, rigidez muscular e tremores ocorrem com concentrações de CO_2 inspirado acima de 15%. Com 20 a 30% de dióxido de carbono inspirado, serão produzidas quase imediatamente convulsões generalizadas.

A resposta respiratória de uma pessoa normal e consciente aos níveis fisiológicos de dióxido de carbono é mostrada na Figura 9.4. As concentrações inspiradas de dióxido de carbono ou a produção metabólica desse gás acompanhada por P_{CO_2} alveolares (e arteriais) entre 38 e 50 mmHg induzem um aumento linear na ventilação alveolar. A inclinação da linha é bastante íngreme; varia de uma pessoa para outra, com uma inclinação média de 2,0 a 2,5 L/min por mmHg de Pa_{CO_2} para adultos jovens e saudáveis. A inclinação diminui com a idade.

A Figura 9.4 mostra também que a hipóxia potencializa a resposta respiratória ao dióxido de carbono. Para P_{O_2} arteriais mais baixas (p. ex., 35 e 50 mmHg), a curva da resposta é desviada para a esquerda e a inclinação torna-se mais íngreme. Ou seja, para qualquer P_{CO_2} arterial, a resposta respiratória é maior para uma P_{O_2} arterial mais baixa. Isso pode ser causado pelos efeitos da hipóxia no nível dos próprios quimiorreceptores ou em locais de integração mais altos; mudanças secundárias no equilíbrio acidobásico central à hipóxia também podem contribuir para a resposta acentuada.

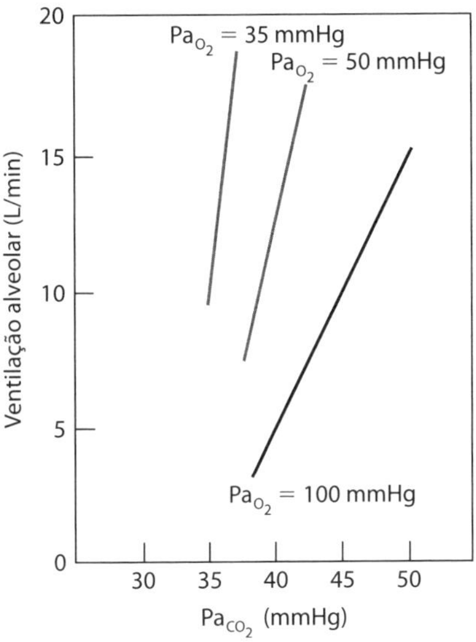

Figura 9.4 Curvas da resposta respiratória ao dióxido de carbono em três níveis diferentes de P_{O_2} arterial.

Outras influências sobre a curva da resposta ao dióxido de carbono são ilustradas na Figura 9.5. O sono desvia a curva levemente para a direita (ver Cap. 11 para mais informações sobre o sono e o sistema respiratório). Normalmente, a P_{CO_2} arterial aumenta durante o sono com ondas lentas, subindo até alcançar 4 a 5 mmHg durante o sono profundo. Por causa desse desvio para a direita na curva de resposta ao CO_2 durante o sono não REM, assim como em razão de outras evidências, é possível que haja um componente "de vigília" do impulso respiratório. Portanto, durante o sono não REM, o influxo proveniente dos quimiorreceptores constituiria o único impulso respiratório. Uma baixa resposta ao dióxido de carbono durante o sono pode estar envolvida na apneia do sono central, condição caracterizada por períodos anormalmente longos (10 a 30 segundos) entre as incursões respiratórias durante o sono. Essa ausência de impulso respiratório central constitui uma condição potencialmente perigosa tanto em lactentes como em adultos. (Na apneia do sono obstrutiva, o controlador respiratório central emite a ordem para respirar, mas a via aérea superior está obstruída porque os músculos faríngeos não se contraem adequadamente, por existir muita gordura ao redor da faringe ou porque a língua bloqueia a via aérea.) Narcóticos e anestésicos podem diminuir profundamente a resposta respiratória ao dióxido de carbono. Na verdade, a depressão respiratória constitui a

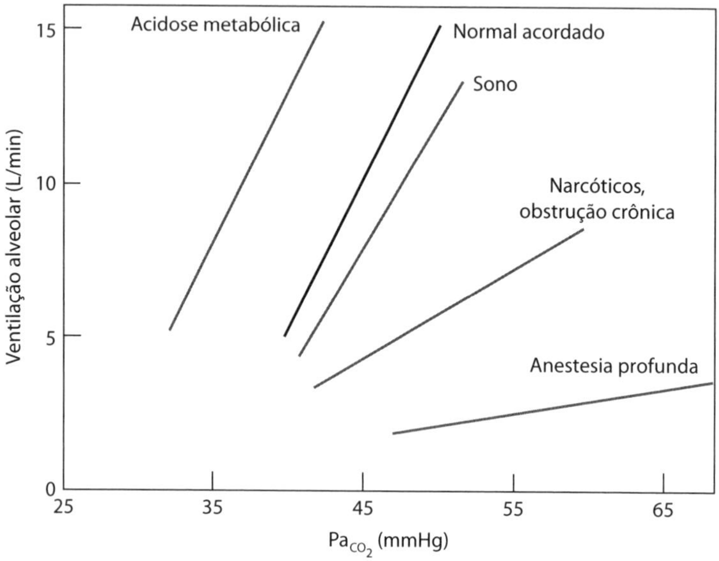

Figura 9.5 Efeitos do sono, dos narcóticos, da doença pulmonar obstrutiva crônica, da anestesia profunda e da acidose metabólica sobre a resposta respiratória ao dióxido de carbono.

causa mais comum de morte nos casos de overdose de alcaloides opiáceos e seus derivados, de barbitúricos e da maioria dos anestésicos. As endorfinas também diminuem a resposta ao dióxido de carbono.

As doenças pulmonares obstrutivas crônicas diminuem a resposta respiratória à hipercapnia, em parte por causa da diminuição do impulso ventilatório secundário a alterações acidobásicas centrais e também porque o trabalho da respiração pode ser tão intenso que não se consegue mais um aumento normal na ventilação. A acidose metabólica desloca a curva de resposta ao dióxido de carbono para a esquerda, indicando que, para qualquer Pa_{CO_2}, a ventilação aumenta durante a acidose metabólica.

Como já discutido, o sistema de controle respiratório constitui um sistema de *feedback* negativo, o que é exemplificado pela resposta ao dióxido de carbono. Uma maior produção metabólica de dióxido de carbono induz um aumento no dióxido de carbono que chega ao pulmão. Se a ventilação alveolar permanecesse constante, a P_{CO_2} alveolar aumentaria, o que também ocorreria com a P_{CO_2} arterial e o líquido cerebrospinal, de modo a estimular quimiorreceptores centrais e arteriais (ver próxima seção) e a ventilação alveolar. O aumento da ventilação alveolar reduz as P_{CO_2} arterial e alveolar, como foi abordado no Capítulo 3 (ver Fig. 3.10), recolocando a P_{CO_2} em seu valor original, como mostra a Figura 9.6.

A curva rotulada como A, na Figura 9.6, mostra o efeito de um aumento na ventilação (aqui $\dot{V}_I$, ou o volume-minuto inspirado em litros por minuto) sobre a P_{CO_2} arterial. Observe que a variável independente para a curva A fica na ordenada e que a variável dependente fica na abscissa. Na verdade, esse gráfico é o mesmo mostrado na parte superior da Figura 3.10. A curva B é a resposta respiratória em estado está-

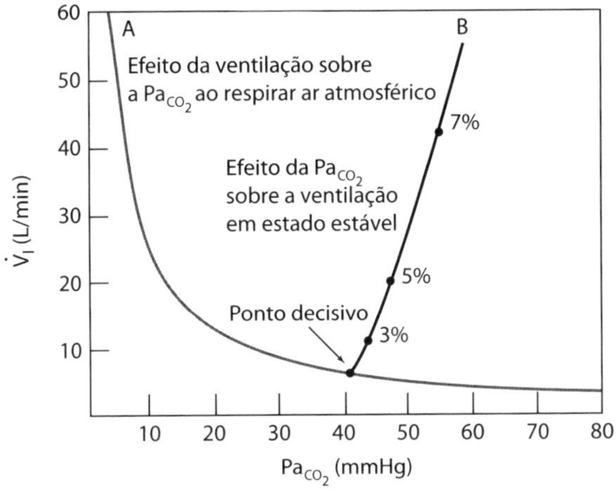

Figura 9.6 **A.** Efeito da ventilação sobre a P_{CO_2} arterial. Observe que a ventilação é a variável independente e a Pa_{CO_2} é a variável dependente. Essa curva é a mesma da Figura 3.10A, mas com as abcissas X e Y invertidas. **B.** Resposta respiratória em estado estável a uma Pa_{CO_2} elevada, conforme obtida ao respirar mistura de dióxido de carbono.
De Berger, 1977. Reproduzido com permissão de New England Journal of Medicine.

vel às P_{CO_2} arteriais elevadas, como as obtidas quando se aumenta o percentual de dióxido de carbono inspirado – ou seja, é uma curva de resposta típica ao CO_2 (como a visualizada na Fig. 9.4). O ponto no qual as duas curvas se cruzam é o "ponto decisivo" para o sistema, normalmente uma Pa_{CO_2} de 40 mmHg.

Como se pode ver na Figura 9.7, o sistema de controle respiratório constitui um sistema de *feedback* negativo, sendo a P_{CO_2}, o pH e a P_{O_2} as variáveis controladas. Para funcionar como um sistema de *feedback* negativo, o controlador respiratório deverá receber informação sobre o nível das variáveis controladas a partir dos sensores existentes no sistema. Esses sensores, ou quimiorreceptores, estão localizados no sistema arterial sistêmico e no próprio cérebro. Os quimiorreceptores arteriais, que recebem com frequência a designação quimiorreceptores periféricos, estão localizados nos corpúsculos carotídeos e aórticos; os quimiorreceptores centrais estão localizados bilateralmente, próximos da superfície ventrolateral do bulbo no tronco encefálico. Estudos recentes sugeriram que podem existir outros locais quimiorreceptores centrais no tronco encefálico (p. ex., próximo da superfície dorsal nas vizinhanças do NTS e do *locus* ceruleo). Os quimiorreceptores periféricos estão expostos ao sangue arterial; os quimiorreceptores centrais estão expostos ao líquido cerebrospinal. Portanto, os quimiorreceptores centrais estão localizados no lado cerebral da barreira hematencefálica. Os quimiorreceptores tanto periféricos como centrais respondem a elevações na pressão parcial do dióxido de carbono, embora a resposta possa estar relacionada ao aumento local na concentração hidrogeniônica que ocorre com uma P_{CO_2} elevada. Ou seja, os sensores podem estar respondendo à maior concentração de dióxido de carbono, ao aumento subsequente na concentração hidrogeniônica ou a ambos.

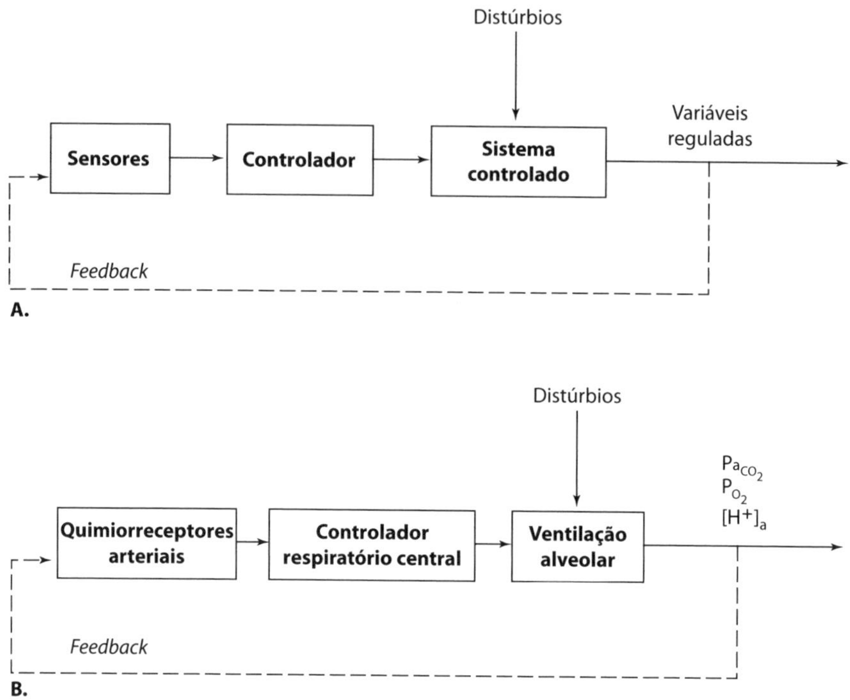

Figura 9.7 Sistemas de controle por *feedback* negativo: **A.** Esquema geral de um sistema de controle por *feedback* negativo. **B.** Como o sistema de controle respiratório funciona como um sistema de controle por *feedback* negativo. Observe que os quimiorreceptores centrais também atuam como sensores para o sistema de controle respiratório, sendo a P_{CO_2} e o pH do líquido cerebrospinal as variáveis reguladas que realimentam os sensores.

Quimiorreceptores periféricos

Os quimiorreceptores periféricos aumentam seu ritmo de acionamento em resposta a uma P_{CO_2} arterial aumentada, a uma P_{O_2} arterial reduzida ou a um pH arterial mais baixo. Existe considerável tráfego de impulsos nas fibras aferentes provenientes dos quimiorreceptores arteriais para níveis normais de P_{O_2}, P_{CO_2} e pH arteriais. A resposta dos receptores é tanto suficientemente rápida como sensível a ponto de poder transmitir informação ao centro respiratório bulbar sobre as alterações a cada incursão respiratória na composição do sangue arterial. Registros realizados para determinar a atividade das fibras aferentes mostraram maior tráfego de impulsos em uma única fibra para P_{CO_2} aumentada e pH e P_{O_2} reduzidos, apesar de os sensores propriamente ditos poderem não reagir aos três estímulos. Os corpúsculos carotídeos parecem exercer influência muito maior sobre o controlador respiratório que os corpúsculos aórticos, especialmente em relação a P_{O_2} e pH reduzidos; os corpúsculos aórticos podem exercer maior influência sobre o sistema cardiovascular. Maiores concentrações de íons potássio no sangue arterial também podem estimular os quimiorreceptores arteriais.

A resposta dos quimiorreceptores arteriais modifica-se quase linearmente com a P_{CO_2} arterial entre 20 e 60 mmHg. Ainda não foi esclarecido o mecanismo exato do funcionamento dos quimiorreceptores. O corpúsculo carotídeo tem uma ultraestrutura complexa com células do tipo I, também chamadas células de glomo; revestimento por células do tipo II, também chamadas células de sustentação; e terminações nervosas. Não se sabe que tipo de célula é o sensor para alterações de P_{O_2}, P_{CO_2} e pH, ou se há diferentes sensores para cada um deles. Talvez as células de tipo I sejam o sensor para os três estímulos ou os três tipos de células trabalhem em conjunto. Alguns pesquisadores sugerem que aumentos na concentração de íons hidrogênio nos quimiorreceptores arteriais são o estímulo primário a sua atividade, enquanto alterações na P_{O_2} e P_{CO_2} estimulam indiretamente os quimiorreceptores arteriais, alterando a concentração de íons hidrogênio. Alguns medicamentos e venenos enzimáticos que bloqueiam a cadeia de citocromo ou a formação de trifosfato de adenosina (ATP) estimulam o corpúsculo carotídeo. Por exemplo, o cianeto pode estimular o corpúsculo carotídeo; isso pode estar relacionado ao efeito estimulante da hipóxia sobre os quimiorreceptores arteriais. Os estimuladores ganglionares, como a nicotina, também estimulam o corpúsculo carotídeo.

Quimiorreceptores centrais

Os quimiorreceptores centrais estão expostos ao líquido cerebrospinal e não entram em contato direto com o sangue arterial. Como mostra a Figura 9.8, o líquido cerebrospinal é separado do sangue arterial pela barreira hematencefálica. O dióxido de carbono pode difundir-se facilmente pela barreira hematencefálica, diferente dos íons hidrogênio e dos íons bicarbonato. Por causa disso, as alterações na P_{CO_2} arterial são transmitidas rapidamente para o líquido cerebrospinal, com uma constante temporal de aproximadamente 60 segundos. Mudanças no pH arterial que não sejam causadas por mudanças na P_{CO_2} levam muito mais tempo para influir no líquido cerebrospinal. De fato, o líquido cerebrospinal pode sofrer mudanças na concentração hidrogeniônica opostas às observadas no sangue em certas circunstâncias, como será abordado mais adiante neste capítulo.

A composição do líquido cerebrospinal é bastante diferente daquela do sangue, e sua formação ocorre principalmente no plexo coroide dos ventrículos laterais. As enzimas, incluindo a anidrase carbônica, desempenham papel significativo na formação do líquido cerebrospinal: este não é meramente um ultrafiltrado do plasma; é produzido de forma contínua, em especial no plexo coroide, e reabsorvido no vilo aracnoide; estima-se que seja renovado três a cinco vezes por dia. Em geral, o pH do líquido cerebrospinal é de cerca de 7,32, em comparação ao pH de 7,40 do sangue arterial. A P_{CO_2} do líquido cerebrospinal é de aproximadamente 50 mmHg – cerca de 10 mmHg mais alta que a P_{CO_2} arterial normal. A concentração de proteínas no líquido cerebrospinal fica apenas entre 15 e 45 mg/100 mL, enquanto a concentração de proteínas no plasma varia normalmente de 6,6 a 8,6 g/100 mL. Isso não inclui sequer a hemoglobina existente nos eritrócitos. Portanto, o bicarbonato é o único tampão significativo no líquido cerebrospinal, e sua linha de tamponamento é mais baixa e não chega a ser tão íngreme como a do sangue. Assim, a hipercapnia arterial ocasionará maiores mudanças na concentração hidrogeniônica do líquido cerebrospinal que as observadas no sangue arterial. O cérebro produz dióxido de carbono como produto final do metabolismo. Os níveis cerebrais de dióxido de carbono são mais altos que os do sangue arterial, o que explica a P_{CO_2} alta do líquido cerebrospinal.

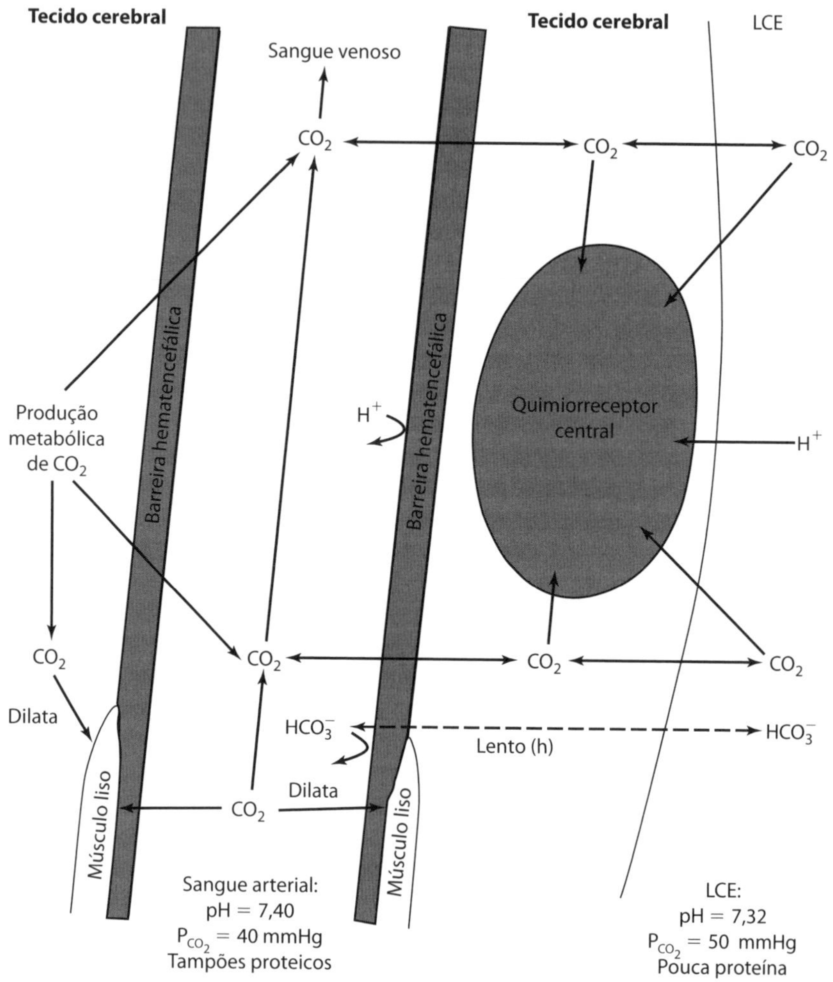

Figura 9.8 Representação dos quimiorreceptores centrais mostrando sua relação com o dióxido de carbono (CO_2), os íons hidrogênio (H^+) e os íons bicarbonato (HCO_3^-) no sangue arterial e no líquido cerebrospinal (LCE). O CO_2 atravessa facilmente a barreira hematencefálica; os íons H^+ e HCO_3^- não conseguem fazê-lo.

Os quimiorreceptores centrais respondem a aumentos locais na concentração hidrogeniônica ou na P_{CO_2}, ou a ambos, mas não respondem à hipóxia.

As contribuições relativas dos quimiorreceptores periféricos e centrais na resposta respiratória a níveis elevados de dióxido de carbono dependem do intervalo de tempo que a variação de dióxido de carbono acontece. Animais privados experimentalmente das fibras aferentes provenientes dos quimiorreceptores arteriais e pacientes com corpúsculos carotídeos removidos de forma cirúrgica mostram cerca de 60 a 90% da resposta normal total em estado estável a concentrações elevadas de dióxido de carbono inspirado proporcionadas nas misturas gasosas hiperóxicas, o que indica que os quimiorreceptores periféricos contribuem com apenas 10 a 40% da resposta em estado estável. Outros estudos realizados em homens em normóxia indicam que até um terço ou metade do início da resposta podem ser decorrentes dos quimiorreceptores arteriais quando são feitas mudanças rápidas na P_{CO_2} arterial. Ou seja, os quimiorreceptores centrais podem ser responsáveis principalmente pelo estabelecimento do nível ventilatório em repouso ou pela resposta em longo prazo à inalação de dióxido de carbono, mas os quimiorreceptores periféricos podem ser muito importantes nas respostas transitórias ao dióxido de carbono em curto prazo. Outro autor propôs que os quimiorreceptores arteriais monitoram a ventilação alveolar pela identificação da P_{CO_2} e do pH (e da P_{O_2}) arteriais, enquanto os quimiorreceptores centrais monitoram o equilíbrio da P_{CO_2} arterial, do fluxo sanguíneo cerebral e do metabolismo cerebral por meio da identificação do pH intersticial do cérebro. Como foi dito na seção sobre os quimiorreceptores periféricos, muitos pesquisadores acreditam que tanto quimiorreceptores arteriais como centrais respondem à concentração hidrogeniônica, e não à P_{CO_2}. Naturalmente, em geral eles estão muito relacionados, de modo que é difícil distinguir seus efeitos.

Pesquisas recentes sugeriram outros sensores para o dióxido de carbono no corpo que podem influenciar no controle da ventilação. Já foi sugerido que os quimiorreceptores podem estar localizados na circulação pulmonar ou nas vias aéreas, mas estes ainda não foram devidamente estudados ou localizados.

RESPOSTA AOS ÍONS HIDROGÊNIO

A ventilação aumenta quase linearmente com as mudanças na concentração hidrogeniônica entre 20 e 60 nEq/L, como mostra a Figura 9.9. Como explicado na Tabela 9.2, uma acidose metabólica de origem não cerebral re-

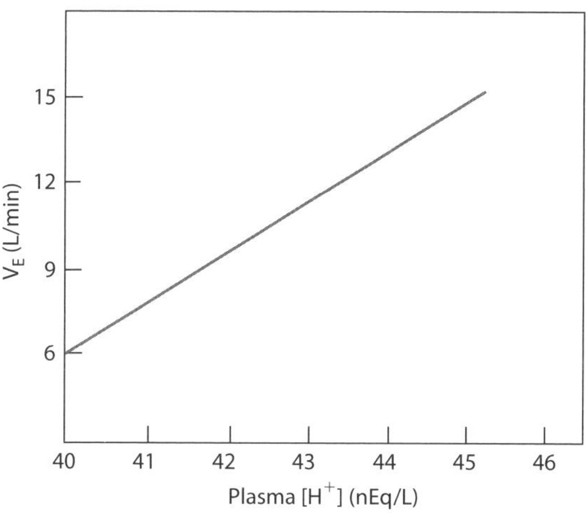

Figura 9.9 Resposta respiratória ao aumento da concentração hidrogeniônica no plasma.

Tabela 9.2 Efeitos da acidose metabólica (de origem não cerebral) sobre o impulso ventilatório dos quimiorreceptores arteriais e centrais

	Sangue arterial			Líquido cerebrospinal		
	pH	P_{CO_2}	Impulso dos quimiorreceptores arteriais	pH	P_{CO_2}	Impulso dos quimiorreceptores centrais
Acidose inicial	↓↓	Normal	↑↑	Normal	Normal	Normal
Compensação ventilatória para a acidose arterial	↓	↓↓	↑	Normal	Normal	Normal
"Difusão" do CO_2 do LCE para o sangue	↓	↓↓	↑	↑	↓	↓

LCE, líquido cerebrospinal.

sulta em hiperpneia decorrente quase inteiramente de quimiorreceptores periféricos. Os íons hidrogênio atravessam muito lentamente a barreira hematencefálica para que possam afetar inicialmente os quimiorreceptores centrais. A estimulação acidótica dos quimiorreceptores periféricos eleva a ventilação alveolar e a P_{CO_2} arterial cai. Considerando-se que a P_{CO_2} do líquido cerebrospinal encontra-se de algum modo em equilíbrio dinâmico com a P_{CO_2} arterial, o dióxido de carbono se difunde para fora do líquido cerebrospinal e o pH desse líquido aumenta, reduzindo a estimulação do quimiorreceptor central. Se essa situação dura por um longo período (horas a dias), a concentração de bicarbonato no líquido cerebrospinal cai lentamente, levando de volta o pH do líquido cerebrospinal para o valor normal de 7,32. Não há concordância sobre o mecanismo pelo qual esse fenômeno ocorre. Ele pode representar a difusão lenta dos íons bicarbonato pela barreira hematencefálica, o transporte ativo de íons bicarbonato para fora do líquido cerebrospinal ou uma menor formação de íons bicarbonato pela anidrase carbônica à medida que é formado o líquido cerebrospinal.

Mecanismos semelhantes deverão alterar a concentração de bicarbonato no líquido cerebrospinal na acidose respiratória crônica da doença pulmonar obstrutiva crônica, pois o pH do líquido cerebrospinal é quase normal. Nesse caso, a concentração de bicarbonato no líquido cerebrospinal aumenta quase proporcionalmente à sua maior concentração de dióxido de carbono.

RESPOSTA À HIPÓXIA

A resposta respiratória à hipóxia decorre exclusivamente de quimiorreceptores periféricos. Os corpúsculos carotídeos são muito mais importantes nessa resposta que os aórticos, os quais isoladamente não são capazes de sustentar a resposta respiratória à hipóxia. Na ausência dos quimiorreceptores periféricos, o efeito de graus cada vez mais altos de hipóxia é uma redução direta progressiva da ação do controlador respiratório central. Portanto, quando os quimiorreceptores periféricos estão intactos, sua influência excitatória sobre o controlador respiratório central terá que compensar o efeito depressor direto da hipóxia.

A resposta do sistema respiratório à hipóxia é mostrada na Figura 9.10. A figura evidencia que, para uma P_{CO_2} arterial normal de cerca de 38 a 40 mmHg, ocorre pouco aumento na ventilação até que a P_{O_2} arterial diminua para menos de aproximadamente 50 a 60 mmHg. Como era de se esperar, a resposta à hipóxia é potencializada nas P_{CO_2} arteriais mais altas.

As experiências mostraram que a resposta respiratória à hipóxia está relacionada muito mais a uma mudança na P_{O_2} do que a uma mudança no conteúdo de oxigênio. Portanto, a anemia (sem acidose) não estimula a ventilação, pois a P_{O_2} arterial é normal e os quimiorreceptores arteriais não são estimulados.

Apenas a hipóxia, por estimular a ventilação alveolar, induz uma queda na P_{CO_2} arterial, que pode ocasionar uma alcalose respiratória, o que será abordado na seção sobre altitude, no Capítulo 11.

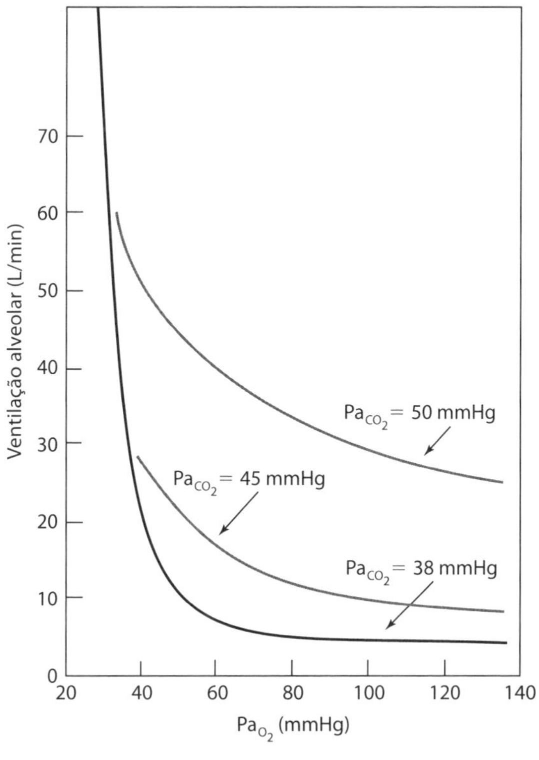

Figura 9.10 Respostas respiratórias à hipóxia para três níveis diferentes de P_{CO_2} arterial.

RESPOSTA AO EXERCÍCIO

O exercício aumenta o consumo de oxigênio e a produção de dióxido de carbono; o sistema de controle ventilatório terá que realizar ajustes que lhe permitirão atender a essas maiores demandas. A ventilação-minuto aumenta com o nível de exercício; aumenta linearmente tanto com o consumo de oxigênio como com a produção de dióxido de carbono até um nível de aproximadamente 60% da capacidade máxima de esforço do indivíduo. Acima desse nível, a ventilação-minuto aumenta com maior rapidez que o consumo de oxigênio, mas continua subindo de forma proporcional ao aumento na produção de dióxido de carbono. Esse aumento na ventilação acima do consumo de oxigênio para altos níveis de esforço é causado pelo aumento da produção de ácido láctico, que ocorre em decorrência do metabolismo anaeróbio. Os íons hidrogênio liberados nesse processo podem estimular diretamente os quimiorreceptores arteriais; o tamponamento dos íons hidrogênio pelos íons bicarbonato também resulta em produção de dióxido de carbono, além daquele que deriva do metabolismo aeróbio.

A resposta respiratória ao exercício com ritmo de esforço constante consiste em três ou quatro fases, como mostra a Figura 9.11. No início do exercício, observa-se um aumento imediato na ventilação (fase I), que é seguido por uma fase de aumento mais lento da ventilação (fase II), que então sobe até uma fase final de estado estável, se o exercício não for muito intenso (fase III). O aumento imediato inicial na ventilação pode constituir até 50% da resposta total em estado estável, apesar de geralmente constituir uma menor fração do total.

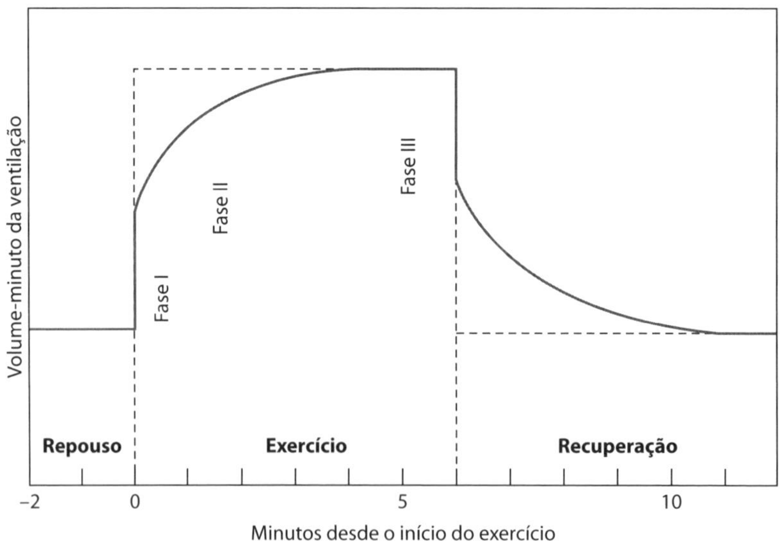

Figura 9.11 Mudanças na ventilação em relação a um curto período de exercício moderado. Observe o aumento instantâneo (Fase I) no início do exercício, antes das consequências metabólicas do exercício se desenvolverem.

O aumento na ventilação-minuto geralmente resulta de aumentos tanto no volume corrente como na frequência respiratória. A princípio, o volume corrente aumenta mais que a frequência; porém, à medida que se instala uma acidose metabólica, o aumento na frequência respiratória passa a predominar.

Os mecanismos pelos quais o exercício eleva a ventilação-minuto continuam sendo controversos e são resumidos na Tabela 9.3. Nenhum fator isolado consegue explicar plenamente a resposta respiratória ao exercício, de modo que grande parte dela permanece inexplicada. O aumento imediato na ventilação se processa de modo muito rápido para poder constituir uma resposta a alterações no metabolismo ou a mudanças nos gases sanguíneos. Esse "componente neural" consiste parcialmente em fibras colaterais para os músculos respiratórios provenientes dos neurônios do córtex motor que inervam os músculos esqueléticos ativos e pode ser também responsável, em parte, por um reflexo condicionado; ou seja, uma resposta aprendida ao exercício. Experiências demonstraram também que o influxo para os centros

Tabela 9.3 Resposta respiratória ao exercício

- Resposta imediata – "componente neural"
  - Comando central
    - Reflexo aprendido ou condicionado
    - Conexões diretas do córtex motor – colaterais dos neurônios motores para os músculos
    - Coordenação no hipotálamo
  - Proprioceptores ou mecanorreceptores nos membros – provavelmente diferentes dos fusos musculares ou dos órgãos tendinosos de Golgi
- Aumento subsequente
  - Durante exercício moderado
    - Quimiorreceptores arteriais
      - P_{O_2} – geralmente nenhuma mudança no valor médio
      - P_{CO_2} – geralmente nenhuma mudança no valor médio
      - $[H^+]$ – geralmente nenhuma mudança, a não ser quando é ultrapassado o limiar anaeróbio
      - $[K^+]$ – pequeno papel
      - Oscilações nas P_{O_2} e P_{CO_2} arteriais
    - Metaborreceptores
    - Nociceptores – H^+, K^+, bradicinina, ácido araquidônico
    - Receptores cardíacos
    - Quimiorreceptores venosos
    - Receptores da temperatura
  - Durante exercício suficientemente intenso para ultrapassar o limiar anaeróbio
    - O ácido láctico tamponado pelo HCO_3^- produz CO_2
    - Quimiorreceptores arteriais
      - $\uparrow P_{CO_2}$
      - $\uparrow [H^+]$
    - Quimiorreceptores centrais
      - $\uparrow P_{CO_2} \rightarrow \uparrow H^+$
    - Potencialização das respostas dos quimiorreceptores durante o exercício

respiratórios, proveniente dos proprioceptores localizados nas articulações e nos músculos dos membros que estão sendo exercitados, podem desempenhar papel significativo na resposta respiratória ao exercício. Os movimentos passivos dos membros de animais anestesiados ou de seres humanos conscientes induzem um aumento na ventilação. As respostas respiratórias e cardiovasculares ao exercício podem ser coordenadas (e, em parte, iniciadas) em um "centro do exercício" no hipotálamo.

Os quimiorreceptores arteriais não parecem desempenhar qualquer papel na resposta respiratória inicial imediata ao exercício. No exercício leve ou moderado (aquele abaixo do ponto em que o metabolismo anaeróbio desempenha algum papel no suprimento de energia), a P_{CO_2} e a P_{O_2} arteriais médias permanecem relativamente constantes, até mesmo durante a fase de aumento na ventilação (o "componente humoral"), de modo que podem até mesmo melhorar. Portanto, é improvável que a estimulação hipercápnica ou hipóxica dos quimiorreceptores arteriais seja importante na resposta respiratória ao exercício nessa situação. Ainda assim, os pacientes cujos corpúsculos carotídeos foram removidos cirurgicamente por questões médicas mostram um aumento mais lento na ventilação durante a segunda fase do exercício com ritmo de esforço constante, até mesmo na ausência de acidose láctica. É possível que os quimiorreceptores arteriais estejam respondendo a maiores oscilações nos gases sanguíneos durante o exercício, apesar de Pa_{CO_2} e Pa_{O_2} médias estarem relativamente constantes. Durante os níveis de exercício acima do "limiar anaeróbio", esses pacientes não conseguem aumentar ainda mais a sua ventilação, apesar da acidose metabólica, o que demonstra a importância dos quimiorreceptores periféricos nessa fase da resposta. Outra possibilidade é que a concentração arterial elevada de potássio possa induzir a estimulação dos quimiorreceptores arteriais. Os íons potássio são liberados e lançados no interstício durante os potenciais de ação do músculo esquelético que está sendo exercitado, penetram no sangue venoso e se deslocam pelos capilares pulmonares para penetrarem no sangue arterial, onde podem estimular os quimiorreceptores arteriais.

Vários pesquisadores sugeriram que podem existir receptores na circulação pulmonar que responderiam a uma maior carga de dióxido de carbono no sangue venoso misto ou no coração e que poderiam responder a um aumento no débito ou no trabalho cardíacos. Outros propuseram que os receptores nos músculos ativos que respondem aos metabólitos liberados durante o exercício, alguns dos quais podem estimular os receptores da dor (nociceptores), podem enviar informação relativa ao metabolismo muscular aumentado aos controladores respiratórios. Ainda não foi possível demonstrar de maneira conclusiva esses "quimiorreceptores venosos mistos" e "metaborreceptores". O aumento na temperatura corporal que ocorre durante o exercício também pode contribuir para a resposta respiratória.

CONCEITOS-CHAVE

1. Um ciclo de inspiração e expiração é gerado **automaticamente** pelos neurônios no bulbo; esse ciclo pode ser modificado ou suprimido temporariamente por reflexos ou influências provenientes dos centros cerebrais superiores.

2. O sistema de controle respiratório funciona como um sistema de ***feedback* negativo**; a P_{O_2}, a P_{CO_2} e o pH arteriais, bem como a P_{CO_2} e o pH do líquido cerebrospinal, são as variáveis reguladas.

3. Aumentos na ventilação alveolar em resposta a aumentos na P_{CO_2} arterial e a concentrações hidrogeniônicas são quase lineares dentro de suas variações normais; o aumento na ventilação alveolar em resposta a reduções na P_{O_2} arterial é pequeno nas proximidades da variação normal e muito significativo quando a P_{O_2} cai abaixo de 50 a 60 mmHg.

4. Os **quimiorreceptores arteriais** respondem rapidamente a mudanças na P_{O_2}, na P_{CO_2} e no pH arteriais; os quimiorreceptores centrais estão localizados no lado cerebral da barreira hematencefálica e respondem a mudanças na P_{CO_2} e no pH do líquido cerebrospinal.

QUESTÕES CLÍNICAS

9.1 Uma apneia voluntária por 90 segundos
a. Aumentará a P_{CO_2} arterial.
b. Reduzirá a P_{O_2} arterial.
c. Estimulará os quimiorreceptores arteriais.
d. Estimulará os quimiorreceptores centrais.
e. Todas as respostas acima.

9.2 Qual das seguintes condições pode estimular os quimiorreceptores arteriais?
a. Anemia leve.
b. Exercício intenso.
c. Hipóxia decorrente da ascensão a uma grande altitude.
d. Obstrução aguda da via aérea.
e. Grandes *shunts* intrapulmonares.

9.3 A estimulação de qual dos seguintes receptores pode resultar em redução na ventilação?
a. Quimiorreceptores aórticos.
b. Quimiorreceptores carotídeos.
c. Quimiorreceptores centrais.
d. Receptores de insuflação (de estiramento) de Hering-Breuer.

9.4 Qual dos seguintes fatores pode reduzir a resposta respiratória ao dióxido de carbono, desviando para a direita a curva da resposta ao CO_2?
a. Barbitúricos.
b. Hipóxia.
c. Sono com ondas lentas.
d. Acidose metabólica.
e. Anestesia profunda.

ESTUDO DE CASO

De Raff H, Levitzky MG, eds. *Medical Physiology: A Systems Approach*. New York: McGraw Hill; 2011:394.

Uma menina de 14 anos de idade esqueceu de levar seu remédio para um final de semana na casa de uma amiga. Ela chega à emergência letárgica, confusa e desorientada. Vomitou duas vezes e diz sentir sede e dor de estômago. Os sintomas se desenvolveram gradualmente durante a noite. Sua frequência cardíaca é de 110/min, a pressão sanguínea é de 95/75 mmHg e a frequência respiratória é de 22/min com volumes correntes evidentemente altos. Sua glicose sanguínea está muito alta, em 450 mg/dL; sua P_{O_2} arterial é de 105 mmHg, sua P_{CO_2} arterial é de 20 mmHg (o intervalo normal é de 35-45 mmHg) e seu pH arterial é de 7,15 (o intervalo normal é de 7,35-7,45). Sua concentração de bicarbonato é de 15 mEq/L (o intervalo normal é de 8-16 mEq/L) e sua diferença de ânions é de 22 mEq/L (o intervalo normal é de 8-16 mEq/L).

A paciente tem **diabetes melito tipo I**; ela está em **cetoacidose diabética.** O medicamento que ela deixou em casa é **insulina**; como resultado, a concentração de glicose em seu sangue está muito alta e ela está produzindo **corpos cetônicos.** Náusea, vômito, dor abdominal e confusão são sintomas e sinais comuns de diabetes melito. Os íons hidrogênio dos corpos cetônicos, que são ácidos, foram obstruídos por bicarbonato e exalados como dióxido de carbono, o que explica a baixa concentração de bicarbonato e a alta diferença de ânions (ver Cap. 8). Os íons hidrogênio estão estimulando seus quimiorreceptores arteriais, causando **hiperventilação**, o que é evidenciado por sua baixa P_{CO_2} arterial. Seus quimiorreceptores centrais não estão contribuindo para a hiperventilação porque os íons hidrogênio não cruzam sua barreira hematencefálica e, portanto, não os estimulam (Fig 9.8); é provável que seus quimiorreceptores centrais tenham atividade diminuída porque à medida que ela hiperventila, a P_{CO_2} de seu líquido cerebrospinal diminui e o pH de seu líquido cerebrospinal aumenta. Seu desequilíbrio acidobásico pode ser descrito como **acidose metabólica primária**, com diferença de ânions aumentada, com uma **alcalose respiratória secundária.**

SUGESTÕES DE LEITURA

Berger AJ. Control of breathing. In: Murray JF, Nadel JA, eds *Textbook of Respiratory Medicine*. 3rd ed. Philadelphia, Pa: WB Saunders and Company; 2000:179–196.

Berger AJ, Mitchell RA, Severinghaus JW. Regulation of respiration. *N Engl J Med*. 1977;297:92–97, 138–143, 194–201.

Blain GM, Smith CA, Henderson KS, Dempsey JA. Contribution of the carotid body chemoreceptors to eupneic ventilation in the intact, unanesthetized dog. *J Appl Physiol*. 2009;106:1564–1573.

Cherniack NS, Coleridge JCG. Pulmonary reflexes: neural mechanisms of pulmonary defense. *Annu Rev Physiol*. 1994;56:69–91.

Comroe JH Jr. *Physiology of Respiration*. 2nd ed. Chicago, Ill: Year Book; 1974:22–93.

Duffin J. Role of acid-base balance in the chemoreflex control of breathing. *J Appl Physiol*. 2005;99:2255–2265.

Duffin J, Phillipson EA. Hypoventilation and hyperventilation syndromes. In: Mason RJ, Broaddus VC, Martin TR, et al. eds. *Murray & Nadel's Textbook of Respiratory Medicine*. 5th ed. Philadelphia, Pa: WB Saunders and Company; 2010:1859–1880.

Eldridge FL. Central integration of mechanisms in exercise hyperpnea. *Med Sci Sports Exerc*. 1994;26:319–327.

Fidone SJ, Gonzalez C. Initiation and control of chemoreceptor activity in the carotid body. Compr Physiol 2011, Supplement 11: Handbook of Physiology, The Respiratory System, Control of Breathing: 247–312. First published in print 1986. doi: 10.1002/cphy.cp030209

Hannam S, Ingram DM, Rabe-Hesketh S, Milner AD. Characterisation of the Hering-Breuer deflation reflex in the human neonate. *Respir Physiol*. 2000;124:51–64.

Hassan A, Gossage J, Ingram D, Lee S, Milner AD. Volume of activation of the Hering-Breuer inflation reflex in the newborn infant. *J Appl Physiol*. 2001;90:763–769.

Hlastala MP, Berger AJ. *Physiology of Respiration*. 2nd ed. New York, NY: Oxford University Press; 2001:134–147.

Kazemi H, Johnson DC. Regulation of cerebrospinal fluid acid-base balance. *Physiol Rev*. 1986;66:953–1037.

Lumb AB. *Nunn's Applied Respiratory Physiology*. 7th ed. London: Churchill Livingstone; 2011:61–82.

Mahamed S, Ali AF, Ho D, Wang B, Duffin J. The contribution of chemoreflex drives to resting breathing in man. *Exp Physiol*. 2001;86.1:109–116.

Mateika JH, Duffin J. A review of the control of breathing during exercise. *Eur J Appl Physiol*. 1995;71:1–27.

Nattie E. Why do we have both peripheral and central chemoreceptors? *J Appl Physiol*. 2006;100:9–10.

Nattie E. Julius Comroe Jr. Distinguished lecture: central chemoreception: then… and now. *J Appl Physiol*. 2011;110:1–8.

Paintal AS. Sensations from J receptors. *News Physiol Sci*. 1995;10:238–243.

Pien GW, Pack AI. Sleep-disordered breathing. In: Mason RJ, Broaddus VC, Martin TR, eds. *Murray & Nadel's Textbook of Respiratory Medicine*. 5th ed. Philadelphia, PA: WB Saunders and Company; 2010:1881–1913.

Prabhakar NR. Oxygen sensing by the carotid body chemoreceptors. *J Appl Physiol.* 2000;88:2287–2295.

Rabbette PS, Stocks J. Influence of volume dependency and timing of airway occlusions on the Hering-Breuer reflex in infants. *J Appl Physiol.* 1998;85:2033–2039.

Rekling JC, Feldman JL. Pre Bötzinger complex and pacemaker neurons: Hypothesized site and kernel for respiratory rhythm generation. *Annu Rev Physiol.* 1998;60:385–405.

Shea SA. Life without ventilatory chemosensitivity. *Respir Physiol.* 1997;110:199–210.

Schwab RJ, Goldberg AN, Pack AI. Sleep apnea syndromes. In: Fishman AP, ed. *Pulmonary Diseases and Disorders*. 3rd ed. New York, NY: McGraw-Hill; 1998:1617–1637.

Von Euler C. Brain stem mechanisms for generation and control of breathing pattern. Compr Physiol 2011, Supplement 11: Handbook of Physiology, The Respiratory System, Control of Breathing: 1–67. First published in print 1986. doi: 10.1002/cphy.cp030201

Wasserman K. Breathing during exercise. N Engl J Med. 1978;298:780–785.

Wasserman K, Casaburi R. Dyspnea: Physiological and pathophysiological mechanisms. *Annu Rev Med.* 1988;39:503–515.

Weir EK, Lopez-Barneo J, Buckler KJ, et al. Acute oxygen-sensing mechanisms. *N Engl J Med.* 2005; 353:2042–2055.

Wenninger JM, Pan LG, Klum L, et al. Large lesions in the pre-Boetzinger complex area eliminate eupneic respiratory rhythm in awake goats. *J Appl Physiol.* 2004;97:1629–1636.

Funções não respiratórias do pulmão

10

OBJETIVOS

O leitor será capaz de compreender as funções não respiratórias dos componentes do sistema respiratório.

- Enumerar e descrever os mecanismos pelos quais o pulmão é protegido dos agentes contaminantes existentes no ar inspirado.
- Descrever a função de "condicionamento do ar" das vias aéreas superiores.
- Descrever a filtração e a remoção de partículas do ar inspirado.
- Descrever a remoção de materiais biologicamente ativos do ar inspirado.
- Descrever as funções de reservatório e de filtração da circulação pulmonar.
- Enumerar as funções metabólicas do pulmão, incluindo a manipulação dos materiais vasoativos existentes no sangue.

A principal função do sistema respiratório em geral e do pulmão em particular é a troca gasosa. Entretanto, o pulmão desempenha várias outras tarefas. Essas funções não respiratórias do pulmão incluem sua própria defesa contra as substâncias particuladas inspiradas, o armazenamento e a filtração do sangue para a circulação sistêmica, a manipulação de substâncias vasoativas existentes no sangue e a formação e liberação de substâncias utilizadas nos alvéolos ou na circulação.

MECANISMOS PULMONARES DE DEFESA

1 Todo dia, cerca de 10 mil litros de ar são inspirados e penetram nas vias aéreas e nos pulmões, onde esse ar entra em contato com aproximadamente 50 a 100 m^2 do que pode ser o tecido mais delicado do corpo. Esse ar inspirado contém (ou pode conter) poeira, pólen, esporos fúngicos, cinzas e outros produtos de combustão; microrganismos como bactérias; partículas de substâncias como asbesto e sílica; e substâncias químicas perigosas ou gases tóxicos. Como foi observado por um dos revisores (Green), "a cada dia uma superfície tão extensa quanto uma quadra de tênis é exposta a um volume de ar e de contaminantes que poderia encher uma piscina". Neste capítulo, são abordados os mecanismos pelos quais os pulmões são protegidos dos contaminantes existentes no ar inspirado, assim como de certos materiais líquidos, partículas de alimentos e bactérias que podem ser

aspirados (inspirados acidentalmente a partir da orofaringe ou da nasofaringe) e penetrar nas vias aéreas.

Condicionamento do ar

A temperatura e a umidade do ar do ambiente variam muito, e os alvéolos devem ser protegidos do frio e do ressecamento. A mucosa do nariz, as conchas nasais, a orofaringe e a nasofaringe têm um rico suprimento de sangue e constituem uma grande área de superfície. As conchas nasais cobrem isoladamente uma área de superfície de cerca de 160 cm^2. À medida que o ar inspirado passa por essas áreas e prossegue ao longo da árvore traqueobrônquica, acaba sendo aquecido até a temperatura corporal e umedecido, especialmente quando se respira pelo nariz.

Olfação

Pelo fato de os receptores olfatórios estarem localizados na cavidade nasal posterior e não na traqueia ou nos alvéolos, a pessoa pode fungar na tentativa de identificar gases potencialmente perigosos ou materiais nocivos no ar inspirado. Essa inspiração rápida e superficial coloca os gases em contato com os sensores olfatórios sem conduzi-los até o interior do pulmão. Naturalmente, nem todos os gases nocivos têm um odor detectável, por exemplo, o monóxido de carbono.

Filtração e remoção de partículas inspiradas

O trato respiratório apresenta um sistema elaborado para a filtração do ar inspirado, com a capacidade de remover das vias aéreas as substâncias particuladas. O sistema de filtração funciona melhor quando se respira pelo nariz.

Filtração do ar inspirado

As partículas inaladas podem ser depositadas no trato respiratório como resultado de impactação, sedimentação, movimento browniano e outros mecanismos menos importantes. O ar que passa pelo nariz primeiro é filtrado durante sua passagem através dos pelos nasais ou vibrissas. Isso remove a maioria das partículas com mais de 10 a 15 µm de diâmetro. A maioria das partículas com mais de 10 µm de diâmetro é removida ao impactar a grande área de superfície do septo nasal e das conchas nasais (Fig. 10.1). A corrente de ar inspirado muda de direção bruscamente na nasofaringe, razão pela qual muitas dessas partículas maiores se chocam contra a parede posterior da faringe em virtude de sua inércia. As tonsilas palatinas e a tonsila faríngea estão localizadas próximas desse local de impactação, proporcionando uma defesa imunológica contra o material biologicamente ativo filtrado nesse ponto. O ar que penetra na traqueia contém poucas partículas com mais de 10 µm e a maioria delas será retida principalmente na carina ou dentro dos brônquios.

A sedimentação da maioria das partículas com dimensões que variam de 2 a 5 µm ocorre pela gravidade nas vias aéreas menores, onde as velocidades do fluxo de ar são extremamente baixas. Dessa maneira, a maioria das partículas com 2 a 10 µm de diâmetro é removida por impactação ou sedimentação e acaba sendo retida no muco que reveste as vias aéreas superiores, a traqueia, os brônquios e os bronquíolos. As partículas menores e todos os gases estranhos alcançam os ductos alveolares e os alvéolos. Algumas partículas menores (0,1 µm e ainda menores) são depositadas como

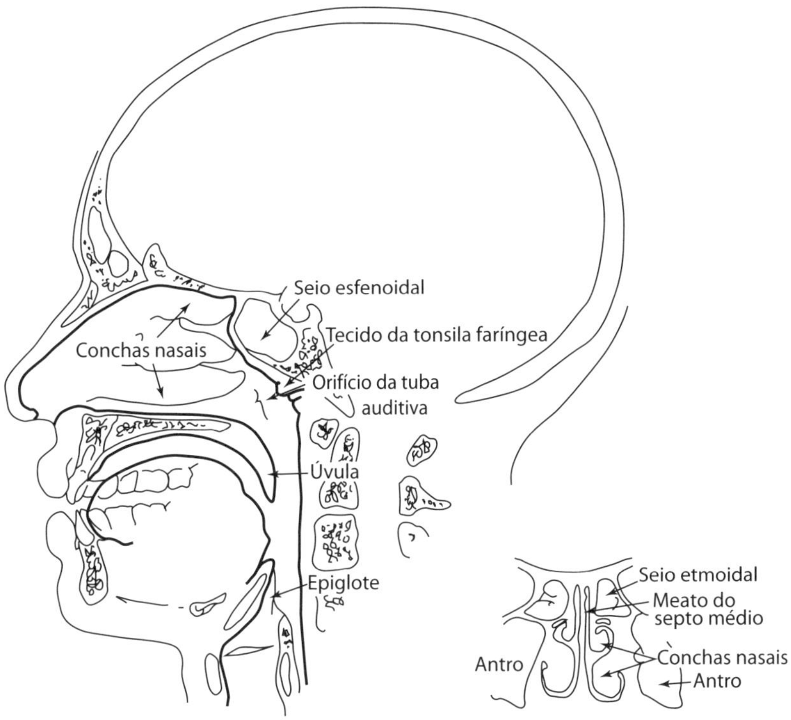

Figura 10.1 Desenho esquemático das vias aéreas superiores.
Reproduzido com permissão de Proctor, 1964.

resultado do movimento browniano em razão do seu bombardeio de moléculas de gás. As outras partículas, entre 0,1 e 0,5 µm de diâmetro, permanecem suspensas principalmente como aerossóis, e cerca de 80% delas são exaladas.

Remoção do material filtrado

O material filtrado ou aspirado que fica retido no muco que reveste o trato respiratório pode ser removido de várias maneiras.

Reflexos nas vias aéreas – o estímulo mecânico ou químico dos receptores existentes no nariz, na traqueia, na laringe ou em outros locais do trato respiratório podem produzir broncoconstrição destinada a prevenir a penetração mais profunda da irritação para dentro das vias aéreas e pode produzir também tosse ou espirros. O espirro resulta da estimulação de receptores no nariz ou nasofaringe; a tosse resulta da estimulação de receptores na traqueia. Em ambos os casos, uma inspiração profunda, na maioria das vezes próxima da capacidade pulmonar total, é acompanhada de uma expiração forçada contra a glote fechada. A pressão intrapleural pode subir para mais de 100 mmHg durante essa fase do reflexo. A glote se abre bruscamente, e a pressão nas vias aéreas cai de forma rápida, resultando em compressão das vias aéreas e em uma expiração explosiva, com velocidades lineares do fluxo de ar que se aproximam da velocidade do som. Essas altas velocidades do fluxo de ar que passam pelas vias aéreas estreitadas podem conduzir a irritação, junto a algum muco, para fora do trato respiratório. Em um espirro, naturalmente, a expiração é processada pelo nariz; na tosse, a expiração é processada pela boca. O reflexo da tosse ou do espirro é útil também por ajudar a deslocar o revestimento mucoso das vias aéreas na direção do nariz ou da boca. O termo "tosse" não é específico para esse reflexo respiratório completamente involuntário. A tosse pode ser iniciada por muitas causas, incluindo o gotejamento pós-nasal por causa de alergias ou infecções virais, asma, doença por refluxo gastresofágico, como efeito adverso dos inibidores da enzima conversora da angiotensina comumente prescritos, produções de muco resultantes de bronquite crônica, infecções e bronquiectasia. A tosse voluntária não costuma ser tão pronunciada quanto o reflexo involuntário violento descrito anteriormente.

Secreções traqueobrônquicas e transporte mucociliar: a "escada rolante mucociliar"– todo o trato respiratório, desde as vias aéreas superiores descendo até os bronquíolos terminais, é revestido por um epitélio ciliar coberto por muco, com uma área de superfície total estimada de 0,5 m^2. As únicas exceções são partes da faringe e o terço anterior da cavidade nasal. Uma porção típica do epitélio das vias aéreas (sem a camada de muco que normalmente o recobre) é mostrada na Figura 10.2.

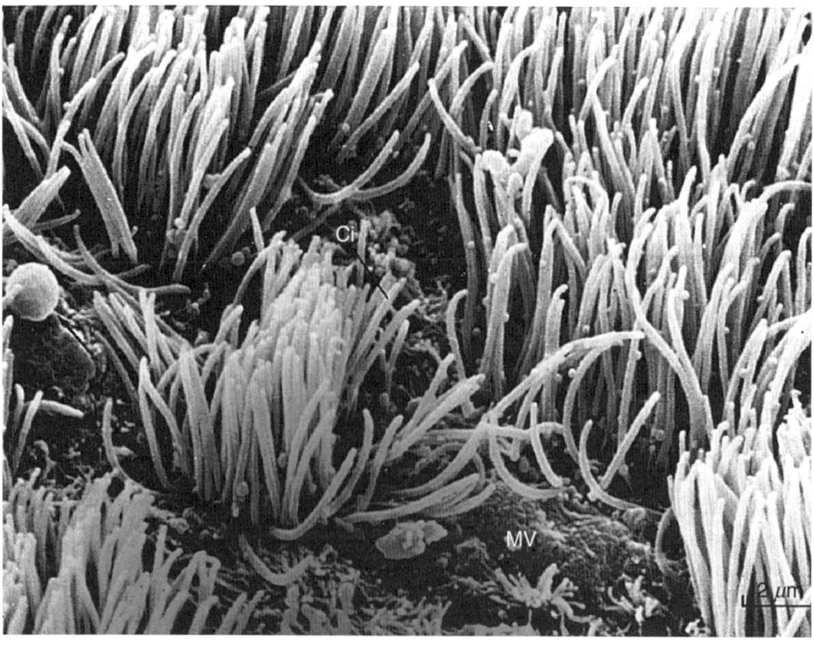

Figura 10.2 Micrografia eletrônica da superfície do epitélio bronquiolar. Ci, cílios; MV, microvilosidades na superfície da célula não ciliada. Uma gotícula secretada pode ser vista na extrema esquerda.
Reproduzido com permissão de Weibel, 1998.

As secreções nas vias aéreas são produzidas por células caliciformes e glândulas secretoras de muco. O muco é um polímero complexo de mucopolissacarídios. As glândulas mucosas são encontradas principalmente na submucosa próxima da cartilagem de apoio das vias aéreas de maior calibre. Nos estados patológicos, como na bronquite crônica, o número de células caliciformes pode aumentar e as glândulas mucosas podem sofrer hipertrofia, resultando em uma secreção muito maior dessas glândulas, bem como em maior viscosidade do muco.

Os cílios que revestem as vias aéreas se agitam de tal forma que o muco que os recobre é sempre deslocado para cima ao longo da via aérea, afastando-se dos alvéolos e aproximando-se da faringe, como mostra a Figura 10.3. O muco abrange duas camadas, uma camada externa em gel, com partículas inspiradas retidas, e uma camada sol que cobre diretamente o epitélio ciliado. O muco tem, em geral, 5 a 100 mícrons de espessura e apresenta um pH relativamente baixo de 6,6 a 6,9. Não se sabe com exatidão como o movimento ciliar é coordenado – os cílios não parecem bater sincronizadamente mas, em vez disso, é provável que produzam ondas locais. A cobertura mucosa parece estar envolvida no acoplamento mecânico entre os cílios, os quais batem com frequências entre 600 e 900 batimentos por minuto. O muco se desloca cada vez mais rápido à medida que se afasta da periferia. Nas pequenas vias aéreas (1 a 2 mm de diâmetro), as velocidades lineares oscilam de 0,5 a 1 mm/min; na traqueia e nos brônquios, as velocidades lineares oscilam de 5 a 20 mm/min. Vários estudos mostraram que a função ciliar é inibida ou prejudicada pela fumaça de cigarros.

A "escada rolante mucociliar" é um mecanismo especialmente importante para a remoção das partículas inaladas que acabam repousando nas vias aéreas. O material

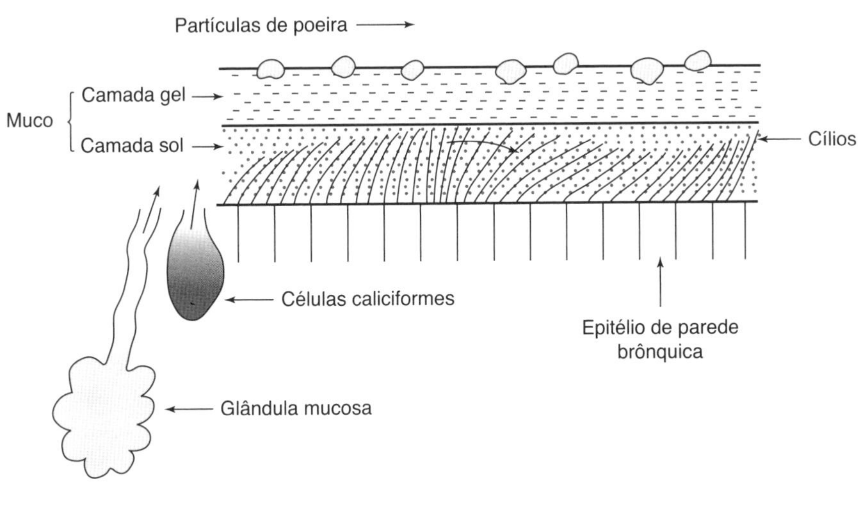

Figura 10.3 Diagrama de parte da escada rolante mucociliar. Observe as partículas presas na parede gel, com os cílios na camada sol abaixo da camada gel.

Adaptado com permissão de West JB. *Pulmonary Pathophysiology: The Essentials*. 7.ed. Baltimore: Lippincott Williams & Wilkins; 2008: 128.

que fica preso no muco é deslocado continuamente para cima, na direção da faringe. Esse movimento pode ser bastante aumentado durante a tosse, como já descrito. O muco que alcança a faringe, em geral, é deglutido, expectorado ou removido quando o indivíduo assoa o nariz. É importante lembrar que os pacientes que não conseguem eliminar suas secreções traqueobrônquicas (um paciente intubado ou um paciente que não consegue tossir adequadamente) continuam produzindo secreções. Se elas não forem removidas por sucção ou outros meios, poderá ocorrer obstrução das vias aéreas.

Células dendríticas – células dentríticas, como os macrófagos alveolares, que serão abordados mais adiante, são células mononucleares fagocíticas. Elas ocupam todo o espaço das vias aéreas, da traqueia às unidades terminais respiratórias. As células dendríticas "imaturas" podem realizar fagocitose de bactérias e outros antígenos ou consumi-los por pinocitose. Após o contato com os antígenos, elas "amadurecem" e migram para os tecidos linfoides para promover tolerância ao antígeno e prevenir a resposta imunológica liberando citocinas anti-inflamatórias ou, se o antígeno é reconhecido como patogênico, para ativar os linfócitos T, a resposta imunológica e a inflamação liberando moléculas estimulantes.

Mecanismos de defesa das unidades respiratórias terminais

O material inspirado que alcança as vias aéreas terminais e os alvéolos pode ser removido de várias maneiras, incluindo a ingestão por macrófagos alveolares, a destruição enzimática inespecífica, a penetração nos linfáticos e as reações imunológicas.

Macrófagos alveolares – os macrófagos alveolares são grandes células ameboides mononucleares que existem na superfície alveolar. As partículas inaladas absorvidas por macrófagos alveolares podem ser destruídas por seus lisossomos. A maioria das bactérias é digerida dessa maneira. Alguns materiais consumidos pelos macrófagos, porém, como a sílica, não podem ser degradados pelos macrófagos e podem até mesmo ser tóxicos para eles. Se os macrófagos que carregam esse material não forem removidos do pulmão, o material será depositado novamente sobre a superfície alveolar após a morte dos macrófagos. Presume-se que a duração média da vida dos macrófagos alveolares seja de 1 a 5 semanas. A principal via de saída dos macrófagos que carregam esse material indigerível é a migração até a escada rolante mucociliar pelos poros de Kohn e eventual remoção pelas vias aéreas. Os macrófagos que contêm partículas podem migrar também da superfície alveolar para o interstício septal, a partir do qual poderão entrar no sistema linfático ou alcançar a escada rolante mucociliar. Vários estudos mostraram que a função dos macrófagos é inibida pela fumaça de cigarros. Os macrófagos alveolares são importantes também nas respostas imunológicas e inflamatórias do pulmão, como abordado na seção sobre células dendríticas, tanto na supressão da resposta imunológica para antígenos não patogênicos reconhecidos como na ativação da resposta imunológica e inflamação em resposta a patogênicos reconhecidos. Eles secretam muitas enzimas, metabólitos do ácido araquidônico, componentes da resposta imunológica, fatores de crescimento, citocinas e outros mediadores que regulam a função de outras células, como os linfócitos. Uma micrografia eletrônica de um macrófago alveolar é mostrada na Figura 10.4.

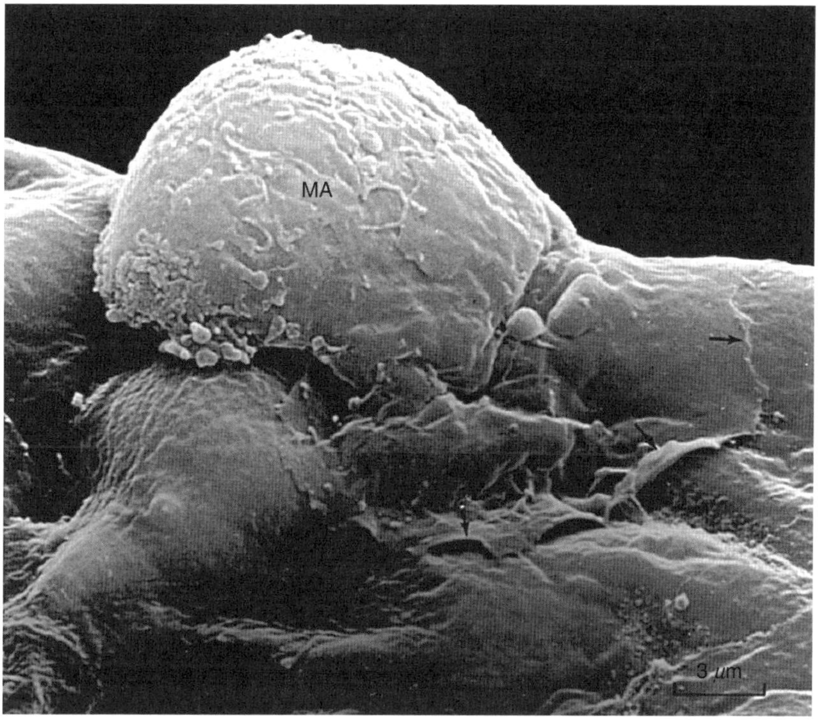

Figura 10.4 Micrografia eletrônica de um macrófago alveolar (MA) sobre a superfície epitelial de um pulmão humano. As setas apontam para a borda da célula que está avançando.
Reproduzido com permissão de Weibel, 1998.

Outros métodos de remoção ou destruição de partículas – algumas partículas alcançam a escada rolante mucociliar porque o próprio revestimento líquido alveolar está se movimentando lentamente para cima, na direção dos bronquíolos respiratórios. Outras penetram no espaço intersticial ou na corrente sanguínea, onde são fagocitadas pelos macrófagos intersticiais ou pelos fagócitos do sangue, ou acabam alcançando os linfáticos.

As partículas podem ser destruídas ou destoxificadas pelas enzimas superficiais e por fatores existentes no plasma e nas secreções das vias aéreas. Essas incluem lisozimas, encontradas principalmente nos leucócitos e que apresentam propriedades bactericidas; lactoferrina, que é sintetizada pelos linfócitos polimorfonucleares e pelas células mucosas glandulares e é um poderoso agente bacteriostático; antitripsina α_1, que inativa as enzimas proteolíticas liberadas pelas bactérias, por células mortas ou por células envolvidas na defesa do pulmão (p. ex., elastase neutrofílica); interferona, uma poderosa substância antiviral que pode ser produzida por macrófagos e linfócitos; e complemento, o qual participa como cofator nas reações antígeno-anticorpo e pode participar também em outros aspectos da defesa celular. Em conjunto, são considerados o sistema inato de imunidade.

Por fim, muitos contaminantes biologicamente ativos do ar inspirado podem ser removidos por respostas imunológicas mediadas por anticorpos ou de mediação celular (o sistema imune adaptativo ou adquirido). Um diagrama que resume os mecanismos broncoalveolares de defesa pulmonar é mostrado na Figura 10.5; os mecanismos de defesa do sistema respiratório estão resumidos na Tabela 10.1.

FUNÇÕES NÃO RESPIRATÓRIAS DA CIRCULAÇÃO PULMONAR

A circulação pulmonar, localizada de forma estratégica entre as veias e as artérias sistêmicas, é perfeitamente apropriada para várias funções que não estão relacionadas de modo direto à troca gasosa. Todo o débito cardíaco passa sobre a ampla área de superfície do leito capilar pulmonar, possibilitando aos pulmões funcionarem como local de filtração e armazenamento do sangue, assim como para o metabolismo dos componentes vasoativos do sangue.

Reservatório para o ventrículo esquerdo

A circulação pulmonar, em razão de sua alta complacência e pressão intrapleural negativa, contém 250 a 300 mL de sangue por metro quadrado de área de superfície

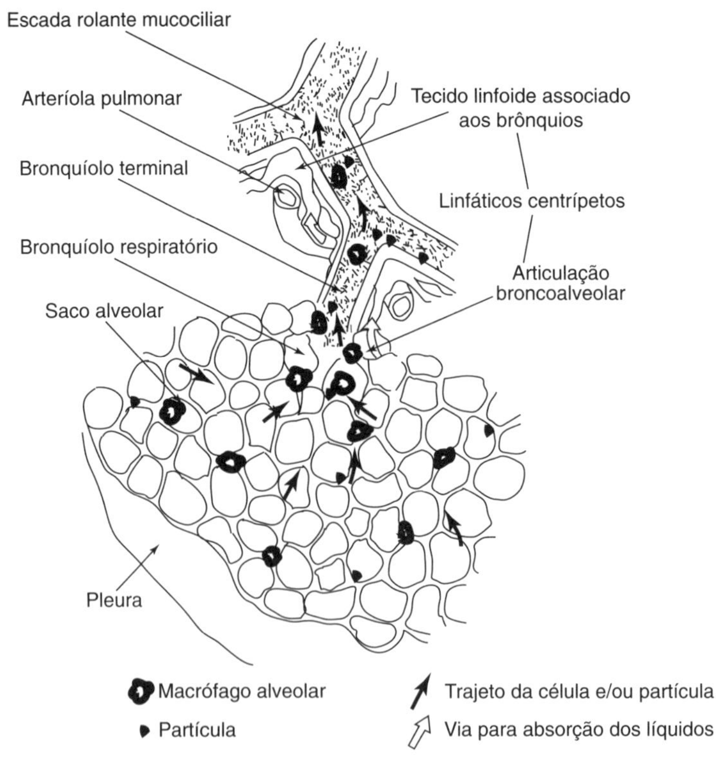

Figura 10.5 Diagrama esquemático dos mecanismos de defesa broncoalveolares.
Reproduzido com permissão de Green, 1977.

Tabela 10.1 Panorama dos mecanismos de defesa pulmonar

Físicos e mecânicos

- O "condicionamento do ar" aquece e umedece o ar inspirado
- O olfato pode detectar alguns riscos potenciais no ar inspirado
- Reflexos como o broncoespasmo e laringoespasmo podem evitar a penetração profunda de líquidos e outros materiais no pulmão
- Filtração e impactação removem partículas do ar inspirado
- Espirro e tosse podem expelir partículas presas no muco
- Barreiras epiteliais e muco limitam a penetração de partículas pelas paredes das vias aéreas
- A escada rolante mucociliar transporta partículas ao longo da faringe

Imunidade inata

- Peptídeos e proteínas antibacterianas no líquido de superfície das vias aéreas ajudam a evitar infecção (lactoferrina, lisozimas, defensinas)
- As células epiteliais das vias aéreas reconhecem as estruturas de micróbios e liberam quimiocinas, citocinas e mediadores de lipídio
- Os mediadores recrutam leucócitos polimorfonucleares e monócitos
- Macrófagos intersticiais, alveolares e das vias aéreas, leucócitos polimorfonucleares e células dendríticas efetuam a fagocitose de partículas, organismos e resíduos
- As proteínas surfactantes se unem aos micróbios e aumentam a fagocitose e liberação de mediadores de resposta imunológica por macrófagos

Imunidade adaptativa

- Imunidade humoral
  - Linfócitos B produzem anticorpos específicos contra antígenos estranhos de exposições anteriores
  - Os anticorpos neutralizam toxinas e patogênicos, ativam complemento e promovem a fagocitose e a eliminação de patogênicos
  - Imunidade mediada por células
    - Os linfócitos T eliminam células tumorais e células infectadas com patogênicos

corporal. Isso daria a um homem adulto comum um volume sanguíneo pulmonar de cerca de 500 mL. Esse grande volume sanguíneo faz com que a circulação pulmonar possa atuar como reservatório para o ventrículo esquerdo. Se o débito ventricular esquerdo for transitoriamente maior que o retorno venoso sistêmico, o débito ventricular esquerdo poderá ser mantido durante umas poucas batidas do coração valendo-se do sangue armazenado na circulação pulmonar.

Circulação pulmonar como um filtro

Uma vez que praticamente todo o sangue venoso misto terá que passar pelos capilares pulmonares, a circulação pulmonar atua como um filtro, protegendo a circulação sistêmica dos materiais que penetram no sangue. As partículas filtradas, que podem entrar na circulação em decorrência de processos naturais, traumatismos ou medidas terapêuticas, podem incluir pequenos coágulos de fibrina ou de sangue, células de gordura, medula óssea, células cancerosas descoladas, bolhas gasosas, eritrócitos aglutinados (em especial na doença falciforme), massas de plaquetas ou leucócitos e detritos provenientes do sangue armazenado ou soluções intravenosas. Se essas partículas penetrassem no lado arterial da circulação sistêmica, poderiam ocluir os leitos vasculares que não apresentam outra fonte de fluxo sanguíneo. Essa oclusão seria particularmente desastrosa se ocorresse no suprimento sanguíneo para o sistema nervoso central ou para o coração, causando derrame ou infarto do miocárdio.

O pulmão consegue executar essa tarefa valiosa porque existem muito mais capilares pulmonares no pulmão que os que seriam necessários para a troca gasosa em repouso: serão recrutados capilares até então fechados. Naturalmente, nenhuma troca gasosa poderá ocorrer de modo distal a uma partícula que se aloja em um capilar e acaba por obstruí-lo, sendo essa a razão pela qual esse mecanismo é limitado pela capacidade do pulmão de remover o material filtrado. Se as partículas forem suspensas de forma experimental no sangue venoso e, em seguida, presas na circulação pulmonar, a capacidade difusora diminui geralmente durante 4 a 5 dias e, em seguida, se normaliza. Os mecanismos para a remoção do material preso no leito capilar pulmonar incluem as enzimas líticas no endotélio vascular, a ingestão pelos macrófagos e a penetração até o sistema linfático. Os pacientes submetidos a um *bypass* cardiopulmonar não usufruem o benefício dessa filtração dos capilares pulmonares, e o sangue administrado a esses pacientes deverá ser previamente filtrado.

Troca de líquidos e absorção de medicamentos

A pressão coloidosmótica das proteínas plasmáticas normalmente ultrapassa a pressão hidrostática dos capilares pulmonares. Isso tende a atrair líquido dos alvéolos para dentro dos capilares pulmonares e mantém a superfície alveolar livre de outros líquidos que não sejam o surfactante pulmonar. A água que chega aos pulmões é absorvida rapidamente e penetra no sangue, o que protege a função da troca gasosa e contraria a transudação de líquido dos capilares para os alvéolos. Como visto no Capítulo 2, as células epiteliais alveolares tipo I também podem bombear ativamente o sódio e a água da superfície alveolar para dentro do interstício.

Fármacos e substâncias químicas que passam de imediato pela barreira alveolocapilar por difusão ou por outros meios penetram rapidamente na circulação sistêmica. Os pulmões são usados com frequência como via de administração de medicamentos e para os gases anestésicos, como halotano e óxido nitroso. Os medicamentos em aerossol planejados exclusivamente para as vias aéreas, como o broncodilatador isoproterenol, podem passar com rapidez para a circulação sistêmica, onde poderão exercer efeito significativo. Os efeitos do isoproterenol, por exemplo, podem incluir estimulação cardíaca e vasodilatação.

FUNÇÕES METABÓLICAS DO PULMÃO

Até recentemente, o pulmão era considerado um órgão com pouca atividade metabólica. A principal função dos pulmões, a troca gasosa, é empreendida por difusão passiva. O movimento do ar e do sangue é realizado pelos músculos da respiração e pelo ventrículo direito. Parecia que o pulmão participava de pouquíssimos eventos que necessitavam de energia e que não produzia quaisquer substâncias utilizadas em outros locais no corpo, razão pela qual não se acreditava que comportasse outras demandas metabólicas além das necessárias para a manutenção de suas próprias células. Entretanto, as atividades metabólicas do pulmão tornaram-se uma área de intensa investigação, tendo-se demonstrado que participam na conversão ou na captação de substâncias vasoativas encontradas no sangue venoso misto, assim como na produção, no armazenamento e na liberação de substâncias utilizadas localmente no pulmão ou em outros locais no corpo.

Metabolismo de substâncias vasoativas

Muitas substâncias vasoativas são inativadas, alteradas ou removidas do sangue quando passam pelos pulmões. O local dessa atividade metabólica é o endotélio dos vasos da circulação pulmonar, que representa uma enorme área de superfície em contato com o sangue venoso misto. Por exemplo, como mostra a Tabela 10.2, as prostaglandinas E_1, E_2 e $F_{2\alpha}$ são removidas quase completamente em uma única passagem pelos pulmões, e quase metade da endotelina 1 é removida em uma única passagem pelos pulmões. Por outro lado, as prostaglandinas A_1, A_2 e I_2 (prostaciclina) não são afetadas pela circulação pulmonar. De modo similar, cerca de 30% da norepinefrina no sangue venoso misto é removida pelos pulmões, mas a epinefrina e o isoproterenol não são afetados.

Tabela 10.2 Captação ou conversão pelos pulmões de substâncias químicas no sangue venoso misto

Substância no sangue venoso misto	Resultado de uma única passagem pelo pulmão
Prostaglandinas E_1, E_2, $F_{2\alpha}$	Removidas quase completamente
Prostaglandinas A_1, A_2, I_2	Não afetadas
Leucotrienos	Removidos quase completamente
Serotonina	Removida em 85 a 95%
Acetilcolina	Inativada pelas colinesterases no sangue
Histamina	Não afetada
Epinefrina	Não afetada
Norepinefrina	Removida em aproximadamente 30%
Isoproterenol	Não afetado
Dopamina	Não afetada
Bradicinina	Inativada em aproximadamente 80%
Angiotensina I	Transformada em angiotensina II em aproximadamente 70%
Angiotensina II	Não afetada
Vasopressina	Não afetada
Ocitocina	Não afetada
Gastrina	Não afetada
ATP, adenosina monofosfato	Removidos em 40 a 90%
Endotelina I	Removida em aproximadamente 50%

Essas alterações das substâncias vasoativas no pulmão implicam a ocorrência de vários eventos. Primeiro, algumas substâncias liberadas e lançadas em leitos vasculares específicos para efeitos locais são inativadas ou removidas quando passam pelos pulmões, o que previne sua penetração na circulação sistêmica. Outras substâncias, aparentemente projetadas para exercerem efeitos mais generalizados, não são afetadas. Segundo, no caso das substâncias que são afetadas pela passagem pelos pulmões, podem existir profundas diferenças na resposta de um paciente que recebe uma injeção ou infusão de uma dessas substâncias, dependendo de esta ser administrada por um cateter arterial ou venoso.

Formação e liberação de substâncias químicas para uso local

Foi mostrado que várias substâncias que produzem efeitos no pulmão são sintetizadas e liberadas pelas células pulmonares. A mais familiar delas é o surfactante pulmonar, que é sintetizado nas células epiteliais alveolares tipo II (e parcialmente nas células Clara) e liberado na superfície alveolar, como mostra a Figura 10.6. O surfactante desempenha papel importante no sentido de reduzir a retração elástica alveolar em razão da tensão superficial, assim como na estabilização dos alvéolos, como visto no Capítulo 2. Inúmeros fatores podem regular a secreção de surfactante, incluindo glicocorticoides, fator de crescimento epidérmico, monofosfato de adenosina cíclico e distensão do pulmão. Histamina, enzimas lisossômicas, prosta-

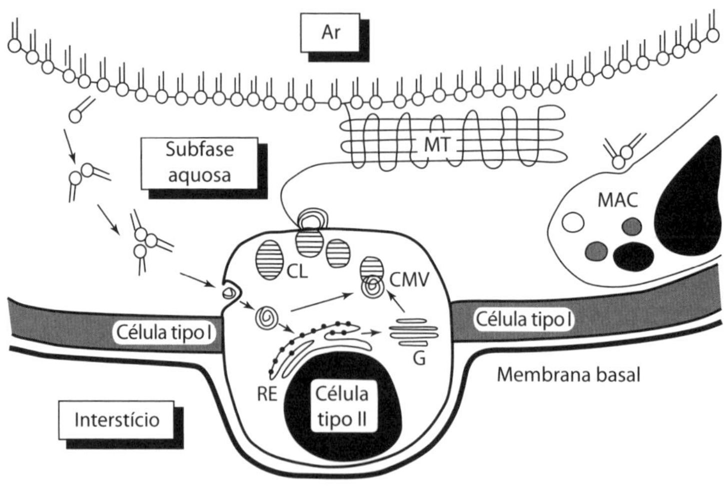

Figura 10.6 Esquema do metabolismo do surfactante nos alvéolos. Após a síntese no retículo endoplasmático (RE) e as alterações no aparelho de Golgi (G), o surfactante é acondicionado em corpúsculos multivesiculares (CMV) e armazenado nos corpúsculos lamelares (CL) das células alveolares tipo II. Após a exocitose, o material recém-secretado forma a mielina tubular (MT), que parece funcionar como um reservatório que irá proporcionar a interface de ar-líquido com uma forma monomolecular do surfactante. O material removido da monocamada pode ser captado novamente pelas células e será degradado ou acondicionado, junto com o surfactante recém-sintetizado, no interior de corpúsculos multivesiculares. Os macrófagos (MAC) também ajudam a remover o surfactante dos alvéolos.
Reproduzido com permissão de Wirtz H, Schmidt M. Ventilation and secretion of pulmonary surfactant. *Clin Investig.* 1992;70:3-13.

glandinas, leucotrienos, fator ativador das plaquetas, fatores quimiotáticos para neutrófilos e eosinófilos e serotonina podem ser liberados pelos mastócitos existentes nos pulmões em resposta a certas condições, como embolia pulmonar e anafilaxia, e poderão causar broncoconstrição ou respostas imunológicas ou inflamatórias, ou então poderão desencadear reflexos cardiopulmonares. Se houver um mediador químico envolvido na vasoconstrição pulmonar hipóxica, ele é produzido no pulmão e atua nesse órgão. Como visto no Capítulo 4, atualmente acredita-se que a hipóxia atua de forma direta nas células musculares lisas da circulação vascular pulmonar, induzindo menor permeabilidade aos íons potássio, diminuindo assim o influxo de íons potássio e despolarizando as células. No entanto, essa resposta pode ser modulada por mediadores liberados no local. Muitas substâncias são produzidas também por células do pulmão e lançadas nos alvéolos e nas vias aéreas, incluindo muco e outras secreções traqueobrônquicas, as enzimas de superfície, as proteínas e outros fatores, assim como substâncias imunologicamente ativas já abordadas neste capítulo. Essas substâncias são produzidas pelas células caliciformes, células das glândulas submucosas, células Clara e macrófagos.

Formação e liberação para o sangue das substâncias produzidas por células pulmonares

Bradicinina, histamina, serotonina, heparina, prostaglandinas E_2 e $F_{2\alpha}$ e os endoperóxidos (prostaglandinas G_2 e H_2) são produzidos e/ou armazenados pelas células do pulmão e podem ser liberados e lançados na circulação geral em várias circunstâncias. Por exemplo, heparina, histamina, serotonina e prostaglandinas E_2 e $F_{2\alpha}$ são liberadas durante o choque anafilático.

Outras funções metabólicas

O pulmão deve ser capaz de satisfazer suas próprias necessidades energéticas celulares assim como de responder a lesões. As células epiteliais alveolares tipo II também desempenham papel importante na resposta do pulmão a lesões. Quando as células epiteliais alveolares tipo I são lesionadas, as células tipo II proliferam a fim de restabelecer uma superfície epitelial contínua. Estudos realizados em animais mostraram que essas células tipo II podem transformar-se em células tipo I após uma lesão.

CONCEITOS-CHAVE

1. A ventilação alveolar traz diariamente milhares de litros de ar para dentro das vias aéreas e dos alvéolos, que deverão ser protegidos de contaminantes, microrganismos, baixa umidade e baixas temperaturas.

2. As funções metabólicas do pulmão incluem alterações de muitas substâncias vasoativas quando passam pelo endotélio vascular pulmonar; formação e liberação de substâncias para serem utilizadas nos pulmões, como surfactante pulmonar, ou em outros locais no corpo; e reparo da superfície alveolar em resposta a uma lesão.

ESTUDO DE CASO

Um menino de 5 anos de idade é atendido pelo pediatra por causa de uma tosse crônica que produz muco viscoso e espesso, chiado, dispneia ao exercício, recorrentes infecções respiratórias e nos seios da face, dor abdominal e problemas digestivos.

Ele é magro e pequeno para sua idade, com baixo índice de massa corporal. Seus dedos parecem estar levemente inchados. Um de seus irmãos mais novos está começando a desenvolver problemas semelhantes. O pediatra suspeita que o menino tenha fibrose cística e encaminha o paciente a um pneumologista pediátrico.

Sua radiografia torácica mostra hiperinsuflação e sinais de obstrução por muco e bronquiectasia (dilatação e destruição parcial das grandes vias aéreas). Os testes de função pulmonar mostram uma combinação de doença obstrutiva e restritiva: baixos volumes e capacidades pulmonares, baixos VEF_1 e CVF e baixa VEF_1/CVF. A gasometria arterial indica Pa_{O_2} baixa, Pa_{CO_2} aumentada, concentração aumentada de bicarbonato no plasma e um pHa levemente baixo. O teste do suor (que estimula de forma farmacológica a produção de suor por uma área da pele em um dos antebraços do menino) revela sódio anormalmente elevado e concentrações de cloreto em sua transpiração, o que confirma o diagnóstico de fibrose cística.

A fibrose cística é a causa mais comum de doença pulmonar crônica em jovens adultos dos EUA. É uma doença hereditária recessiva autossomática causada por anormalidades no canal de cloreto da membrana encontrado nas células epiteliais dos ductos de quase todas as glândulas exócrinas do corpo, incluindo as glândulas mucosas do sistema respiratório; as glândulas exócrinas do pâncreas, do fígado, das vias biliares, e do intestino no trato gastrintestinal (GI); e as glândulas sudoríparas. Mutações do canal, o que é referido como proteína reguladora de condutância transmembrana da fibrose cística (RTFC), causa capacidade diminuída ou ausente das células epiteliais das vias aéreas de secretar íons de cloreto no lúmen, além de causar reabsorção aumentada de íons de sódio e água, resultando em muco viscoso e espesso. Nas glândulas sudoríparas, as células epiteliais dos ductos das glândulas sudoríparas não conseguem reabsorver o sódio e o cloreto da transpiração à medida que são produzidos. Os efeitos no trato gastrintestinal dependem do órgão. Centenas de diferentes mutações do gene que codifica a RTFC foram descobertas, embora 60% dos casos clínicos envolvam a mutação denominada ΔF508.

Os problemas pulmonares do paciente se relacionam a muco nas vias aéreas, o qual é espesso e viscoso porque contém muito menos água e por causa do DNA acumulado de neutrófilos mortos e outras células de inflamação e infecção. A escada rolante mucociliar apresenta menos capacidade de mover o muco ao longo da faringe, e é mais difícil limpar o muco por meio de tosse, expectoração ou deglutição. O acúmulo de muco nas vias aéreas diminui seus diâmetros efetivos, causando obstrução da via aérea, como evidenciado pela VEF_1/CVF mais baixa que o previsto. Pode haver acúmulo de muco nas vias aéreas o suficiente para obstruí-las, o que leva a atelectasia, *shunt* intrapulmonar e hipoxemia; o trabalho aumentado de respiração pode ocasionar retenção de CO_2 e acidose respiratória, parcialmente compensada pela reabsorção de bicarbonato nos rins. A hipoxemia causa inchaço, como visto no Estudo de caso do Capítulo 6.

O muco acumulado nas vias aéreas é um excelente meio para proliferação de bactérias e explica as infecções recorrentes sofridas pelo paciente. Os danos constantes às grandes vias aéreas causam bronquiectasia.

Problemas digestivos, aliados ao esforço aumentado de respiração, dificultam a nutrição adequada do paciente e explicam seu baixo índice de massa corporal e sua baixa estatura.

A fibrose cística é uma doença fatal, mas avanços no tratamento têm estendido a expectativa de vida de muitos pacientes com fibrose cística para bem acima de 30 anos de idade. O tratamento inclui remoção aumentada de muco por meio de drenagem postural e percussão ou vibração torácica; diminuição da viscosidade do muco por inalação de solução salina hipertônica nebulizada, além do uso de DNase recombinante para fragmentar o DNA viscoso que penetra no muco a partir da inflamação da via aérea e dos neutrófilos mortos; o uso de corticosteroides para suprimir a inflamação das vias aéreas; o uso de antibióticos de longo e curto prazo para eliminar a infecção; e uso de broncodilatadores inalados. Alguns pacientes receberam transplante de pulmão. A morte normalmente ocorre por causa de complicações pulmonares como pneumonia, falha respiratória e/ou *cor pulmonale* (consulte o "Estudo de caso" do Cap. 11).

SUGESTÕES DE LEITURA

Ali J. Cough. In: Ali J, Summer W, Levitzky M, eds. *Pulmonary Pathophysiology*. 2nd ed. New York: Lange Medical Books/McGraw-Hill; 2005:21–34.

Banner AS. Cough: Physiology, evaluation, and treatment. *Lung*. 1986;164:79–92.

Fontenot AP, Simonian PL. Adaptive immunity. In: Mason RJ, Broaddus VC, Martin TR, et al, eds. *Murray & Nadel's Textbook of Respiratory Medicine*. 5th ed. Philadelphia, PA: WB Saunders and Company; 2010:285–313.

Green GM, Jakab GJ, Low RB, Davis GS. Defense mechanisms of the respiratory membrane. *Am Rev Respir Dis*. 1977;115:479–514.

Houtmeyers E, Gosselink R, Gayan-Ramirez G, Decramer M. Regulation of mucociliary clearance in health and disease. *Eur Respir J*. 1999;13:1177–1188.

Kaltreider HB. Macrophages, lymphocytes, and antibody- and cell-mediated immunity. In: Murray JF, Nadel JA, eds. *Textbook of Respiratory Medicine.* 2nd ed. Philadelphia, PA: WB Saunders and Company; 1994:370–401.

Nicod LP. Pulmonary defence mechanisms. *Respiration.* 1999;66:2–11.

Perez-Gil J, Weaver TE. Pulmonary surfactant pathophysiology: Current models and open questions. *Physiology* . 2010:25:132–141.

Pierce RJ, Worsnop CJ. Upper airway function and dysfunction in respiration. *Clin Exp Pharm Physiol.* 1999;26:1–10.

Proctor DF. Physiology of the upper airway. In: Fenn WO, Rahn H, eds. *Handbook of Physiology, sec 3: Respiration.* Washington, DC: American Physiological Society; 1964:309–345.

Proctor DF, Andersen I, eds. *The Nose: Upper Airway Physiology and the Atmospheric Environment.* Amsterdam: Elsevier Biomedical; 1982.

Reynolds HY, Elias JA. Pulmonary defense mechanisms against infections. In: Fishman AP, Elias JA, Fishman JA, et al, eds. *Fishman's Pulmonary Diseases and Disorders.* 4th ed. New York, NY: McGraw-Hill; 2008:279–290.

Riches DWH, Sawyer RT, Fenton MJ, Martin TR. Innate immunity in the lungs. In: Mason RJ, Broaddus VC, Martin TR, et al, eds. *Murray & Nadel's Textbook of Respiratory Medicine.* 5th ed. Philadelphia, PA: WB Saunders and Company; 2010:255–284.

Ryan US, Makrides SC. Nonrespiratory functions of the lungs. In: Fishman AP, ed. *Pulmonary Diseases and Disorders.* 3rd ed. New York, NY: McGraw-Hill; 1998:139–148.

Wanner A, Salathé M, O'Riordan TG. Mucociliary clearance in the airways. *Am J Respir Crit Care Med.* 1998;154:1868–1902.

Weibel ER, Taylor CR. Design of the human lung for gas exchange. In: Fishman AP, ed. *Pulmonary Diseases and Disorders.* 3rd ed. New York, NY: McGraw-Hill; 1998:21–61.

Wirtz H, Schmidt M. Ventilation and secretion of pulmonary surfactant. *Clin Investig.* 1992;70:3–13.

Sistema respiratório sob estresse

11

OBJETIVOS

O leitor será capaz de utilizar o conhecimento proporcionado pelos capítulos anteriores para prever a resposta do sistema respiratório a quatro impactos fisiológicos: exercício, ascensão a altitude, mergulho e sono.

- ▶ Identificar os impactos fisiológicos envolvidos em um exercício.
- ▶ Prever as respostas do sistema respiratório ao exercício agudo.
- ▶ Descrever os efeitos dos programas de exercício (treinamento) em longo prazo sobre o sistema respiratório.
- ▶ Identificar os impactos fisiológicos envolvidos na ascensão a uma altitude.
- ▶ Prever as respostas iniciais do sistema respiratório à ascensão a uma grande altitude.
- ▶ Descrever a aclimatação dos sistemas cardiovascular e respiratório à permanência em grandes altitudes.
- ▶ Identificar os impactos fisiológicos envolvidos no mergulho.
- ▶ Prever as respostas do sistema respiratório aos vários tipos de mergulho.
- ▶ Identificar os impactos fisiológicos envolvidos no sono.
- ▶ Relacionar as alterações que ocorrem no sistema respiratório durante o sono à fisiopatologia da apneia obstrutiva do sono.

Este capítulo tem como principal objetivo fazer uma revisão dos capítulos anteriores deste livro. As respostas do sistema respiratório a quatro impactos fisiológicos são avaliadas no que se refere ao material já abordado; portanto, as discussões das respostas a cada estresse serão sucintas e bastante superficiais. Para uma discussão mais completa de cada um, consulte as "Sugestões de leitura" no final deste capítulo.

EXERCÍCIO E SISTEMA RESPIRATÓRIO

1 O exercício aumenta o metabolismo dos músculos ativos. Ele gera estresse no sistema respiratório uma vez que aumenta a demanda por oxigênio, bem como a produção de dióxido de carbono. Os níveis de exercício moderados a intensos ocasionam também uma maior produção de ácido láctico. Os sistemas respiratório e cardiovascular deverão aumentar o volume de oxigênio proporcionado aos tecidos que estão sendo exercitados, assim como sua capacidade de remover do organismo o dióxido de carbono e os íons hidrogênio.

Efeitos agudos

Os efeitos do exercício em uma pessoa sedentária dependem principalmente do aumento no débito cardíaco aliado ao aumento na ventilação alveolar.

Controle da respiração

Como visto no final do Capítulo 9, tanto o volume corrente como a frequência respiratória aumentam durante o exercício. As causas para o aumento da ventilação alveolar durante o exercício foram discutidas naquela seção.

Mecânica da respiração

O trabalho da respiração aumenta durante o exercício. Os volumes correntes mais elevados resultam no aumento do trabalho necessário para superar a retração elástica dos pulmões e da parede torácica durante a inspiração, pois os pulmões são menos complacentes em volumes pulmonares mais altos e porque a retração elástica da parede torácica se processa para o interior do tórax em altos volumes torácicos. Naturalmente, a maior retração elástica tende a tornar a expiração mais fácil, mas isso é neutralizado por outros fatores. As altas velocidades do fluxo de ar geradas durante o exercício resultam em um aumento da resistência nas vias aéreas, que é um dos componentes do trabalho respiratório. A maior turbulência e compressão dinâmica das vias aéreas secundárias à expiração ativa se combinam para aumentar acentuadamente o trabalho da respiração. (Convém lembrar que, durante um fluxo de ar turbulento, $\Delta P = \dot{V}^2R$.) As maiores velocidades de fluxo de ar aumentam especialmente o trabalho resistivo da respiração realizada pelo nariz: ventilações/minuto acima de cerca de 40 L/min são obtidas normalmente quando se respira pela boca.

Ventilação alveolar

Em adultos normais, a ventilação/minuto ($\dot{V}_E$) em repouso de 5 a 6 L/min pode ser aumentada para até 150 L/min durante curtos períodos de exercício máximo. Os aumentos máximos no débito cardíaco durante o exercício ocorrem somente entre 4 e 6 vezes o nível de repouso em adultos saudáveis, em comparação ao aumento potencial de até 25 vezes na ventilação/minuto. Portanto, é o sistema cardiovascular, e não o sistema respiratório, que constitui o fator limitante no exercício realizado por pessoas saudáveis.

Como visto no Capítulo 9, para níveis menos vigorosos de exercício, o aumento na ventilação é obtido principalmente pelo aumento do volume corrente. Durante o exercício vigoroso, o volume corrente geralmente aumenta até um máximo de cerca de 50 a 60% da capacidade vital de um indivíduo normal, ou cerca de 2,5 a 3,0 L em um homem de porte médio. Esse aumento no volume corrente parece ocorrer principalmente à custa do volume de reserva inspiratório, de modo que o volume de reserva expiratório é bem menos afetado. Um aumento no volume sanguíneo central (causado por um maior retorno venoso) pode reduzir ligeiramente a capacidade pulmonar total. O volume residual e a capacidade residual funcional podem permanecer inalterados ou evidenciar uma ligeira elevação. A capacidade vital pode diminuir levemente ou permanecer inalterada. Com o exercício intenso, a frequência respiratória pode aumentar até 40 a 50 incursões respiratórias por minuto em adultos saudáveis (e até 70 incursões respiratórias por minuto em crianças).

O espaço morto anatômico pode aumentar levemente na inspiração durante o exercício em razão da distensão das vias aéreas, observada em altos volumes pulmonares; já o espaço morto alveolar que existe em repouso normalmente diminui à medida que o débito cardíaco aumenta. Como resultado, é pequena a mudança constatada no espaço morto fisiológico durante o exercício. No entanto, considerando-se que o volume corrente aumenta de fato, a relação entre o espaço morto fisiológico e o volume corrente (VM/VC) diminui.

A P_{O_2} arterial permanece relativamente constante mesmo durante o exercício intenso. A P_{CO_2} arterial também permanece relativamente constante até que o metabolismo anaeróbio resulte em elevada produção de ácido láctico. Os íons hidrogênio liberados estimulam diretamente a ventilação alveolar e podem causar uma queda de poucos milímetros de mercúrio na P_{CO_2} arterial, com níveis abaixo dos níveis de repouso.

As diferenças regionais na ventilação alveolar observadas nos pulmões na posição ereta (o que foi abordado no Cap. 3) poderão ser levemente atenuadas durante o exercício. Os volumes correntes mais elevados, que ocorrem em decorrência dos volumes de reservas tanto inspiratório como expiratório, indicam que os alvéolos nas regiões do pulmão mais dependentes da gravidade são mais bem insuflados. No entanto, esses alvéolos podem entrar em colapso durante expirações ativas. De modo semelhante, os alvéolos nas porções superiores do pulmão (com relação à gravidade) deverão evidenciar uma desinsuflação mais plena durante a expiração, resultando em um aumento na ventilação das partes superiores do pulmão.

Fluxo sanguíneo pulmonar

Como já mencionado, o débito cardíaco tem um aumento linear por meio do consumo de oxigênio durante o exercício, o que ocorre em geral mais como resultado de um aumento de mediação autônoma na frequência cardíaca do que em virtude de um aumento no volume sistólico de ejeção. Um retorno venoso aumentado, em virtude de esforços inspiratórios mais profundos (além da compressão extravascular realizada pelos músculos em exercício e por uma redução na complacência venosa), também contribui para o aumento do débito cardíaco. As pressões médias na artéria pulmonar e no átrio esquerdo aumentam, mas esse aumento não é tão significativo como o observado no fluxo sanguíneo pulmonar. Isso indica uma queda na resistência vascular pulmonar. Como discutido no Capítulo 4, essa queda ocorre passivamente por meio do recrutamento e da distensão dos vasos pulmonares. Grande parte do recrutamento dos vasos sanguíneos pulmonares ocorre nas regiões superiores do pulmão, o que tende a tornar mais homogêneo o fluxo sanguíneo pulmonar entre as regiões do pulmão, abordada no Capítulo 4. O aumento do volume corrente e da frequência de expirações ativas durante o exercício aumenta a resistência vascular pulmonar. Durante a expiração ativa, os vasos extra-alveolares são comprimidos; durante a inspiração, os vasos alveolares são tracionados. A resistência vascular pulmonar média diminui, razão pela qual os efeitos do recrutamento e da tração deverão ser maiores que os efeitos da compressão extravascular e da distensão dos vasos.

Relações de ventilação-perfusão

A perfusão regional mais uniforme que ocorre durante o exercício resulta em um maior equilíbrio entre ventilação e perfusão em todo o pulmão. Estudos realizados em indivíduos normais envolvidos em exercício na posição ereta mostraram um grande aumento na perfusão das regiões superiores do pulmão, resultando em melhor equilíbrio entre ventilação e perfusão. Considerando-se que no exercício moderado a intenso a ventilação aumenta mais que a perfusão, a relação de ventilação-perfusão ($\dot{V}_A/\dot{Q}_C$) para todo o pulmão aumenta de 2,0 a 4,0, como se vê na Figura 11.1, na qual a $\dot{V}_A/\dot{Q}_C$ para todo o pulmão é de aproximadamente 2,5. Uma comparação entre esses achados e as relações de ventilação-perfusão em repouso, observadas na Figura 5.7, mostra a menor "dispersão" das relações de ventilação-perfusão durante o exercício. Assim, a localização da perfusão comporta um melhor emparelhamento com a localização da ventilação durante o exercício, mas as relações de ventilação-perfusão aumentam na maioria das unidades alveolocapilares. As relações de ventilação-perfusão aumentadas podem aumentar os gradientes de difusão alveolocapilar para o oxigênio e o dióxido de carbono em muitas unidades. Por outro lado, várias pesquisas mostraram um aumento do distúrbio $\dot{V}_A/\dot{Q}_C$ para todo o pulmão durante o exercício. O mecanismo para esse evento é desconhecido, mas pode envolver uma maior perfusão de alvéolos precariamente ventilados. Isso pode ocorrer quando a pressão aumentada na artéria pulmonar interfere na vasoconstrição pulmonar hipóxica (VPH). A maior perfusão de alvéolos precariamente ventilados pode funcionar como um *shunt* intrapulmonar (ou como uma área "semelhante ao *shunt*"). Essa é uma explicação para a redução na P_{O_2} arterial e a maior diferença da P_{O_2} alveoloarterial (a $(A\text{-}a)D_{O_2}$), observada em pessoas normais quando os níveis de exercício aumentam. A $(A\text{-}a)D_{O_2}$, que normalmente é de 5 a 15 mmHg em uma pessoa jovem em repouso, costuma aumentar para 20 a 30 mmHg em pessoas sedentárias normais e saudáveis para o exercício máximo, e pode ser ainda maior em atletas. Outra explicação para a P_{O_2} arterial reduzida e a $(A\text{-}a)D_{O_2}$ aumentada durante o exercício intenso é que os *shunts* arteriovenosos

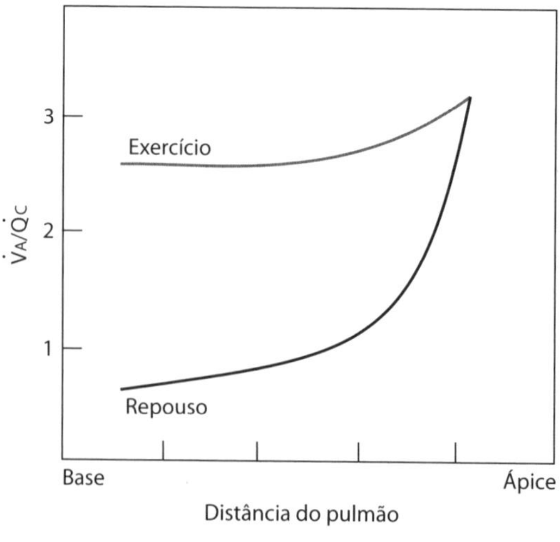

Figura 11.1 Representação das diferenças regionais na relação de ventilação-perfusão de um pulmão de um indivíduo na posição ereta durante o repouso e o exercício. Compare com a Figura 5.7.

intrapulmonares podem abrir-se quando os níveis de exercício aumentam. Esses *shunts* arteriovenosos intrapulmonares, que parecem contornar anatomicamente os capilares pulmonares, poderão abrir-se com a finalidade de manter baixas as pressões vasculares pulmonares, a fim de prevenir o edema pulmonar causado por uma pressão hidrostática elevada nos capilares pulmonares ou a falência vascular causada pelo estresse mecânico ("falência por estresse"). A ausência ou o mau funcionamento desses *shunts* pode influenciar o desenvolvimento de edema pulmonar de grande altitude (ver a próxima seção deste capítulo) em alguns indivíduos, enquanto outros não enfrentarão problemas na mesma altitude. Além disso, à medida que os níveis de exercício aumentam, a P_{O2} venosa mista diminui (ver adiante), o que também pode aumentar o efeito sobre a $(A\text{-}a)D_{O2}$. Por fim, o surgimento de uma limitação da difusão para a transferência de oxigênio (ver a próxima seção) dos alvéolos para o capilar pulmonar pode contribuir para o aumento da $(A\text{-}a)D_{O2}$ no exercício intenso.

Difusão através da barreira alveolocapilar

As capacidades difusoras para o oxigênio e o dióxido de carbono costumam aumentar de forma considerável durante o exercício. Alguns estudos evidenciaram um aumento quase linear na capacidade difusora quando a captação de oxigênio aumenta, embora ela possa alcançar um nível máximo antes do $\dot{V}_{O2}$ máximo. O aumento na capacidade difusora durante o exercício resulta, em grande parte, do aumento no fluxo sanguíneo pulmonar. O recrutamento de capilares, especialmente nas regiões superiores dos pulmões, aumenta a área de superfície disponível para a difusão. A velocidade linear aumentada do fluxo sanguíneo pelos capilares pulmonares reduz o período durante o qual os eritrócitos estão em contato com o ar alveolar para menos que o período normal de 0,75 segundo, observado em repouso, reduzindo a limitação de perfusão da transferência dos gases. Como assinalado no Capítulo 6, a P_{O2} e a P_{CO2} do plasma nos capilares pulmonares normalmente entram em equilíbrio com a P_{O2} e a P_{CO2} alveolares dentro do período inicial de cerca de 0,25 segundo, durante o qual o sangue permanece nos capilares pulmonares. Após o estabelecimento desse equilíbrio, não haverá difusão gasosa adicional entre o sangue equilibrado e os alvéolos, pois o gradiente de pressão parcial (P_1 - P_2 na lei de Fick) é igual a zero. A velocidade aumentada do fluxo sanguíneo pelo pulmão, portanto, induz um aumento na capacidade difusora porque traz com maior rapidez para dentro do pulmão o sangue que ainda não entrou em equilíbrio, mantendo assim o gradiente de pressão parcial para a difusão. Por outro lado, as velocidades muito altas do fluxo sanguíneo podem aumentar a possibilidade de limitação da difusão da transferência dos gases, mesmo em uma pessoa saudável. É provável que uma limitação da difusão venha a manifestar-se em uma pessoa que sofre de alguma deficiência de difusão, como se pode ver na Figura 6.2.

Outro fator relacionado, menos dependente do aumento no débito cardíaco, que ajuda a aumentar a difusão durante o exercício, é que a P_{O2} venosa mista pode ser mais baixa e a P_{CO2} venosa mista pode ser mais alta que as observadas em repouso. Esses fatores também podem ajudar a aumentar e manter os gradientes de pressão parcial para a difusão.

O efeito total sobre a difusão através da barreira alveolocapilar da área de superfície aumentada e da melhor manutenção dos gradientes de pressão parcial alveolocapilares pode ser visto ao se fazer uma revisão da lei de Fick para a difusão:

$$\dot{V}_{gás} \propto \frac{A \times D \times (P_1 - P_2)}{T}$$

A espessura da barreira alveolocapilar também pode ser afetada durante o exercício, mas o efeito final pode ser tanto um aumento como uma redução. Para os altos volumes pulmonares, os vasos alveolares são distendidos e a espessura da barreira pode diminuir. Por outro lado, os altos débitos cardíacos podem estar associados à congestão vascular, aumentando assim a espessura da barreira.

A diferença de oxigênio alveoloarterial aumenta durante o exercício, o que ocorre provavelmente em virtude de inúmeros fatores, incluindo os distúrbios $\dot{V}A/\dot{Q}C$, a limitação na difusão da transferência dos gases, a redução da P_{O_2} venosa mista, o aumento da P_{O_2} alveolar e alterações na curva de dissociação da oxiemoglobina.

Transporte de oxigênio e dióxido de carbono pelo sangue

A retirada de dióxido de carbono pelo sangue e a liberação de oxigênio a partir do sangue são exacerbadas nos músculos que estão sendo exercitados. A liberação de oxigênio é aprimorada porque a P_{O_2} nos músculos que estão sendo exercitados diminui, dando origem a um percentual mais alto de desoxiemoglobina. A liberação de oxigênio é exacerbada também pelo desvio para a direita da curva de dissociação da oxiemoglobina, causado pelas P_{CO_2} elevadas (o efeito Bohr), pelas concentrações hidrogeniônicas e pelas temperaturas (e, possivelmente, pelo 2,3-bifosfoglicerato [2,3-BPG]) encontrados no músculo que está sendo exercitado. As baixas P_{O_2} capilares devem ser responsáveis também por uma melhor retirada do dióxido de carbono, pois os níveis mais baixos de oxiemoglobina desviam para a esquerda a curva de dissociação do dióxido de carbono (o efeito Haldane).

Equilíbrio acidobásico

O exercício suficientemente intenso a ponto de causar um grau significativo de metabolismo anaeróbio resulta em acidose metabólica secundária à maior produção de ácido láctico. Como discutido anteriormente, os íons hidrogênio gerados por esse processo estimulam os quimiorreceptores arteriais (especialmente os corpúsculos carotídeos) e induzem um aumento compensatório adicional da ventilação alveolar, mantendo o pH arterial próximo do nível normal.

As respostas do sistema respiratório normal ao exercício agudo são resumidas na Tabela 11.1.

Efeitos do treinamento

A capacidade de realizar exercícios físicos aumenta com o treinamento. A maioria das mudanças que ocorrem como resultado do treinamento físico, portanto, dependem de alterações no sistema cardiovascular e no metabolismo muscular, e não de mudanças no sistema respiratório. A captação máxima de oxigênio aumenta com o treinamento físico. Esse aumento parece resultar principalmente de um débito car-

Tabela 11.1 Resposta do sistema respiratório ao exercício moderado ou intenso

Variável	Exercício moderado	Exercício intenso
Mecânica da respiração		
Trabalho elástico da respiração	↑	↑↑
Trabalho resistivo da respiração	↑	↑↑
Ventilação alveolar		
Volume corrente	↑↑	↑↑
Frequência	↑	↑↑
Espaço morto anatômico	↑	↑
Espaço morto alveolar (quando presente)	↓	↓
VM/VC	↓	↓↓
Fluxo sanguíneo pulmonar	↑	↑↑
Perfusão das regiões superiores do pulmão	↑	↑↑
Resistência vascular pulmonar	↓	↓↓
Velocidade linear do fluxo sanguíneo	↑	↑↑
Relações de ventilação-perfusão		
Acoplamento da ventilação-perfusão	↑	↑
Relação da ventilação-perfusão	↑	↑↑
Difusão pela barreira alveolocapilar		
Área de superfície	↑	↑↑
Limitação da perfusão	↓	↓↓
Gradientes de pressão parcial	↑	↑↑
Liberação de oxigênio nos tecidos	↑	↑↑
Retirada de dióxido de carbono nos tecidos	↑	↑↑
PA_{O_2}	↔	↑
Pa_{O_2}	‹›	↑, ↔ ou ↓
Pa_{CO_2}	↔	↓
pHa	↔	↓
Diferença arteriovenosa de O_2	↑	↑↑

díaco máximo aumentado. Como já dito neste capítulo, o débito cardíaco máximo constitui provavelmente um fator limitante no exercício. O treinamento físico reduz a frequência cardíaca em repouso e aumenta o volume sistólico em repouso. A frequência cardíaca máxima não parece ser afetada pelo treinamento físico, mas a frequência cardíaca de uma pessoa ativa é mais baixa que a de uma pessoa sedentária para qualquer nível de atividade física. O volume sistólico aumenta. A concentração arterial de hemoglobina e o hematócrito não parecem sofrer modificações com o treinamento físico ao nível do mar, mas a diferença no conteúdo arteriovenoso de oxigênio parece aumentar com o treinamento físico, provavelmente como resultado dos efeitos mais intensos do pH local, da P_{CO_2} e da temperatura nos músculos que estão sendo exercitados, assim como de uma maior capacidade dos músculos de utilizar oxigênio. Em geral, o volume sanguíneo aumenta com o treinamento.

O treinamento físico eleva a capacidade oxidativa do músculo esquelético por induzir a proliferação mitocondrial e aumentar a concentração de enzimas oxidativas e a síntese de glicogênio e de triglicerídios. Essas alterações resultam em concentrações mais baixas de lactato sanguíneo em indivíduos ativos do que aquelas observadas em pessoas sedentárias, o que reflete uma maior produção de energia aeróbia. Contudo, os níveis sanguíneos de lactato durante o exercício máximo podem ser mais altos em atletas do que em pessoas sedentárias.

A ventilação máxima e a ventilação em repouso não parecem ser afetadas pelo treinamento físico, mas a ventilação com cargas submáximas diminui, provavelmente por causa dos níveis mais baixos de ácido láctico de um indivíduo treinado durante o exercício submáximo. Aparentemente, a força e a resistência dos músculos respiratórios são aprimoradas durante o treinamento. A capacidade pulmonar total não é afetada pelo treinamento; a capacidade vital pode ser normal ou elevada. A capacidade difusora pulmonar costuma ser elevada em atletas, provavelmente como resultado de seus maiores volumes sanguíneos e débitos cardíacos máximos.

ALTITUDE E ACLIMATAÇÃO

A pressão barométrica total diminui em grandes altitudes pois em qualquer altitude é proporcional ao peso do ar acima dela. Ocorre uma mudança mais significativa na pressão barométrica a cada mudança na altitude mais próxima à superfície da Terra do que a observada em maiores altitudes, já que o ar, que é atraído à superfície da Terra pela gravidade, é compressível.

A concentração fracional de oxigênio na atmosfera não se modifica muito com a altitude. O oxigênio gera aproximadamente 21% da pressão total do ar ambiente seco, razão pela qual a P_{O_2} do ar seco em qualquer altitude é de cerca de 0,21 vezes a pressão barométrica total àquela altitude. No entanto, a pressão do vapor de água também deve ser considerada quando se fazem os cálculos da P_{O_2}. A pressão do vapor de água depende da temperatura e da umidade do ar. À medida que passa pelas vias aéreas, o ar inspirado é aquecido geralmente até atingir a temperatura corporal e também completamente umedecido. Portanto, a pressão parcial exercida pelo vapor de água no ar que penetra os alvéolos é determinada em 47 mmHg.

A P_{O_2} alveolar pode, portanto, ser calculada por meio da equação do ar alveolar discutida no Capítulo 3:

$$P_{A_{O_2}} = P_{I_{O_2}} - \frac{P_{A_{CO_2}}}{R} + [F]$$

A P_{O_2} inspirada é igual a 0,21 vezes a pressão barométrica total (se estiver sendo respirado ar ambiente) após a subtração da pressão do vapor de água de 47 mmHg:

$$P_{I_{O_2}} = 0{,}21 \times (P_B - 47 \text{ mmHg})$$

A P_{CO_2} alveolar sofre uma queda em grandes altitudes porque a estimulação hipóxica dos quimiorreceptores arteriais induz um aumento na ventilação alveolar. Por exemplo, a uma altitude de 4.572 m, a pressão barométrica total é de aproximadamente 429 mmHg. A P_{O_2} inspirada é, portanto, 0,21 × (429 – 47) mmHg, ou 80,2 mmHg. É provável que a P_{CO_2} alveolar diminua para cerca de 32 mmHg, resultando em uma $P_{A_{O_2}}$ de cerca de 45 mmHg. A 5.486 m, a pressão barométrica total é de cerca de 380 mmHg; a 6.096 m, é de 349 mmHg. A 15.240 m, a pressão barométrica total é de apenas 87 mmHg. Mesmo que se respire oxigênio a 100%, a $P_{A_{O_2}}$ mais a $P_{A_{CO_2}}$ divididas por R poderão totalizar apenas 40 mmHg, após a pressão do vapor de água ter sido subtraída. A 19.200 m, a pressão barométrica total é de 47 mmHg e o líquido existente no sangue "vaporiza".

A vantagem da estimulação hipóxica dos quimiorreceptores arteriais que causam a hiperventilação, descrita no parágrafo anterior, pode ser compreendida pela análise da Figura 11.2 e pela consideração da equação de ar alveolar. À medida que a P_{CO_2} alveolar diminui com a ventilação alveolar aumentada, a P_{O_2} alveolar se aproxima à

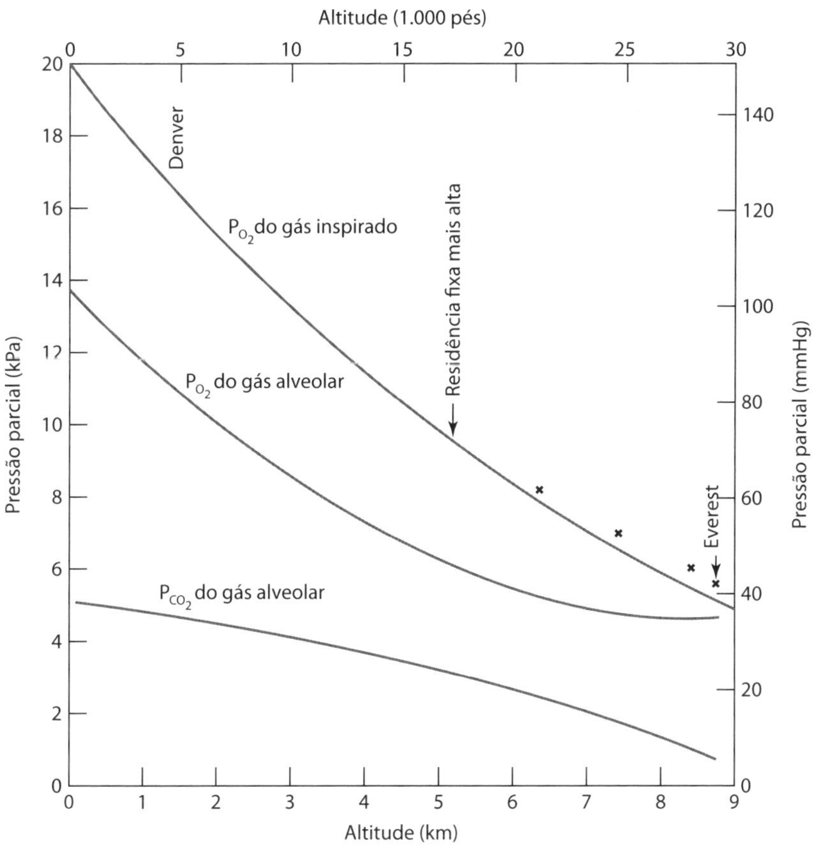

Figura 11.2 Cálculos das pressões parciais alveolar e inspirada de oxigênio e dióxido de carbono em descanso *versus* em altitude crescente. Observe que, como a movimentação crescente do quimiorreceptor arterial diminui a P_{CO_2} alveolar, a P_{O_2} alveolar se aproxima da P_{O_2} inspirada.

Adaptado com permissão de Lumb AB. *Nunn's Applied Respiratory Physiology*. 5.ed. Oxford: Butterworth-Heinemann, 2000 [Fig. 16.1, p. 359].

P_{O_2} àquela altitude. O resultado é a alcalose respiratória (além do aumento do esforço respiratório, naturalmente).

Efeitos agudos

Uma pessoa não aclimatada sofreria uma deterioração do sistema nervoso central se ascendesse rapidamente para grandes altitudes. Disfunções semelhantes ocorrem quando a pressão na cabine de um avião é perdida. Os sintomas ocorrem principalmente em função da hipóxia e podem incluir sonolência, preguiça, falsa sensação de bem-estar, julgamento inadequado, baixa percepção de dor, maior número de erros cometidos em tarefas simples, acuidade visual reduzida, falta de coordenação motora e tremores. A hipóxia grave pode, naturalmente, resultar em perda de consciência ou até mesmo em morte.

Se uma pessoa não aclimatada ascender até uma altitude moderada (2.400 a 3.000 metros acima do nível do mar) poderá sofrer de um grupo de sintomas conhecidos em conjunto como doença aguda das montanhas. Os sintomas incluem cefaleia, vertigem, falta de ar em repouso, fraqueza, mal-estar, náusea, anorexia, sudorese, palpitações, embaçamento da visão, surdez parcial, insônia, retenção de líquidos e dispneia ao esforço. Esses sintomas resultam da hipóxia e da hipocapnia, assim como da alcalose ou do edema cerebral, ou de ambos.

Controle da respiração

As P_{O_2} alveolar e arterial reduzidas que ocorrem em função da altitude resultam em estimulação dos quimiorreceptores arteriais, assim como em aumento da ventilação alveolar; os quimiorreceptores centrais não são responsivos à hipóxia. Para uma P_{O_2} arterial de 45 mmHg, a ventilação/minuto praticamente duplica. Como a produção de dióxido de carbono inicialmente é normal (aumentando com o trabalho da respiração elevado causado por uma maior ventilação alveolar), as P_{CO_2} alveolar e arterial caem, induzindo uma alcalose respiratória. A hipocapnia arterial resulta também em "difusão" do dióxido de carbono para fora do líquido cerebrospinal, ocasionando um aumento no pH do líquido cerebrospinal. Portanto, os quimiorreceptores centrais não só deixam de responder à hipóxia de altitude, mas também têm sua atividade reduzida pela hipocapnia e alcalose secundária do líquido cerebrospinal.

Mecânica da respiração

O aumento da frequência e da profundidade da respiração eleva o trabalho respiratório. Pressões transpulmonares mais elevadas são necessárias para gerar maiores volumes correntes e também para superar os possíveis efeitos do ingurgitamento vascular e do aumento do volume de líquido intersticial do pulmão, que também podem reduzir a capacidade vital durante as primeiras 24 horas em grande altitude. As elevadas frequências respiratórias podem ser acompanhadas de expiração ativa, resultando em compressão dinâmica das vias aéreas que, junto a uma broncoconstrição parassimpática reflexa em resposta à hipoxemia arterial, resulta no aumento da resistência ao trabalho da respiração. Um fluxo de ar mais turbulento, que pode ser observado em frequências respiratórias elevadas, também pode contribuir para esse aumento de trabalho respiratório. As frequências máximas do fluxo de ar podem aumentar em virtude da menor densidade dos gases.

Ventilação alveolar

Em grandes altitudes, o espaço morto anatômico pode diminuir ligeiramente por causa da broncoconstrição reflexa ou aumentar levemente de forma oposta em virtude da elevação do volume corrente. Em qualquer caso, a relação entre espaço morto e volume corrente cai com o aumento do volume corrente. Uma distribuição regional mais uniforme da ventilação alveolar é esperada também em grandes altitudes, por causa das inspirações mais profundas e das expirações mais plenas. Os alvéolos previamente colapsados ou pouco ventilados serão mais bem ventilados.

Fluxo sanguíneo pulmonar

Com o aumento da altitude, ocorre um aumento no débito cardíaco, na frequência cardíaca e na pressão arterial sistêmica. Esses efeitos provavelmente resultam da maior estimulação simpática do sistema cardiovascular, secundária à estimulação dos quimiorreceptores arteriais e à maior insuflação dos pulmões. A hipóxia alveolar resulta em vasoconstrição pulmonar – vasoconstrição pulmonar hipóxica (VPH). O débito cardíaco aumentado, aliado à vasoconstrição pulmonar hipóxica e à estimulação simpática dos vasos pulmonares mais calibrosos, resulta em aumento na pressão média na artéria pulmonar e tende a abolir qualquer zona 1 (que consiste em espaço morto alveolar) preexistente, por meio do recrutamento de capilares que até então não estavam sendo perfundidos. As consequências indesejáveis desses efeitos incluem distensão vascular e ingurgitação do pulmão, secundária à hipertensão pulmonar, que pode dar origem a "edema pulmonar das grandes altitudes" e a uma carga de trabalho bastante aumentada para o ventrículo direito. Alguns alpinistas parecem ser particularmente suscetíveis ao edema pulmonar das grandes altitudes; é possível que eles não tenham *shunts* arteriovenosos intrapulmonares tão extensos ou responsivos (já descritos na seção sobre exercício) como os alpinistas menos suscetíveis. Indivíduos mais suscetíveis parecem evidenciar também respostas maiores de VPH do que indivíduos menos suscetíveis. Além disso, seu fluxo sanguíneo pulmonar parece ser mais heterogêneo durante a hipóxia, o que pode representar um resultado da variação de VPH. A análise do líquido do edema pulmonar das grandes altitudes mostra que ele contém proteínas de alto peso molecular, o que indica que o edema é causado pelo aumento da permeabilidade capilar, assim como pela elevação da pressão hidrostática capilar. A maior permeabilidade capilar pode resultar da falência por estresse capilar, causada por pressão e fluxo sanguíneo mais altos na artéria pulmonar, bem como pela liberação alterada de citocinas ou de outros mediadores.

Relações de ventilação-perfusão

O aumento agudo no fluxo sanguíneo pulmonar, associado à ventilação alveolar mais uniforme, pode tornar também mais uniforme a $\dot{V}_A/\dot{Q}_C$ regional. Surpreendentemente, os estudos não evidenciaram diferenças significativas nas relações $\dot{V}_A/\dot{Q}_C$ em grandes altitudes, apesar de aparentarem certa melhora.

Difusão pela barreira alveolocapilar

Em grandes altitudes, o gradiente de pressão parcial para a difusão do oxigênio é reduzido porque a P_{O2} alveolar diminui mais que a P_{O2} venosa mista (ver Fig. 6.2B). Essa redução no gradiente de pressão parcial é neutralizada em parte pelos efeitos do aumento no débito cardíaco e da pressão elevada na artéria pulmonar, que aumentam a área de superfície disponível para a difusão e reduzem o período de permanência dos eritrócitos nos capilares pulmonares. A espessura da barreira pode sofrer uma pequena redução para volumes pulmonares mais altos ou ser aumentada em virtude da distensão vascular pulmonar.

Transporte de oxigênio e dióxido de carbono pelo sangue

O transporte de oxigênio no pulmão pode ser comprometido por P_{O2} alveolares muito baixas a ponto de estarem abaixo dos valores da porção plana da curva de dissociação da oxiemoglobina, resultando em baixo conteúdo arterial de oxigênio. A hipocapnia pode até colaborar para o transporte de oxigênio no pulmão, mas irá interferir na liberação de oxigênio para os tecidos. Qualquer nível de acidose lática nos tecidos pode colaborar para a liberação de oxigênio. O principal mecanismo de compensação em curto prazo para a manutenção do fornecimento de oxigênio é o aumento do débito cardíaco. A concentração de hemoglobina pode sofrer um pequeno aumento ao longo dos dois primeiros dias, o que resulta da hemoconcentração secundária ao desvio dos líquidos para dentro do espaço extravascular, e não a um aumento na produção de eritrócitos.

Circulação cerebral

A resposta da circulação cerebral em grandes altitudes é complexa. A hipocapnia é um poderoso vasoconstritor cerebral. Portanto, o cérebro não apenas recebe sangue com baixo conteúdo de oxigênio, mas pode receber também um fluxo sanguíneo reduzido. Por outro lado, a hipóxia acarreta vasodilatação cerebral e pode causar hiperperfusão e distensão dos vasos cerebrais.

A estimulação hipóxica dos quimiorreceptores arteriais causa hipocapnia e alcalose respiratória, como já foi discutido. Além de acarretar constrição dos vasos sanguíneos cerebrais, a hipocapnia arterial cerebral pode causar também alcalose do líquido cerebrospinal (como foi abordado anteriormente na seção "Controle da respiração"; ver também Fig. 9.8). A maioria dos sintomas da doença aguda das montanhas relacionados com o sistema nervoso central pode ser atribuída à hipoperfusão cerebral, alcalose ou ambas. Entretanto, na maioria dos casos, os sintomas da doença aguda das montanhas resultam de hiperperfusão e edema cerebrais. Essa hiperperfusão resulta principalmente de vasodilatação, que representa o efeito direto da hipóxia sobre os vasos sanguíneos cerebrais. À medida que as arteríolas cerebrais se dilatam, a pressão hidrostática nos capilares cerebrais aumenta, exacerbando a tendência dos líquidos de deixarem os capilares cerebrais e causarem edema cerebral. A hiperperfusão e o edema cerebral elevam a pressão intracraniana, comprimindo e distorcendo as estruturas intracranianas. Isso pode evoluir para um aumento geral na atividade simpática no corpo, aumentando a possibilidade de edema pulmonar e promovendo a retenção renal de sais e água.

Equilíbrio acidobásico

Como já mencionado, o aumento da ventilação alveolar em grandes altitudes resulta em hipocapnia e alcalose respiratória.

Prevenção da doença aguda das montanhas

A acetazolamida, um inibidor da anidrase carbônica, administrada por alguns dias antes da ascensão a uma grande altitude, é capaz de prevenir os sintomas da doença aguda das montanhas em muitas pessoas. Ainda não se conhece o mecanismo pelo qual isso ocorre, já que a acetazolamida exerce várias ações que podem ajudar a prevenir a doença aguda das montanhas. A acetazolamida reduz a reabsorção de bicarbonato pelo túbulo proximal dos rins, o que pode dar origem a uma acidose metabólica moderada que, por sua vez, pode neutralizar em parte a alcalose respiratória, ajudando a estimular a ventilação. Também é um diurético, razão pela qual pode ajudar a prevenir a retenção de líquidos e o edema. Portanto, a acetazolamida pode atuar prevenindo a doença aguda das montanhas pela supressão da retenção de líquidos. É provável que estejam envolvidos ambos os mecanismos propostos. A acetazolamida pode inibir também a vasoconstrição pulmonar hipóxica.

Aclimatação

As compensações em longo prazo induzidas pela ascensão a uma grande altitude começam a ocorrer após várias horas e continuam por dias ou até mesmo semanas. As respostas imediatas à ascensão e as respostas adaptativas iniciais e subsequentes são resumidas na Tabela 11.2.

A compensação renal para a alcalose respiratória começa ao longo de um dia: a excreção renal de bases aumenta e os íons hidrogênio são conservados. O segundo mecanismo importante de compensação é a eritropoiese. Dentro de 3 a 5 dias são produzidos novos eritrócitos, aumentando o hematócrito e a capacidade de transportar oxigênio. Embora a P_{O_2} arterial não aumente, o conteúdo arterial de oxigênio aumenta em virtude da maior concentração de hemoglobina no sangue. O aumento na concentração de hemoglobina e no volume sanguíneo capilar pulmonar ajuda a elevar a capacidade de difusão pulmonar. Isso é possível em razão do aumento na viscosidade do sangue e na carga de trabalho ventricular. As maiores concentrações de 2,3-BPG podem ajudar a liberar o oxigênio para os tecidos.

A estimulação hipóxica dos quimiorreceptores arteriais persiste indefinidamente, embora possa diminuir bastante após períodos prolongados em uma grande altitude. Um achado mais imediato é o desvio para a esquerda da curva de resposta respiratória ao dióxido de carbono. Ou seja, para qualquer P_{CO_2} alveolar ou arterial em particular, a resposta respiratória é maior após vários dias em uma grande altitude. Essa resposta exacerbada reflete provavelmente alterações no equilíbrio acidobásico central. Isso ocorre aproximadamente ao mesmo tempo que se constata um alívio dos sintomas relacionados com o sistema nervoso central, assim como a normalização do pH do líquido cerebrospinal, em virtude de uma redução em sua concentração de bicarbonato. A princípio admitia-se que essa redução do bicarbonato refletia seu transporte ativo para fora do líquido cerebrospinal, mas atualmente isso é bastante controverso. Pelo contrário, o bicarbonato pode simplesmente difundir-se para fora

Tabela 11.2 Respostas fisiológicas a grandes altitudes em relação aos valores de controle no nível do mar*

	Imediatas	Adaptativas precoces (72 h)	Adaptativas tardias (2 a 6 semanas)
Ventilação espontânea			
Ventilação-minuto	↑	↑	↑
Frequência respiratória	Variável	Variável	Variável
Volume corrente	↑	↑	↑
P_{O_2} arterial	↓	↓	↓
P_{CO_2} arterial	↓	↓	↓
pH arterial	↑	↑ ↔	↑ ↔
HCO_3^- arterial	↔	↓	↓
Avaliação da função pulmonar			
Capacidade vital	↔ ↓	↔	↔
Velocidades máximas do fluxo de ar	↑	↑	↑
Capacidade residual funcional	↔	↔	↔
Resposta respiratória ao CO_2 inalado	↔	↑	↑
Resposta respiratória à hipóxia	↔	↔	↔
Resistência vascular pulmonar	↑	↑	↑
Transporte de oxigênio			
Hemoglobina	↔	↑	↑
Eritropoietina	↑	↔	↔
P_{50}	↓	↑	↑
2,3-BPG	↔	↑	↑
Débito cardíaco	↑	↔	↔ ↓
Sistema nervoso central			
Cefaleias, náusea, insônia	↑	↔	↔
Percepção, julgamento	↓	↔	↔
pH do líquido cerebrospinal	↑	↔	↔
HCO_3^- do líquido cerebrospinal	↔	↓	↓
Edema cerebral	↑	↔	↔

* Esses valores são válidos para os habitantes nativos ao nível do mar.
Adaptado com permissão de Guenter, 1977.

do líquido cerebrospinal, ou então os níveis liquóricos reduzidos de bicarbonato podem refletir uma menor produção de bicarbonato no líquido cerebrospinal.

A resolução do edema cerebral e da pressão intracraniana elevada também ocorre quase ao mesmo tempo que se constata um alívio dos sintomas relacionados ao sistema nervoso central. Isso provavelmente ocorre em virtude da maior reabsorção de líquido cerebrospinal, da autorregulação do fluxo sanguíneo cerebral e de uma vasoconstrição de mediação simpática que, por alguma razão, leva vários dias para se instalar. Também é possível que os vasos cerebrais produzam menos óxido nítrico, que provavelmente medeia a vasodilatação cerebral em resposta à hipóxia.

Débito cardíaco, frequência cardíaca e pressão arterial sistêmica elevados retornam aos níveis normais após alguns dias em uma grande altitude. Isso provavelmente reflete uma redução na atividade simpática ou alterações nos receptores simpáticos. Contudo, a vasoconstrição pulmonar hipóxica e a hipertensão pulmonar persistem (junto a uma viscosidade sanguínea aumentada), levando à hipertrofia do ventrículo direito e, com frequência, a um *cor pulmonale* crônico (insuficiência ventricular direita secundária a hipertensão pulmonar) naqueles que vivem em grandes altitudes por longos períodos. Além disso, a exposição crônica à hipóxia aumenta o conteúdo do músculo liso de pequenas artérias pulmonares. Alterações semelhantes ocorrem em pacientes com hipóxia e hipercapnia crônicas, como os indivíduos com doença obstrutiva pulmonar crônica ou apneia obstrutiva do sono.

Estudos demonstraram que pessoas nativas de grandes altitudes nos Andes podem sofrer de doença aguda das montanhas, mas indivíduos que vivem em altitudes similares no Himalaia, não. Isso sugere que pode haver um componente genético para a doença.

Resposta à altitude extrema

Muitas das respostas previstas do sistema respiratório à altitude crônica e aguda podem ser testemunhadas nos dados obtidos por um de dois cientistas médicos alpinistas que chegaram ao topo do monte Everest sem oxigênio suplementar em 1981. Eles eram membros da American Medical Research Expedition e haviam sido submetidos a prolongados períodos de aclimatação a altitudes bem menos elevadas. A pressão barométrica total no topo do monte Everest era de 253 mmHg. Essa pressão era cerca de 17 mmHg mais elevada que a esperada e foi explicada pelas condições climáticas locais e pelo fato de que a pressão barométrica é mais alta em latitudes mais baixas. A P_{CO_2} alveolar do cientista que alcançou o ponto mais alto e que foi capaz de obter amostras era incrivelmente baixa, de 7,5 mmHg, com um pH arterial calculado de 7,76. Essa hiperventilação extrema tornava possível uma P_{O_2} alveolar de 35 mmHg, resultando em uma P_{O_2} arterial calculada de 28 mmHg.

A concentração de hemoglobina arterial do cientista estava elevada em 18,4 g/100 mL de sangue, e seus níveis extremamente altos de 2,3-BPG poderiam ter desviado sua curva de dissociação da oxiemoglobina para a direita, com uma P_{50} de 29,6 para um pH de 7,40. No entanto, essa alcalose respiratória desviava a curva para a esquerda, resultando em uma P_{50} de 19,4. Esse desvio para a esquerda tornava possível um transporte suficiente no ponto mais elevado, de modo a saturar 75% de sua hemoglobina com oxigênio.

Resultados semelhantes foram obtidos em condições mais controladas de uma "ascensão" simulada de 40 dias (em uma câmara de descompressão) até uma altitude máxima de 8.847 m. As amostras de sangue arterial obtidas de cinco indivíduos no ponto mais alto simulado evidenciavam uma P_{O_2} média de 30 mmHg, uma P_{CO_2} média de 12 mmHg e um pH médio de 7,56. Resultados quase idênticos foram obtidos em outra ascensão simulada dez anos depois.

Um estudo recente (2009) analisou amostras sanguíneas arteriais obtidas a uma altitude de 8.440 m de quatro alpinistas aclimatizados descendo do topo do monte Everest. Eles inspiraram ar ambiente por 20 minutos antes que as amostras de sangue fossem coletadas. A pressão barométrica a 8.440 m era de 272 mmHg. A P_{O_2} alveolar média era de 30 mmHg, a P_{O_2} arterial média era de 24,6 mmHg, a saturação média de oxigênio arterial era de 54%, a concentração média de hemoglobina arterial era de

19,3 g/100 mL de sangue e o conteúdo médio de oxigênio arterial era de 14,58 mL O_2/100 mL de sangue. O pH arterial médio era de 7,53, a P_{CO_2} arterial média era de 13,3 mmHg e a concentração de bicarbonato arterial média era de 10,8 mmol/L.

MERGULHO E SISTEMA RESPIRATÓRIO

Os principais impactos fisiológicos que o mergulho implica incluem pressão ambiente elevada, efeitos reduzidos da gravidade, respiração alterada, hipotermia e deterioração sensorial. A intensidade do impacto envolvido depende da profundidade alcançada, da duração do mergulho e se este está sendo realizado em apneia ou se está sendo usado um dispositivo para respirar. Os três primeiros distúrbios fisiológicos constituem o enfoque desta discussão.

Princípios físicos

A pressão no fundo de uma coluna de líquido é proporcional à altura da coluna, à densidade do líquido e à aceleração da gravidade. Por exemplo, para cada 10 m de água do mar (ou 10,36 m de água doce) a pressão ambiente aumenta em 1 atmosfera (atm). Assim, em uma profundidade de 10 m de água do mar, a pressão ambiente total é igual a 2 atm, ou 1.520 mmHg.

Os tecidos do corpo são compostos principalmente por água e, portanto, são quase incompressíveis, mas os gases são compressíveis e obedecem à lei de Boyle. Desse modo, para um mergulho em apneia, o volume de gás nos pulmões é inversamente proporcional à profundidade alcançada. A 10 m de profundidade (2 atm), o volume pulmonar é reduzido à metade; a 20 m (3 atm), será igual a um terço do volume pulmonar original. À medida que os gases são comprimidos, sua densidade aumenta.

Quando a pressão total aumenta, as pressões parciais dos gases componentes também aumentam, em conformidade com a lei de Dalton. Os efeitos biológicos dos gases em geral dependem muito mais de suas pressões parciais do que de suas concentrações fracionais. Além disso, à medida que as pressões parciais dos gases aumentam, as quantidades dissolvidas nos tecidos do corpo aumentam, em conformidade com a lei de Henry.

Efeitos da imersão até o pescoço

A simples imersão em água até o pescoço acarreta profundas alterações nos sistemas cardiovascular e pulmonar. Esses efeitos resultam principalmente de um aumento na pressão fora do tórax, do abdome e dos membros.

Mecânica da respiração

A pressão fora da parede torácica de uma pessoa de pé ou sentada com água até o pescoço é maior que a pressão atmosférica, em média de aproximadamente 20 cmH_2O. Essa pressão positiva fora do tórax se opõe à retração elástica externa normal da parede torácica e reduz a capacidade residual funcional em até 50%. Isso ocorre em razão da expansão do volume de reserva expiratório, que pode ser reduzido em até 70%. A pressão intrapleural é menos negativa em nível da capacidade residual funcional por causa da menor retração elástica externa da parede torácica.

O trabalho que deve ser empreendido para levar ar até os pulmões é muito maior, pois será necessário um trabalho inspiratório adicional para superar a pressão positiva fora do tórax. Contudo, a capacidade vital e a capacidade pulmonar total estarão apenas levemente reduzidas. Como já assinalado, o volume de reserva expiratório é reduzido pela imersão até o pescoço e, portanto, o volume de reserva inspiratório aumenta. O volume residual sofre uma leve redução em virtude de um aumento no volume sanguíneo pulmonar. A imersão em água até o pescoço resulta em um aumento de cerca de 60% do trabalho da respiração.

Os efeitos da pressão hidrostática exercidos pela água fora do tórax impedem uma pessoa submersa, que está tentando respirar por um tubo em contato com o ar acima da superfície da água, de descer em mais de aproximadamente 0,9 m. Isso ocorreria mesmo se a resistência aumentada nas vias aéreas oferecida pelo tubo fosse negligenciável e se a pessoa evitasse aumentar o espaço morto efetivo ocluindo a extremidade bucal do tubo e exalando diretamente dentro da água (ou usando uma válvula unidirecional). A explicação é que a pressão inspiratória máxima que indivíduos normais conseguem gerar com seus músculos inspiratórios é de aproximadamente 80 a 100 cmH_2O (ou seja, pressões intrapleurais de -80 a -100 cmH_2O). Uma vez que 100 cm são iguais a 1 m, a profundidade máxima que uma pessoa consegue alcançar ao respirar dessa maneira por um tubo é pouco superior a 0,9 m.

Fluxo sanguíneo pulmonar

Durante a imersão até o pescoço, a pressão aumentada externamente aos membros e ao abdome resulta em menos represamento de sangue venoso sistêmico nas regiões do corpo que mais dependem da gravidade. Se a temperatura da água estiver abaixo da temperatura corporal, ocorre uma vasoconstrição de mediação simpática, que também intensifica o retorno venoso. O retorno venoso aumentado induz um aumento no volume sanguíneo central de aproximadamente 500 mL. A pressão atrial direita sobe de cerca de -2 para +16 mmHg. Em consequência, o débito cardíaco e o volume sistólico aumentam cerca de 30%. O aumento no fluxo sanguíneo pulmonar e no volume sanguíneo pulmonar resulta, provavelmente, em pressão média elevada na artéria pulmonar, recrutamento capilar, um aumento na capacidade de difusão, bem como em um equilíbrio levemente melhorado entre a ventilação e a perfusão.

Um efeito adicional da imersão até o pescoço é a "diurese da imersão". No decorrer de poucos minutos de imersão, o fluxo urinário aumenta em quatro a cinco vezes. A depuração osmolar sofre um pequeno aumento. Esses achados são condizentes com a estimulação dos receptores de estiramento no átrio esquerdo e em outros locais, como nos vasos torácicos e do coração, em razão do volume sanguíneo torácico aumentado. Acredita-se que isso reduz a secreção de hormônio antidiurético (ADH) pela hipófise posterior ou causa a liberação de um hormônio natriurético pelos átrios, ou ambos.

Mergulho em apneia

Durante um mergulho em apneia, a pressão total dos gases dentro dos pulmões é aproximadamente igual à pressão ambiente. Portanto, o volume dentro do tórax deverá diminuir de modo proporcional e as pressões parciais dos gases deverão aumentar.

Reflexo do mergulho

Muitos indivíduos demonstram uma profunda bradicardia (frequência cardíaca reduzida), frequentemente com arritmias e resistência vascular sistêmica aumentada com a imersão da face (especialmente em água fria), bem como apneia. Esse "reflexo do mergulho" é iniciado por sensores ainda desconhecidos na face ou no nariz. Uma resposta semelhante (porém maior) é observada quando mamíferos aquáticos, como baleias e focas, realizam mergulhos. O reflexo reduz a carga de trabalho do coração e limita profundamente a perfusão para todos os leitos vasculares sistêmicos, com exceção dos autorreguladores mais fortes – ou seja, o coração e o cérebro. Os efeitos cardiovasculares do reflexo do mergulho são semelhantes aos produzidos pela estimulação dos quimiorreceptores arteriais quando não pode ocorrer aumento na ventilação, exceto quanto ao fato de que o reflexo do mergulho parece causar também uma contração lenta do baço, que libera os eritrócitos nele armazenados e os lança no sangue venoso. Isso provoca o aumento da capacidade do sangue de transportar oxigênio e, portanto, eleva o conteúdo de oxigênio no sangue para a mesma P_{O_2} arterial. O componente bradicárdico do reflexo do mergulho é ilustrado na Figura 11.3.

Troca gasosa nos pulmões

Os mergulhadores que prendem a respiração (em apneia) em geral hiperventilam antes do mergulho, de modo que as P_{O_2} e P_{CO_2} alveolares típicas poderiam ser de 120 e 30 mmHg, respectivamente. Na verdade, os que mergulham em apneia devem tomar cuidado para não hiperventilarem em excesso, o que tornaria sua P_{CO_2} tão baixa que eles não seriam mais capazes de alcançar seu "ponto de ruptura" (determinado principalmente pela Pa_{CO_2} e influenciado pela Pa_{O_2} e pelo volume pulmonar) até perderem a consciência em virtude da hipoxemia arterial. Durante um mergulho em apneia até uma profundidade de 10 m, o volume pulmonar diminui e os gases são comprimidos. A pressão total dos gases praticamente duplica: assim, após 20 segundos a uma profundidade de 10 m, a P_{O_2} alveolar pode ser de 160 a 180 mmHg; até mesmo após 1 minuto a uma profundidade de 10 m, a P_{O_2} alveolar fica bem acima de 100 mmHg. A P_{CO_2} alveolar (que seria inferior a 40 mmHg na superfície, em virtude da hiperventilação antes do mergulho) também aumenta durante a descida até um nível acima de 40 mmHg, invertendo o gradiente para a transferência de CO_2. Desse modo, o dióxido de carbono se difunde dos alvéolos para dentro do sangue capilar pulmonar. A P_{CO_2} alveolar, portanto, não aumenta tanto quanto se poderia prever com base na compressão dos gases causada pela pressão aumentada quando o CO_2 se difunde e penetra no sangue. Presume-se que isso resulta da solubilidade muito maior do CO_2 do que do O_2 no sangue. Assim, a transferência de oxigênio dos alvéolos para o sangue não é perturbada até a ascensão; no entanto, a transferência normal do dióxido de carbono do sangue para os alvéolos é revertida durante a descida e resulta em uma retenção significativa de dióxido de carbono no sangue.

Durante a ascensão, a pressão ambiente cai rapidamente, o volume pulmonar aumenta e, em consequência, as pressões parciais dos gases alveolares diminuem. A P_{CO_2} alveolar cai, permitindo a difusão de CO_2 do sangue capilar pulmonar para o interior dos alvéolos. No entanto, a queda rápida na P_{O_2} alveolar durante a ascensão pode resultar em uma diminuição na P_{O_2} arterial que seja suficiente para que o mer-

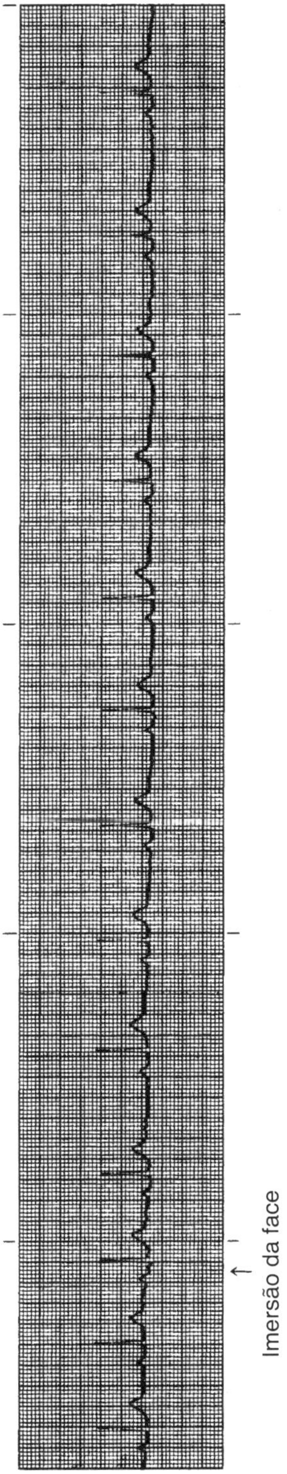

Figura 11.3 A resposta eletrocardiográfica do autor à imersão da face em água gelada. O experimento foi realizado com o autor na posição de decúbito ventral e a imersão da face foi feita sem modificar a posição da cabeça, a fim de evitar os efeitos das mudanças na atividade dos barorreceptores. Observe que a frequência cardíaca caiu de aproximadamente 75 para cerca de 43 batimentos por minuto.

gulhador em apneia perca a consciência. Essa perda de consciência pode manifestar-se rapidamente e sem qualquer sinal de advertência, e em geral ocorre quando os mergulhadores estão subindo para uma profundidade de aproximadamente 4,57 m ou menos. Por isso, é conhecida como "*blackout* das águas rasas".

A maior parte das pessoas pode prender a respiração por um a dois minutos, especialmente quando hiperventilam antes disso. Atletas profissionais já prenderam a respiração por até dez minutos, principalmente por meio de uma técnica chamada insuflação glossofaríngea ou "enchimento pulmonar". Eles usam os músculos glossofaríngeos para forçar o ar para dentro das vias aéreas e dos alvéolos, aumentando o volume máximo de ar nos pulmões antes da insuflação em até 50% (se o volume não foi comprimido pelo aumento da pressão). Eles também liberam pequenas quantidades de ar dos pulmões na faringe a fim de usá-las para igualar as pressões no ouvido médio e nos seios da face, o que é chamado exsuflação glossofaríngea. Alguns mergulhadores também podem ser capazes de diminuir o volume residual durante o mergulho por meio de exsuflação glossofaríngea.

Uso do dispositivo de respiração subaquática

O dispositivo de respiração subaquática autônoma, ou mecanismo scuba, consiste principalmente em um tanque cheio de gás comprimido que pode ser fornecido por um regulador de demanda ao mergulhador quando a pressão na altura da boca cai (durante a inspiração) para pouco menos que a pressão ambiente. O gás expirado é simplesmente lançado dentro da água como bolhas. Portanto, durante um mergulho com o mecanismo scuba, a pressão dos gases dentro dos pulmões continua próxima da pressão ambiente em qualquer profundidade. Os impactos fisiológicos impostos no sistema respiratório durante o mergulho autônomo são, portanto, principalmente consequentes das densidades e das pressões parciais elevadas dos gases.

Mecânica da respiração

Durante o mergulho scuba, o trabalho inspiratório da respiração não constitui um grande problema em profundidades moderadas, pois o gás é fornecido a pressões ambientes. A complacência pulmonar pode ser levemente diminuída como resultado de um aumento do volume de sangue, como visto anteriormente. Em grandes profundidades, porém, a densidade aumentada do gás passa a constituir um problema, pois eleva a resistência nas vias aéreas e o trabalho da respiração durante o fluxo turbulento. Por exemplo, em experimentos de longa duração realizados com indivíduos que simulavam mergulhos superiores a 610 m dentro de câmaras hiperbáricas, todos os indivíduos relatavam que só conseguiam respirar pela boca: o trabalho da respiração pelo nariz era excessivo. Essa é uma das razões para se substituir o nitrogênio por hélio em mergulhos profundos. O hélio tem apenas um sétimo da densidade do nitrogênio.

Controle da respiração

A sensibilidade do sistema respiratório em relação ao dióxido de carbono diminui em grandes profundidades em razão das densidades aumentadas do gás e das altas P_{O_2} arteriais e também porque os mergulhadores aprendem a suprimir o impulso induzido pelo dióxido de carbono com o intuito de conservar o gás comprimido.

Outros perigos em profundidades

Outros perigos que podem ser enfrentados quando se mergulha até grandes profundidades incluem barotrauma, doença de descompressão, narcose induzida pelo nitrogênio, toxicidade do oxigênio e síndrome nervosa das altas pressões.

Barotrauma – o barotrauma ocorre quando a pressão ambiente aumenta ou diminui, sem que ocorra um equilíbrio com determinada área do corpo ocluída e não ventilada, que não consegue entrar em equilíbrio com a pressão ambiente. O barotrauma da descida é denominado "compressão". Pode afetar o ouvido médio, se a tuba auditiva estiver obstruída ou edemaciada, de modo que a pessoa não possa equilibrar a pressão no ouvido médio; os seios da face; os pulmões, resultando em congestão pulmonar, edema ou hemorragia; e até mesmo as cavidades nos dentes. O barotrauma da ascensão pode ocorrer quando os gases ficam presos em áreas do corpo e começam a se expandir à medida que o mergulhador sobe. Se o mergulhador não expira enquanto sobe, o gás pulmonar em expansão pode sofrer uma distensão excessiva e romper o pulmão ("explosão do pulmão"). Isso pode resultar em hemorragia, pneumotórax ou embolia gasosa. Os gases aprisionados no trato gastrintestinal podem causar desconforto abdominal e eructação ou flatulência quando se expandem. O barotrauma dos órgãos da audição, dos seios da face e dos dentes pode ocorrer também em uma ascensão rápida a partir de grandes profundidades.

Doença da descompressão – a doença da descompressão ocorre quando se formam bolhas de gás no sangue e nos tecidos corporais à medida que a pressão ambiente diminui. A expressão "doença da descompressão" engloba dois problemas diferentes, ambos relacionados com bolhas de gás. A embolia gasosa arterial é a presença de bolhas de gás no sangue arterial. Considerando-se que parece não ocorrer a formação de bolhas no sangue arterial propriamente dito, a embolia gasosa arterial geralmente ocorre quando a obstrução das vias aéreas impede a eliminação do gás em expansão. À medida que os alvéolos em expansão sofrem ruptura, as bolhas de gás poderão penetrar nos capilares pulmonares e serem transportadas para dentro do sangue arterial. A embolia gasosa arterial constitui uma provável consequência da ascensão de um mergulhador que se esquece de expirar durante a subida rápida. As bolhas que resultam da embolia gasosa arterial são transportadas com frequência para os vasos sanguíneos cerebrais. O segundo componente da doença da descompressão, o mal da descompressão, ocorre quando as bolhas são formadas nos tecidos corporais. Durante um mergulho, o aumento da pressão ambiente causa uma elevação da pressão parcial do nitrogênio no corpo. A elevada pressão parcial do nitrogênio faz com que esse gás normalmente pouco solúvel se dissolva nos tecidos e nos líquidos corporais, em conformidade com a lei de Henry. Isso é válido em especial para a gordura corporal, que tem uma solubilidade relativamente alta para o nitrogênio. Em grandes profundidades, os tecidos corporais acabam sendo supersaturados com nitrogênio.

Durante uma ascensão rápida, a pressão ambiente cai rapidamente e o nitrogênio se separa da solução, formando bolhas nos tecidos e nos líquidos corporais. O efeito é o mesmo que se observa quando se abre uma garrafa de bebida gaseificada. Durante a produção de uma bebida gaseificada, a bebida é exposta a pressões de gases mais altas que a pressão atmosférica, principalmente o dióxido de carbono, e em seguida é tampada. A pressão total na camada gasosa acima do líquido continua sendo mais alta que a pressão atmosférica. As pressões parciais dos gases dissolvidos na fase líquida estão em equilíbrio com as pressões parciais na fase gasosa. Os gases se dissolvem na fase líquida em conformidade com a lei de Henry. Quando a garrafa é destampada, a pressão na fase gasosa cai bruscamente e o gás dissolvido na fase líquida se separa da solução, formando bolhas.

As bolhas formadas no mal da descompressão podem penetrar no sangue venoso ou afetar as articulações das extremidades. As bolhas que penetram no sangue venoso em geral ficam presas na circulação pulmonar e raramente causam sintomas. Os sintomas que ocorrem ocasionalmente, que são conhecidos como "asfixia ou choque" pelos mergulhadores, incluem dor torácica subesternal, dispneia e tosse, de modo que podem ser acompanhados de hipertensão pulmonar, edema pulmonar e hipoxemia. Naturalmente, esses sintomas representam uma forma muito perigosa da doença da descompressão. É evidente que ainda mais perigosas são as bolhas na circulação do sistema nervoso central, que podem resultar em dano cerebral e paralisia. Elas podem resultar da ruptura alveolar e da embolia gasosa arterial, como já foi abordado, ou podem ser transportadas do sangue venoso para o lado arterial por meio de um forame oval patente ou de um *shunt* intrapulmonar. As bolhas que se formam nas articulações dos membros causam dor. A osteonecrose das articulações também pode ser causada por uma descompressão inadequada.

O tratamento para a doença da descompressão é a "recompressão" imediata em uma câmara hiperbárica, seguida de descompressão lenta. A doença da descompressão pode ser evitada pela ascensão lenta a partir de grandes profundidades (de acordo com tabelas de descompressão obtidas empiricamente) e substituindo-se o nitrogênio pelo hélio na mistura gasosa inspirada. A solubilidade do hélio é igual a cerca de metade daquela do nitrogênio nos tecidos corporais.

As bolhas de gás, apesar de serem estéreis, são percebidas pelo corpo como corpos estranhos. Elas induzem respostas inflamatórias, entre outras, incluindo ativação plaquetária, coagulação sanguínea, liberação de citocinas e de outros mediadores, agregação de leucócitos, produção de radicais livres e dano endotelial. Essas respostas não são revertidas pela "recompressão" e podem continuar, a menos que seja iniciado um tratamento adicional.

Os mergulhadores que ascendem de uma submersão sem efeitos imediatos de descompressão podem, em seguida, ser acometidos pela doença da descompressão se viajarem de avião poucas horas após o mergulho. Nos aviões comerciais, normalmente a pressão na cabine é mantida bem abaixo de 760 mmHg, semelhante às pressões observadas a altitudes de 1.524 a 2.438 m acima do nível do mar.

Narcose induzida pelo nitrogênio – elevadas pressões parciais de nitrogênio afetam diretamente o sistema nervoso central, causando euforia, perda de memória, falta de coordenação motora e comportamento irracional. Esse "êxtase das profundezas" ocorre a profundidades de 30 m ou mais e, em profundidades ainda maiores, pode resultar em dormência dos membros, desorientação, deficiência motora e, por fim, inconsciência. O mecanismo pelo qual a narcose induzida pelo nitrogênio ocorre é desconhecido.

Toxicidade do oxigênio – a inalação de oxigênio a 100% para 760 mmHg ou de concentrações de oxigênio mais baixas para pressões ambientes mais altas pode causar dano no sistema nervoso central, no sistema visual e nos alvéolos, apesar de as manifestações pulmonares serem raras entre os mergulhadores. O mecanismo pelo qual a toxicidade do oxigênio ocorre é controverso, mas provavelmente envolve a formação de ânions superóxido ou de outros radicais livres.

Síndrome nervosa da alta pressão – a exposição a pressões ambientes muito altas, como as observadas a profundidades muito significativas (superiores a 76,20 m), está associada a tremores, capacidade mental reduzida, náusea, vômito, vertigem e destreza manual diminuída. Essa síndrome nervosa da alta pressão (SNAP) geralmente ocorre quando o nitrogênio foi substituído pelo hélio a fim de reduzir a densidade do gás, de prevenir a narcose induzida pelo nitrogênio e de ajudar a evitar o mal da descompressão. Pequenas quantidades de nitrogênio acrescentadas à mistura gasosa inspirada ajudam a neutralizar o problema. Uma hipótese que pretende explicar a SNAP estabelece que a síndrome pode resultar de alterações na neurotransmissão cerebral.

SONO E SISTEMA RESPIRATÓRIO

Embora possa parecer estranho a princípio, as mudanças que ocorrem durante o sono normal podem perturbar o sistema respiratório. Essas mudanças incluem alterações nos mecanismos do sistema respiratório e no controle da respiração, algumas das quais podem afetar também os mecanismos do sistema respiratório. Embora essas alterações possam contribuir para a fisiopatologia de várias doenças, elas são mais perceptíveis na apneia obstrutiva do sono.

Mecanismos respiratórios

Alterações significativas nos mecanismos e no controle da respiração ocorrem durante o sono regular. Mudar a posição corporal pode causar mudanças nos mecanismos da respiração antes do início do sono. Como abordado no Capítulo 2, passar da posição vertical (ereta) para decúbito dorsal diminui a retração externa da parede torácica em virtude do efeito reduzido da gravidade, que puxa para baixo o abdome e o diafragma. Isso diminui o volume no qual a retração externa da parede torácica é igual e oposto à retração interna dos pulmões, o que diminui a capacidade residual funcional (Figs. 2.14 e 2.15). Portanto, a P_{O_2} alveolar diminuirá mais rapidamente e a P_{CO_2} alveolar aumentará mais rapidamente entre as respirações. Quando um indivíduo está em decúbito dorsal, a gravidade atrai a língua na direção da parede anterior da faringe, o que aumenta a resistência do fluxo de ar se uma das inspirações ocorrer pela boca.

Controle da respiração

O controle da respiração é alterado durante o sono com movimento não rápido dos olhos (NREM) por meio da remoção do componente de "vigília" do impulso respiratório, abordado no Capítulo 9 (Fig. 9.5). O volume-minuto diminui em cerca de 16% (aproximadamente 0,5-1,5 L/min em uma pessoa de 70 kg) e a P_{CO_2} arterial aumenta para 4 a 5 mmHg ou mais; a saturação de oxigênio arterial diminui em até 2%, com a P_{O_2} arterial diminuindo para 3 a 10 mmHg. A resposta à hipóxia arterial também sofre redução durante o sono NREM.

O tônus dos músculos faríngeos é reduzido e o reflexo de dilatação faríngeo é diminuído, o que pode ser um fator importante no desenvolvimento da apneia obstrutiva do sono, como visto no Capítulo 9. Outros reflexos respiratórios protetores também sofrerão redução. Uma consequência dessa diminuição é uma maior probabilidade de aspiração de saliva e outros conteúdos da oro e nasofaringe para dentro da árvore traqueobrônquica. A redução do impulso respiratório e dos reflexos protetores das vias aéreas superiores é acentuada pelo consumo de etanol.

O sono com movimento rápido dos olhos (REM) diminui o tônus dos músculos acessórios e intercostais, mas exerce menor influência sobre o diafragma. A resistência da via aérea superior pode aumentar durante o sono REM. A redução do volume-minuto e o aumento na P_{CO_2} arterial não são tão notáveis como os registrados durante o sono NREM, mas a diminuição da resposta à hipóxia arterial é maior. Essas alterações nos mecanismos e no controle da respiração que ocorrem durante o sono em indivíduos que não apresentam apneia obstrutiva do sono (AOS) predispõem pessoas com AOS à obstrução durante o sono.

Como observado no Capítulo 9, na AOS, o controlador respiratório central emite o comando de inspiração e os músculos inspiratórios se contraem, mas a via aérea superior é obstruída; na apneia central do sono, há ausência de impulso respiratório central e os músculos inspiratórios não se contraem.

CONCEITOS-CHAVE

1. Os principais impactos fisiológicos do **exercício** sobre o sistema respiratório são maior demanda de oxigênio e maior remoção de dióxido de carbono e íons hidrogênio; em uma pessoa jovem e saudável, o exercício é limitado pelo sistema cardiovascular, e não pelo sistema respiratório.

2. Os principais impactos fisiológicos da **altitude** são a hipóxia e a hipocapnia e alcalose respiratória secundárias; a **aclimatação** ocorre principalmente por meio da compensação renal para alcalose respiratória, eritropoiese, concentrações elevadas de 2,3-BPG e resolução do edema cerebral.

3. Os principais impactos fisiológicos do **mergulho** são causados por pressões ambientes elevadas que resultam na compressão do gás, dando origem a aumentos na pressão parcial e na densidade, assim como na viscosidade dos gases.

4. As mudanças que ocorrem durante o sono normal podem prejudicar o sistema respiratório. Essas alterações incluem as que ocorrem nos mecanismos do sistema respiratório e as que ocorrem no controle da respiração, algumas das quais afetam também os mecanismos do sistema respiratório. Essas mudanças podem contribuir para a fisiopatologia de muitas doenças, sobretudo a apneia obstrutiva do sono.

QUESTÕES CLÍNICAS

11.1 Qual dos seguintes eventos pode ocorrer quando uma pessoa sedentária começa a exercitar-se?

a. Redução da resistência vascular pulmonar.
b. Aumento do débito cardíaco.
c. Relações de ventilação-perfusão mais homogêneas em todo o pulmão.
d. Aumento da capacidade de difusão.
e. Todas as respostas acima.

11.2 Qual das seguintes respostas pode ser esperada em uma pessoa normal após seis dias de permanência a uma altitude de 4.572 m?

a. Elevação da pressão média na artéria pulmonar.
b. Ventilação alveolar maior do que ao nível do mar.
c. Aumento do hematócrito.
d. Redução do bicarbonato plasmático.
e. P_{CO_2} arterial normal.

11.3 Qual das seguintes alternativas são consequências esperadas da imersão em água até o pescoço?

a. Aumento do trabalho da respiração.
b. Redução da capacidade residual funcional.
c. Aumento do volume de reserva expiratório.
d. Redução do volume de reserva inspiratório.

11.4 Qual das seguintes opções seria mais propensa a aumentar em um paciente com apneia obstrutiva do sono?

a. Resistência das vias aéreas inspiratórias.
b. Resistência das vias aéreas expiratórias.
c. Resistência pulmonar vascular.
d. Pós-carga no ventrículo direito.
e. Concentração de hemoglobina arterial.

ESTUDO DE CASO 1

De Raff H, Levitzky MG, eds. *Medical Physiology: A Systems Approach*. New York: McGraw Hill; 2011:742.

Médicos em uma missão nas montanhas da América do Sul tratam um homem de 65 anos que viveu em altitudes maiores que 3.600 metros desde que nasceu. Ele relata dor de cabeça crônica, tontura e cansaço, além de dificuldade de lembrar de acontecimentos e sono irregular. Ele está **cianótico** (ver Cap. 7) e tem **edema periférico**. Suas veias jugulares ficam distendidas mesmo quando ele se senta com as costas eretas. Um eletrocardiograma indica **desvio do eixo para a direita** (um plano frontal significa eixo elétrico superior a +105°).

O paciente tem **doença crônica das montanhas** (também conhecida como **doença de Monge**) com *cor pulmonale* **crônico.** O *cor pulmonale* crônico apresenta insuficiência ventricular direita secundária à hipertensão pulmonar, nesse caso acentuada por **policitemia** (aumento do hematócrito em virtude da elevação na produção de eritrócitos). Sua hipertensão pulmonar é resultado principalmente dos efeitos da **vasoconstrição pulmonar hipóxica crônica** (VPH), que não só causa constrição das arteríolas pulmonares como também alterações estruturais nos vasos sanguíneos afetados ao longo do tempo. Ele tem policitemia em razão da hipoxemia levando à eritropoiese. O aumento do hematócrito resultou em maior viscosidade sanguínea. Sua P_{O_2} arterial baixa combinada a seu hematócrito elevado (ver Cap. 7) explica sua cianose. A carga de seu ventrículo direito é muito maior que aquela de um indivíduo saudável que sempre viveu ao nível do mar porque o aumento da pressão arterial pulmonar e da viscosidade sanguínea acentuou consideravelmente a pós-carga do ventrículo direito, causando hipertrofia ventricular direita, o que explica o desvio do eixo direito. Isso resultou em **insuficiência ventricular direita.** Uma vez que o ventrículo direito está insuficiente, ele não tinha mais capacidade de suportar o retorno venoso, causando o aumento da pressão venosa, o que explica as veias jugulares distendidas e o aumento da pressão hidrostática capilar, especialmente nas partes inferiores do corpo. Isso causou seu edema periférico. A dor de cabeça, o sono irregular e os problemas de memória são resultado do fornecimento insuficiente de oxigênio ao cérebro. O tratamento mais efetivo para a doença crônica das montanhas é mover o paciente para uma altitude mais baixa, mas nem sempre isso é possível por razões psicossociais. Outros tratamentos podem incluir extrações repetitivas de sangue e, possivelmente, a administração de acetazolamida.

ESTUDO DE CASO 2

Um professor de 65 anos consulta o médico da família porque sua esposa está preocupada com ele. Embora ele afirme que dorme a noite toda (exceto quando levanta para ir ao banheiro), sua esposa diz que ele ronca alto e para de respirar frequentemente, perdendo o fôlego. Ele fica inquieto e se move muito na cama. Quase sempre acorda com dor de cabeça e, no último ano, apresentou problemas de memória. Ele se sente cansado o tempo todo e costuma cochilar ao frequentar apresentações, seminários ou reuniões entediantes. Ele tem 1,70 m de altura e pesa 113 kg. Sua frequência cardíaca é de 80/min, a pressão sanguínea é de 145/95 mmHg e a frequência respiratória é de 15/min. O eletrocardiograma, a radiografia torácica e o ecocardiograma apresentam forte evidência de hipertensão pulmonar.

O médico presume que o paciente tenha **apneia obstrutiva do sono (AOS)** e marca uma polissonografia em um laboratório de estudo do sono para confirmar o diagnóstico. Sensores fisiológicos são conectados ao paciente e os dados são coletados durante seu sono. Os dados podem incluir eletroencefalogramas e eletro-oculogramas, para monitorar o estado do indivíduo durante o sono; eletromiogramas dos músculos envolvidos na respiração; fluxo de ar no nariz ou na boca, normalmente determinado com um termistor; CO_2 corrente final; movimento torácico e abdominal, geralmente determinado pela pletimosgrafia por impedância; eletrocardiogramas e pressão sanguínea; e oximetria de pulso. A AOS normalmente é definida com 15 ou mais apneias (10 ou mais segundos sem fluxo de ar) por hora durante o sono, causadas por colapso da via aérea superior. (Lembre-se de que foi visto no Cap. 2 que 35-50% da resistência do fluxo de ar normalmente se encontra na via aérea superior, mesmo quando a pessoa está acordada.) Ao contrário da **apneia central do sono**, a obstrução ocorre na AOS independentemente do impulso central à inspiração e da atividade muscular inspiratória.

O sintoma mais comum da AOS, o ronco alto, é muitas vezes relatado por quem dorme com o paciente, especialmente se esse parceiro percebe os períodos de apneia obstrutiva indicados pela ausência de ronco e o arfar que acompanha o despertar. O ronco quase sempre é uma característica da AOS, mas nem todos que roncam têm AOS. A hipersonolência (também conhecida como sono excessivo diurno) normalmente é um sintoma, frequentemente acompanhado por lentificação. Alterações na personalidade podem ser observadas por pessoas próximas ao indivíduo com AOS. Pessoas com AOS muitas vezes apresentam dor de cabeça ao acordar, bem como noctúria. Os sinais de AOS incluem hipertensão sistêmica; policitemia; desvio do eixo direito no eletrocardiograma, indicando hipertrofia ventricular direita secundária à hipertensão pulmonar; e sinais de *cor pulmonale*. Geralmente, não há anormalidade respiratória quando a pessoa com AOS está acordada, mas os gases sanguíneos arteriais podem demonstrar alcalose metabólica.

A AOS ocorre em razão do colapso da via aérea superior durante a inspiração. A pressão negativa na via aérea superior pode fazer com que a língua ou o palato mole seja pressionado contra a parede da faringe. À medida que a via aérea começa a entrar em colapso em virtude da pressão negativa na via aérea superior, a pessoa com AOS realiza maiores esforços para inspirar, o que torna a pressão da via aérea superior ainda mais negativa e agrava o problema até que o despertar ocorra. O colapso da via aérea superior durante a inspiração normal geralmente é evitado pela contração dos músculos de dilatação faríngeos, como visto no Capítulo 9, na seção sobre o reflexo de dilatação faríngea. Os músculos de dilatação faríngea empurram a língua para a frente para evitar a obstrução da via aérea superior, movem o osso hioide para a frente para aumentar e estabilizar a via aérea na faringe e empurram o palato para longe da parede posterior da faringe.

As obstruções da via aérea superior durante o sono causam hipercapnia e hipóxia alveolar. A vasoconstrição pulmonar hipóxica (VPH – ver Cap. 4) ocorre em resposta à hipóxia e à hipercapnia, assim como aumenta a resistência vascular pulmonar. Episódios constantes de hipertensão pulmonar podem levar à remodelação vascular, resultando em hipertensão pulmonar crônica. A hipóxia alveolar crônica durante os episódios de obstrução da via aérea superior leva à hipoxemia, causando liberação renal de eritropoietina. A eritropoietina atua na medula óssea para produzir mais eritrócitos, o que pode aumentar o hematócrito e a viscosidade do sangue. O aumento da pressão arterial pulmonar e da viscosidade sanguínea cronicamente aumenta a pós-carga do ventrículo direito, produzindo hipertrofia ventricular direita, o que aparece como desvio do eixo direito no eletrocardiograma. À medida que a hipertensão pulmonar e a viscosidade aumentada progridem, o ventrículo direito hipertrofiado pode não ser capaz de atender ao aumento da carga de trabalho, ocasionando *cor pulmonale* e insuficiência ventricular direita secundária à hipertensão pulmonar. Aumentos constantes do tônus simpático e da pressão sanguínea sistêmica durante os despertares podem causar remodelação vascular e alterações na função endotelial, resultando em hipertensão sistêmica, que pode persistir quando o paciente está acordado sem obstrução da via aérea. Exceto pelos efeitos da hipercapnia, muitos desses efeitos são similares aos detectados na doença das montanhas; a principal diferença é a retenção compensatória de bicarbonato na AOS, causando alcalose metabólica durante o dia, com excreção compensatória de bicarbonato em altitude.

Hipoxemia e hipercapnia arteriais durante episódios de obstrução da via aérea superior causam o aumento do fluxo sanguíneo cerebral, ocasionado por dilatação dos vasos sanguíneos cerebrais. As constantes dilatações dos vasos sanguíneos cerebrais durante o sono são a provável causa das dores de cabeça pela manhã, normalmente relatadas por pessoas com AOS. Volume e pressão diastólicos finais aumentados do ventrículo direito provocam o aumento do volume do átrio direito, o que aumenta a secreção de peptídeo natriurético atrial dos miócitos atriais, aumentando a excreção de sódio. O volume atrial aumentado também expande os receptores que suprimem a secreção de ADH da glândula hipófise posterior e aumenta o volume de urina. Os despertares recorrentes ocasionados pela obstrução da via aérea superior, que podem ocorrer até centenas de vezes por noite, interferem na arquitetura normal do sono, especialmente no sono com movimento rápido dos olhos (REM). A arquitetura do sono anormal causa sonolência durante o dia, atenção reduzida, pensamento embotado, depressão e alterações de personalidade; a hipersonolência aumenta consideravelmente o risco de acidentes automobilísticos.

O tratamento de AOS depende da causa e da gravidade do problema em cada pessoa, bem como de o paciente seguir ou não o tratamento. Os tratamentos incluem mudanças no estilo de vida, dispositivos orais, pressão positiva contínua das vias aéreas (PPCVA) ou cirurgia. Uma vez que o decúbito dorsal predispõe à obstrução da via aérea superior, adotar outra posição corporal durante o sono pode diminuir ou eliminar as obstruções. Costurar uma bola de tênis na região da nuca do pijama do paciente ou indicar o uso de travesseiros especiais pode evitar que o indivíduo fique em decúbito dorsal durante o sono. A perda de peso pode ajudar pacientes nos quais o tecido adiposo ao redor da via aérea superior seja um fator contribuinte para a obstrução da via aérea superior durante o sono. O menor consumo de etanol ajudará muitos pacientes com AOS. Dispositivos desenvolvidos para serem posicionados na cavidade oral com o objetivo de manter a permeabilidade da via aérea podem ser eficazes em pacientes que tolerem seu uso. A PPCVA consiste em pressão positiva na via aérea, tanto durante a inspiração como durante a expiração, aplicada em pacientes que respirem espontaneamente. Em geral, o ar é fornecido por meio de um tubo ligado a uma bomba de ar elétrica para uma máscara que cobre o nariz. A máscara tem uma válvula unilateral para evitar que o ar exalado seja inalado e para permitir que o ar circule pela máscara de modo que todo o fluxo de ar não penetre na via aérea do paciente. A PPCVA pode ser eficaz na prevenção do colapso da via aérea superior durante o sono, mas muitos pacientes não toleram essa opção. O tratamento cirúrgico de pacientes com AOS que não são capazes de aliviar a obstrução da via aérea superior relacionada ao sono por mudanças de estilo de vida, dispositivos orais ou pressão positiva da via aérea objetiva a remoção de locais anatômicos de obstrução na naso, oro ou hipofaringe. A traqueotomia para um desvio completo da via aérea superior é considerada o último recurso.

SUGESTÕES DE LEITURA

Exercício

Eldridge MW, Dempsey JA, Haverkamp HC, Lovering AT, Hokanson JS. Exercise-induced intrapulmonary arteriovenous shunting in healthy humans. *J Appl Physiol.* 2004;97:797–805.

Hammond MD, Gale GE, Kapitan KS, Ries A, Wagner PD. Pulmonary gas exchange in humans during exercise at sea level. *J Appl Physiol.* 1986;60:1590–1598.

Harf A, Pratt T, Hughes JMB. Regional distribution of in man at rest and with exercise measured with Krypton-81 m. *J Appl Physiol.* 1978;44:115–123.

Levitzky MG, McDonough KH. Exercise. In: Raff H, Levitzky MG, eds. *Medical Physiology: A Systems Approach*. New York, McGraw-Hill; 2011:745–752.

Wasserman K, Whipp BJ. Exercise physiology in health and disease. *Am Rev Respir Dis*. 1975;112:219–249.

Whipp BJ. Breathing during exercise. In: Fishman AP, ed. *Pulmonary Diseases and Disorders*. 3rd ed. New York, NY: McGraw-Hill; 1998:229–241.

Altitude

Agostoni P, Swenson ER, Bussotti M, et al. High-altitude exposure of three weeks duration increases lung diffusing capacity in humans. *J Appl Physiol*. 2011;110:1564–1571.

Bartsch P, Mairbaurl H, Maggiorini M, Swenson ER. Physiological aspects of high-altitude pulmonary edema. *J Appl Physiol*. 2005;98:1101–1110.

Grocott MPW, Martin DS, Levett DZH, McMorrow R, Windsor J, Montgomery HE. Arterial blood gases and oxygen content in climbers on Mount Everest. *N Engl J Med*. 2009;360:140–149.

Guenter CA, Welch MH, Hogg JC. *Clinical Aspects of Respiratory Physiology*. Philadelphia, PA: Lippincott; 1977:3–37.

Hackett PH, Roach RC. High altitude illness. *N Engl J Med*. 2001;345:107–114.

Hohne C, Krebs MO, Seiferheld M, Boemke W, Kaczmarczyk G, Swenson ER. Acetazolamide prevents hypoxic pulmonary vasoconstriction in conscious dogs. *J Appl Physiol*. 2004;97:515–521.

Hopkins SR, Garg J, Bolar DS, Balouch J, Levin DL. Pulmonary blood flow heterogeneity during hypoxia and high-altitude pulmonary edema. *Am J Respir Crit Care Med*. 2005;171:83–87.

Houston CS. Mountain sickness. *Sci Am*. 1992;267:58–66.

Houston CS, Sutton JR, Cymerman A, Reeves JT. Operation Everest II: man at extreme altitude. *J Appl Physiol*. 1987;63:877–882.

Lahiri S, Milledge JS. Pulmonary adaptation and clinical disorders related to high altitude. In: Fishman AP, ed. *Pulmonary Diseases and Disorders*. 3rd ed. New York, NY: McGraw-Hill; 1998:965–977.

Loeppky JA, Icenogle MV, Maes D, Riboni K, Hinghofer-Szalkay H, Roach RC. Early fluid retention and severe mountain sickness. *J Appl Physiol*. 2005;98:591–597.

Lovering AT, Romer LM, Haverkamp HC, Pegelow DF, Hokanson JS, Eldridge MW. Intrapulmonary shunting and pulmonary gas exchange during normoxic and hypoxic exercise in healthy humans. *J Appl Physiol*. 2008;97:1418–1425.

Lumb AB. *Nunn's Applied Respiratory Physiology*. 7th ed. London, Churchill Livingstone; 2011:279–292.

Luks AM, Schoene RB, Swenson ER. High Altitude. In: Mason RJ, Broaddus VC, Martin TR, King TE, Schraufnagel DE, Murray JF, Nadel JA, eds. *Murray & Nadel's Textbook of Respiratory Medicine*. 5th ed. Philadelphia, Pa: WB Saunders and Company; 2010:1651–1673.

Richalet J-P, Rivera M, Bouchet P, et al. Acetazolamide: A treatment for chronic mountain sickness. *Am J Respir Crit Care Med*. 2005;172:1427–1433.

Schoene RB, Hackett PH, Hornbein TF. High altitude. In: Murray JF, Nadel JA, eds. *Textbook of Respiratory Medicine*. 3rd ed. Philadelphia, PA: WB Saunders and Company; 2000:1915–1950.

Storz JF. Genes for high altitudes. *Science*. 2010:329:40–41.
West JB. *Everest: The Testing Place*. New York, McGraw-Hill; 1985.
West JB. High-altitude medicine. *Am J Respir Crit Care Med*. 2012;186:1229–1237.
West JB. The physiologic basis of high altitude diseases. *Ann Intern Med*. 2004; 141:789–800.
West JB, Hackett PH, Maret KH, et al. Pulmonary gas exchange on the summit of Mount Everest. *J Appl Physiol*. 1983;55:678–687.
Winslow RM, Samaja M, West JB. Red cell function at extreme altitude on Mount Everest. *J Appl Physiol*. 1984;56:109–116.

Mergulho

Bove AA, Neuman TS. Diving medicine. In: Mason RJ, Broaddus VC, Martin TR, King TE, Schraufnagel DE, *Murray JF, Nadel JA, eds. Murray & Nadel's Textbook of Respiratory Medicine*. 5th ed. Philadelphia, PA: WB Saunders and Company; 2010:1674–1690.
Clark JM. Diving injuries and air embolism. In: Fishman AP, ed. *Pulmonary Diseases and Disorders*. 3rd ed. New York, NY: McGraw-Hill; 1998:980–987.
Espersen K, Frandsen H, Lorentzen T, Kanstrup I-L, Christensen NJ. The human spleen as an erythrocyte reservoir in diving-related interventions. *J Appl Physiol*. 2002;92:2071–2079.
Hong SK, Ceretelli P, Cruz JC, Rahn H. Mechanics of respiration during submersion in water. *J Appl Physiol*. 1969;27:535–538.
Lindholm P, Lundgren CEG. The physiology and pathophysiology of human breaqth-hold diving. *J Appl Physiol*. 2009;106:284–292.
Liner MH. Cardiovascular and pulmonary responses to breath-hold diving in humans. *Acta Physiol Scand*. 1994;151(suppl 620):1–32.
Loring SH, O ' Donnell CR, Butler JP, Lindholm P, Jacobson, Ferrigno M. Transpulmonary pressures and lung mechanics with glossopharyngeal insufflation and exsufflation beyond normal lung volumes in competitive breath-hold divers. *J Appl Physiol*. 2007:102:841–846.
Lumb AB. *Nunn's Applied Respiratory Physiology*. 7th ed. London, Churchill Livingstone; 2011:293–301.
Moon RE, Cherry AD, Stolp BW, Camporesi EM. Pulmonary gas exchange in diving. *J Appl Physiol*. 2009;106:668–677.
Moon RE, Vann RD, Bennett PB. The physiology of decompression illness. *Sci Am*. 1995;273:70–77.
Muth CM, Radermacher P, Pittner A, et al. Arterial blood gases during diving in elite apnea divers. *Int J Sports Med*. 2003;24:104–107.
Neuman TS. Arterial gas embolism and decompression sickness. *News Physiol Sci*. 2002;17:77–81.
Pendergast DR, Lundgren CEG. The underwater environment: cardiopulmonary, thermal and energetic demands. *J Appl Physiol*. 2009;106:276–283.
Pollock NW, Natoli MJ, Gerth WA, Thalman ED, Vann RD. Risk of decompression sickness during exposure to high cabin altitude after diving. *Aviat Space Environ Med*. 2003;74:1163–1168.

Strauss RH, ed. *Diving Medicine*. New York, NY: Grune & Stratton; 1976.
Strauss RH. Diving medicine. *Am Rev Respir Dis*. 1979;19:1001–1023.

Sono

Barton L. Respiratory abnormalities with sleep disorders. In: Ali J, Summer WR, Levitzky MG, eds. *Pulmonary Pathophysiology: A Clinical Approach*. 3rd ed. New York, McGraw-Hill; 2011:209–226.

Levitzky MG. Using the pathophysiology of obstructive sleep apnea (OSA) to teach cardiopulmonary integration. *Adv Physiol Educ*. 2008;32:196–202.

Lumb AB. *Nunn's Applied Respiratory Physiology*. 7th ed. London, Churchill Livingstone; 2011:269–277.

Orem J, Lovering AT, Dunin-Barkowski W, Vidruk E. Tonic activity in the respiratory system in wakefulness, NREM and REM sleep. *Sleep*. 2002;25:488–496.

Pack AI. Changes in the cardiorespiratory system during sleep. In: Fishman AP, Elias JA, Fishman JA, Grippi MA, Senior RM, Pack AI, eds. *Fishman's Pulmonary Diseases and Disorders*. 4th ed. New York, NY: McGraw-Hill; 2008:1689–1695.

Patel NP, Schwab RJ. Sleep apnea syndromes. In: Fishman AP, Elias JA, Fishman JA, Grippi MA, Senior RM, Pack AI, eds. *Fishman's Pulmonary Diseases and Disorders*. 4th ed. New York, NY: McGraw-Hill; 2008:1698–1726.

Pien GW, Pack AI. Sleep-disordered breathing. In: Mason RJ, Broaddus VC, Martin TR, King TE, Schraufnagel DE, *Murray JF, Nadel JA, eds. Murray & Nadel's Textbook of Respiratory Medicine*. 5th ed. Philadelphia, Pa: WB Saunders and Company; 2010:1881–1913.

Respostas das Questões clínicas

CAPÍTULO 2

2.1 A resposta correta é:

$$\text{Complacência} = \frac{\Delta V}{\Delta P}$$

Lembre-se de utilizar as diferenças de pressão transmural nos cálculos da complacência:

Pressão transmural = pressão interna – pressão externa

A complacência dos pulmões é:

$$C_P = \frac{\Delta V}{\underset{\text{inspiração final}}{(P_A - P_{ip})} - \underset{\text{pré-inspiração}}{(P_A - P_{ip})}}$$

em que P_A = pressão alveolar
P_{ip} = pressão intrapleural

$$C_P = \frac{0{,}500\ L}{[0 - (-10)\ cmH_2O] - [0 - (-5)\ cmH_2O]}$$

$$C_P = 0{,}10\ L/cmH_2O$$

2.2 A resposta correta é:

a. $$C_P = \frac{0{,}500\ L}{(20 - 10\ cmH_2O) - [0 - (-3)\ cmH_2O]}$$

$$C_P = 0{,}07\ L/cmH_2O$$

b. $$C_T = \frac{\Delta V}{\underset{\text{inspiração final}}{(P_A - P_B)} - \underset{\text{pré-inspiração}}{(P_A - P_B)}}$$

$$C_T = \frac{0{,}500\ L}{(20 - 0)\ cmH_2O - (0 - 0)\ cmH_2O}$$

$$C_T = \frac{0{,}500\ L}{20\ cmH_2O}$$

$$C_P = 0{,}025\ L/cmH_2O$$

em que:
P_B = pressão fora da parede torácica. Nesse cálculo, considera-se como sendo igual a 0 cmH_2O.

c. $$\frac{1}{C_T} = \frac{1}{C_P} + \frac{1}{C_{pt}}$$

$$\frac{1}{C_{pt}} = \frac{1}{C_T} - \frac{1}{C_P}$$

$$\frac{1}{C_{pt}} = \frac{1}{0{,}025\ L/cmH_2O} - \frac{1}{0{,}07\ L/cmH_2O}$$

$$\frac{1}{C_{pt}} = (40 - 14{,}3)/L/cmH_2O$$

$$\frac{1}{C_{pt}} = 25{,}7/L/cmH_2O$$

$$C_{pt} = 0{,}039\ L/cmH_2O$$

2.3 A resposta correta é a letra **e**.
Todas as condições resultam em complacência reduzida. A remoção cirúrgica de um lóbulo poderia reduzir a complacência pulmonar, pois os lóbulos do pulmão estão em paralelo e as complacências em paralelo se somam diretamente.

2.4 A resposta correta é a letra **e**.
2.5 A resposta correta é a letra **e**.
2.6 A resposta correta é a letra **e**.
2.7 A resposta correta é a letra **d**.
A retração elástica alveolar é maior para os altos volumes pulmonares, o que ajuda a combater a compressão dinâmica e a reduzir a resistência nas vias aéreas pela tração exercida sobre as pequenas vias aéreas. Durante uma expiração forçada, logo que ocorre a compressão dinâmica, a pressão propulsora efetiva para o fluxo de ar passa a ser a pressão alveolar menos a pressão intrapleural (em vez de pressão alveolar menos a pressão atmosférica). No entanto, a pressão alveolar menos a pressão intrapleural é igual à pressão de retração elástica alveolar.

CAPÍTULO 3

3.1 A resposta correta é a letra **f**.
A fibrose causa um aumento na retração elástica do pulmão, mas o enfisema causa sua diminuição. Na posição de decúbito dorsal, a retração externa da parede torácica diminui, o que também ocorre com a obesidade e a gestação.

3.2 Quando uma pessoa se levanta, os efeitos da gravidade alteram a mecânica da respiração (e também reduzem o retorno venoso). O conteúdo do abdome se afasta do diafragma, aumentando assim a retração elástica externa da parede torácica. A retração interna dos pulmões não é afetada, de modo que ocorre um aumento da capacidade residual funcional (CRF). O volume residual (VR) praticamente não é afetado. O volume de reserva expiratório (VRE) aumenta porque a CRF também aumenta e o VR praticamente não se modifica. A capacidade pulmonar total (CPT) pode aumentar ligeiramente, por causa da leve redução da retração elástica interna da parede torácica para os altos volumes pulmonares, e porque o conteúdo abdominal é afastado do diafragma. O volume corrente (Vc) provavelmente não se modifica. A CRF mais alta e a CPT e o Vc semelhantes resultam em redução do volume de reserva inspiratório (VRI), assim como uma queda na capacidade inspiratória (CI). A capacidade vital (CV) também se mantém relativamente inalterada, embora possa sofrer um ligeiro aumento em virtude da pequena elevação na CPT e da diminuição do volume sanguíneo intratorácico.

3.3 Presumindo-se uma boa saúde geral e um peso normal, as principais mudanças observadas com a idade são perda da retração elástica pulmonar e um ligeiro aumento da retração elástica da parede torácica, especialmente para os volumes mais altos. A perda de retração elástica pulmonar resulta no efeito secundário de aumentar o fechamento das vias aéreas nas áreas dependentes do pulmão, para os volumes pulmonares mais baixos. Por essas razões, a CRF aumentará e o VR poderá evidenciar um aumento significativo, com a CPT levemente reduzida. O Vc deverá manter-se inalterado, embora possa aumentar ou diminuir ligeiramente, dependendo do predomínio da complacência pulmonar aumentada, do aumento da resistência das vias aéreas ou da complacência reduzida da parede torácica. O VRE diminuirá porque o aumento no VR por causa do fechamento das vias aéreas é maior que o aumento na CRF. O VRI e a CI diminuem, o que também ocorre com a CV. O volume de fechamento também aumenta.

3.4 A resposta correta é:

$V_2 = V_1 \times$ correção da temperatura $\times$ correção da pressão

Correção da temperatura $= \dfrac{V_2}{V_1} = \dfrac{T_2}{T_1}$

Portanto, $V_2 = V_1 \times \dfrac{T_2}{T_1}$

Correção da pressão $= P_1V_1 = P_2V_2$

Portanto, $V_2 = V_1 \times \dfrac{P_1}{P_2}$

Combinando os dois, teremos:

$$V_2 = V_1 \times \frac{T_2}{T_1} \times \frac{P_1}{P_2}$$

Observe que as temperaturas devem ser enunciadas em graus Kelvin (K) quando são feitas essas correções.

a. A VSTPD é:

$$V_{STPD} = V_{ATPS} \times \frac{T_{STPD}}{T_{ATPS}} \times \frac{P_{ATPS}}{P_{STPD}}$$

$$V_{STPD} = 1\ L \times \frac{273\ K}{(273 + 23)\ K} \times \frac{(770 - 21)\ mmHg}{760\ mmHg}$$

$$V_{STPD} = 0{,}91\ L$$

b. A VBTPS é:

$$V_{BTPS} = V_{ATPS} \times \frac{T_{BTPS}}{T_{ATPS}} \times \frac{P_{ATPS}}{P_{BTPS}}$$

$$V_{BTPS} = 1\ L \times \frac{(273 + 37)\ K}{(273 + 23)\ K} \times \frac{(770 - 21)\ mmHg}{(770 - 47)\ mmHg}$$

$$V_{BTPS} = 1{,}1\ L$$

3.5 O volume de N_2 no espirômetro é de 0,056 × 36 L ou 2,0 L. Esse era o volume de N_2 nos pulmões do indivíduo quando o teste começou (com sua CRF). Uma vez que N_2 representava 80% de sua CRF, a CRF é igual a 100 ÷ 80 × 2,0 L, ou 1,25 × 2,0 L, que é igual a 2,5 L.

3.6 Sabendo-se que o hélio não é absorvido nem eliminado pelo pulmão, a quantidade inicial de hélio no sistema deverá ser igual à quantidade final. A quantidade é igual à concentração fracional multiplicada pelo volume:

$$F_{HE_i} \times V_{sp_i} = F_{HE_f} (V_{sp_f} + V_{P_f})$$

em que:
F = concentração fracional
V = volume
sp = espirômetro
P = pulmões
i = inicial
f = final (após entrar em equilíbrio)

Considerando-se que o teste foi encerrado ao final de uma expiração normal, V_{P_f} é igual à CRF do indivíduo.

$$\begin{aligned}0{,}15 \times 10\text{ L} &= 0{,}11(10{,}64\text{ L} + \text{CRF})\\ 1{,}5\text{ L} &= 1{,}17\text{ L} + (0{,}11 \times \text{CRF})\\ 0{,}11 \times \text{CRF} &= 1{,}5\text{ L} - 1{,}17\text{ L}\\ \text{CRF} &= \frac{0{,}33\text{ L}}{0{,}11}\\ \text{CRF} &= 3{,}0\text{ L}\end{aligned}$$

3.7 A resposta correta é:

$$P_{bi} \times V_{pi} = P_{bf} \times (V_{pi} + \Delta V)$$

em que:
P = pressão
V = volume
b = boca
p = pulmão
i = inicial
f = final

Como a válvula era fechada ao final de uma expiração normal, V_{P_i} é igual à CRF do indivíduo.

760 mmHg × CRF = 750 mmHg (CRF + 50 mL)
10 CRF = 37,500 mL
CRF = 3,75 L

3.8 Presumindo-se que os dois testes tenham sido realizados corretamente, este paciente tem aproximadamente 750 mL de gás aprisionado em sua CRF.

3.9 A resposta correta é:

a. $\dot{V}_E$ é:

$$\dot{V}_E = n \times V_C = \frac{10\text{ incursões}}{\text{min}} \times \frac{500\text{ mL}}{\text{incursão}} = \frac{5.000\text{ mL}}{\text{min}}$$

b. $\dot{V}_A$ é:

$$V_C = V_A + V_M$$

Multiplique pela frequência

$$\dot{V}_E = \dot{V}_A + \dot{V}_M$$

$$\dot{V}_A = \dot{V}_E - \dot{V}_M = \frac{10 \text{ incursões}}{\text{min}} \left(\frac{500 \text{ mL}}{\text{incursão}} - \frac{150 \text{ mL}}{\text{incursão}} \right)$$

$$\dot{V}_A = \frac{3.500 \text{ mL}}{\text{min}}$$

c. As novas $\dot{V}_E$ e $\dot{V}_A$ são:

$$\dot{V}_E = \frac{15 \text{ incursões}}{\text{min}} \times \frac{500 \text{ mL}}{\text{incursão}} = \frac{7.500 \text{ mL}}{\text{min}}$$

$$\dot{V}_A = \frac{15 \text{ incursões}}{\text{min}} \left(\frac{500 \text{ mL}}{\text{incursão}} - \frac{150 \text{ mL}}{\text{incursão}} \right) = \frac{5.250 \text{ mL}}{\text{min}}$$

d. As novas $\dot{V}_E$ e $\dot{V}_A$ são:

$$\dot{V}_E = \frac{10 \text{ incursões}}{\text{min}} \times \frac{750 \text{ mL}}{\text{incursão}} = \frac{7.500 \text{ mL}}{\text{min}}$$

$$\dot{V}_A = \frac{10 \text{ incursões}}{\text{min}} \left(\frac{750 \text{ mL}}{\text{incursão}} - \frac{150 \text{ mL}}{\text{incursão}} \right) = \frac{6.000 \text{ mL}}{\text{min}}$$

3.10 A resposta correta é:

$$\frac{VM_{CO_2}}{VC} = \frac{Pa_{CO_2} - P\bar{E}_{CO_2}}{Pa_{CO_2}}$$

$$P\bar{E}_{CO_2} = 0{,}04\ (747 \text{ mmHg} - 47 \text{ mmHg})$$

$$P\bar{E}_{CO_2} = 28 \text{ mmHg}$$

$$\frac{VM_{CO_2}}{VC} = \frac{40 \text{ mmHg} - 28 \text{ mmHg}}{40 \text{ mmHg}}$$

$$\frac{VM_{CO_2}}{VC} = 0{,}3$$

Sabendo-se que $VC = \frac{\dot{V}_E}{n}$

$$VC = \frac{6.000 \text{ mL/min}}{12 \text{ incursões/min}}$$

$$VC = 500 \text{ mL}$$

$$VM_{CO_2} = 0{,}3 \times 500 \text{ mL}$$

$$VM_{CO_2} = 150 \text{ mL}$$

Já que $V_{M_{CO_2}}$ = espaço morto anatômico + espaço morto alveolar, o espaço morto alveolar = 50 mL. A presença do espaço morto alveolar resulta em uma diferença da P_{CO_2} corrente terminal arterial, razão pela qual a P_{CO_2} arterial deverá ultrapassar o valor corrente terminal.

3.11 A resposta correta é:

$$P_{A_{CO_2}} \propto \frac{\dot{V}CO_2}{\dot{V}A}$$

Se houver duplicação da ventilação alveolar, a P_{CO_2} alveolar será reduzida à metade:

$$P_{A_{CO_2}} = 20 \text{ mmHg}$$
$$P_{A_{O_2}} = P_{I_{O_2}} - \frac{P_{A_{CO_2}}}{R} + F$$
$$P_{I_{O_2}} = 0{,}2093 \times (760 - 47) \text{ mmHg}$$
$$P_{I_{O_2}} = 149 \text{ mmHg}$$
$$P_{A_{O_2}} = 149 \text{ mmHg} - \frac{20 \text{ mmHg}}{0{,}8}$$
$$P_{A_{O_2}} = 149 \text{ mmHg} - 25 \text{ mmHg} = 124 \text{ mmHg}$$

3.12 A resposta correta é a letra **b**.
Para o volume residual, é provável que as porções dos pulmões que dependem da gravidade entrem em colapso. Os alvéolos nas regiões superiores do pulmão encontram-se na porção íngreme das curvas de pressão-volume (i. e., são mais complacentes do que seriam com volumes pulmonares mais altos) e, por isso, a maior parte do gás marcado penetrará nos alvéolos nas porções superiores do pulmão.

CAPÍTULO 4

4.1 A resposta correta é:

$$\Delta P = \dot{Q} \times R$$
$$R = \frac{\Delta P}{\dot{Q}}$$

Resistência vascular pulmonar (RVP):

$$RVP = \frac{PMAP - PMAE}{\dot{Q}t}$$

em que:
PMAP = pressão média na artéria pulmonar
PMAE = pressão média no átrio esquerdo
$\dot{Q}t$ = débito cardíaco

$$RVP = \frac{(15 - 5)\ mmHg}{5\ L/min}$$

RVP = 2 mmHg/L/min

Resistência vascular sistêmica (RVS):

$$RVS = \frac{PAM - PAD}{\dot{Q}t}$$

em que:
PAM = pressão arterial média
PAD = pressão atrial direita
$\dot{Q}t$ = débito cardíaco

$$RVS = \frac{(100 - 2)\ mmHg}{5\ L/min}$$

RVS = 19,6 mmHg/L/min

4.2 A resposta correta é a letra **d**.
Apenas o exercício moderado poderia ocasionar uma queda na resistência vascular pulmonar (RVP). O exercício induz um aumento no débito cardíaco e eleva a pressão na artéria pulmonar. Esses eventos causam o recrutamento dos vasos pulmonares, a distensão dos vasos pulmonares ou ambos.
A 4.572 m acima do nível do mar, a pressão barométrica é aproximadamente de apenas 429 mmHg. Ao respirar ar ambiente, a P_{O_2} inspirada é de cerca de 80 mmHg e a P_{O_2} alveolar é de aproximadamente 50 mmHg. Esse grau de hipóxia alveolar induz vasoconstrição pulmonar hipóxica e aumento da RVP.
A RVP é alta tanto em volumes pulmonares altos como baixos, como mostra a Figura 4.4.
A perda de sangue causa uma redução no retorno venoso, assim como no débito cardíaco e na pressão média na artéria pulmonar, o que provoca o desrecrutamento dos vasos pulmonares e a redução em sua distensão, aumentando a RVP.

4.3 As respostas corretas são as letras **b** e **d**.
A zona 1 é definida como uma área do pulmão na qual não ocorre qualquer fluxo sanguíneo, pois a pressão alveolar é maior que a pressão na artéria pulmonar. A perda de sangue em razão de um traumatismo reduz o retorno venoso e o débito cardíaco. Em consequência, é provável que a pressão na artéria

pulmonar diminua, aumentando as chances de passarem a existir no pulmão condições de zona 1. A ventilação com pressão positiva com PEEP (pressão positiva nas vias aéreas durante a expiração, utilizada com frequência em pacientes que correm risco de atelectasia, provoca pressões alveolar e pleural positivas durante todo o ciclo respiratório) também pode aumentar a probabilidade de existirem no pulmão condições de zona 1.
A ascensão para 4.572 m (ver o Cap. 11) eleva a pressão na artéria pulmonar visto que ativa a vasoconstrição pulmonar hipóxica e aumenta o débito cardíaco; o exercício moderado eleva a pressão média na artéria pulmonar uma vez que aumenta o retorno venoso e o débito cardíaco. Esses dois eventos podem reduzir a tendência para a existência de condições de zona 1. A posição deitada reduz o gradiente de pressão hidrostática, que deverá ser superado para que haja perfusão das porções não dependentes do pulmão. Causa também um aumento, pelo menos transitoriamente, no retorno venoso e no débito cardíaco ao aumentar a quantidade de sangue retida nas veias sistêmicas pela gravidade.

4.4 A resposta correta é a letra **f**.
Cada uma das condições anteriores pode contribuir para a formação de edema pulmonar. A insuficiência ventricular esquerda e a infusão excessiva de solução salina elevam a pressão hidrostática nos capilares pulmonares, o que aumenta a tendência ao edema pulmonar, conforme estabelecido pela equação de Starling. A baixa concentração plasmática de proteínas, causada por uma dieta pobre em proteínas, por distúrbios renais ou pela diluição gerada pela infusão excessiva de solução salina são outros fatores predisponentes que podem originar o edema pulmonar, pois reduzem a pressão coloidosmótica do plasma. A destruição de porções do endotélio capilar pulmonar ou a oclusão da drenagem linfática de regiões do pulmão também podem ser fatores causais no edema pulmonar.

CAPÍTULO 5

5.1 A resposta correta é a letra **e**.
Com uma obstrução parcial de sua via aérea, o pulmão direito terá uma relação de ventilação-perfusão mais baixa que a do pulmão esquerdo; portanto, terá uma P_{O2} alveolar mais baixa e uma P_{CO2} alveolar mais alta. Com mais unidades alveolocapilares hiperperfundidas, o *shunt* calculado aumentará. A hiperperfusão poderá ser levemente atenuada se a vasoconstrição pulmonar hipóxica desviar parte do fluxo sanguíneo para longe dos alvéolos hipóxicos e hipercápnicos e na direção do pulmão esquerdo mais bem ventilado, apesar de essa resposta nunca funcionar perfeitamente. Como resultado, a P_{O2} arterial diminuirá.

5.2 As respostas corretas são as letras **a**, **b** e **c**.
O pulmão direito, que depende mais da gravidade, terá um fluxo sanguíneo mais abundante por unidade de volume que o pulmão esquerdo, pois as forças hidrostáticas elevam as pressões intravasculares, causando mais distensão, re-

crutamento ou ambos. A pressão na superfície pleural é menos negativa na região que mais depende da gravidade e, assim, a pressão responsável pela distensão alveolar é mais baixa no pulmão direito e os alvéolos são menores. Por causa disso, os alvéolos do pulmão direito encontram-se na porção mais íngreme de suas curvas de pressão-volume e são, portanto, mais bem ventilados. A diferença no fluxo sanguíneo entre os dois pulmões, porém, é maior que a diferença na ventilação, razão pela qual o pulmão direito tem uma $\dot{V}_A/\dot{Q}_C$ mais baixa que o esquerdo. Isso resulta em uma $P_{A_{O_2}}$ mais baixa e uma $P_{A_{CO_2}}$ mais alta no pulmão direito.

CAPÍTULO 6

6.1 A seguir estão as explicações de como cada uma dessas condições e circunstâncias afeta a capacidade difusora dos pulmões:

a. Uma mudança da posição de decúbito dorsal para a posição ereta reduz levemente a capacidade difusora visto que diminui o retorno venoso em virtude do represamento de sangue nas extremidades e no abdome. O menor retorno venoso reduz o volume sanguíneo central e pode reduzir ligeiramente o débito do ventrículo direito, resultando em recrutamento dos capilares pulmonares, assim como em uma menor área de superfície para a difusão.

b. O exercício eleva a capacidade difusora uma vez que aumenta o débito cardíaco. Isso recruta capilares que até então não estavam sendo perfundidos, aumentando a área de superfície disponível para a difusão. A transferência de oxigênio pela barreira alveolocapilar também aumentará, pois na vigência de altos débitos cardíacos a velocidade linear do sangue que se movimenta pelos capilares pulmonares aumenta e haverá menos limitação da perfusão para a transferência de oxigênio.

c. Uma manobra de Valsalva (um esforço expiratório contra uma glote fechada) reduz bastante o volume sanguíneo nos capilares pulmonares e, portanto, reduz a capacidade difusora.

d. A anemia reduz a capacidade difusora já que reduz a hemoglobina disponível para combinar-se quimicamente com o oxigênio. A pressão parcial do oxigênio no plasma dos capilares pulmonares, portanto, entra em equilíbrio mais rapidamente com a P_{O_2} alveolar, causando uma maior limitação da perfusão para a transferência de oxigênio.

e. Um débito cardíaco baixo em razão da perda de sangue reduz a capacidade difusora ao reduzir o retorno venoso e o volume sanguíneo central. O volume sanguíneo nos capilares pulmonares diminui, resultando em "desrecrutamento" e menor área de superfície para a difusão.

f. A fibrose intersticial difusa dos pulmões ocasiona um espessamento da barreira alveolocapilar (como acontece também com o edema intersticial), resultando em menor difusão dos gases pela barreira alveolocapilar, em conformidade com a lei de Fick.

g. O enfisema destrói o interstício alveolar e os vasos sanguíneos, reduzindo a área de superfície para a difusão.

6.2 A resposta correta é a letra **a**.
Se a pressão parcial nos capilares pulmonares for igual à pressão parcial alveolar antes de o sangue deixar o capilar, sua transferência será limitada pela perfusão e não pela difusão. O aumento do débito cardíaco aumentará a difusão do gás tanto por aumentar a velocidade do fluxo sanguíneo pelo capilar como por recrutar mais capilares. O recrutamento de mais capilares aumentará a área de superfície para a troca gasosa; o aumento na pressão parcial alveolar aumentará o gradiente de pressão parcial. A área de superfície e o gradiente de pressão parcial estão ambos no numerador da lei de Fick.

CAPÍTULO 7

7.1 As respostas corretas são as letras **b** e **d**.
A capacidade do sangue de transportar oxigênio (excluindo-se o O_2 dissolvido fisicamente) diminuirá de 20,1 para 16,08 mL O_2/100 mL de sangue. A P_{O2} arterial não é afetada pela menor concentração de hemoglobina e, assim, a saturação de oxigênio da hemoglobina presente também não será afetada. Se a P_{O2} alveolar é de aproximadamente 104 mmHg, a P_{O2} arterial é cerca de 100 e a hemoglobina é cerca de 97,4% saturada. Portanto, o conteúdo de oxigênio arterial (excluindo-se o O_2 dissolvido fisicamente) sofre uma redução de 19,58 para 15,66 mL O_2/100 mL de sangue.

7.2 A resposta correta é:
Dissolvido fisicamente:

$$\frac{0{,}003 \text{ mL } O_2/100 \text{ mL de sangue}}{\text{mmHg } P_{O_2}} \times 100 \text{ mmHg} = \frac{0{,}3 \text{ mL } O_2}{100 \text{ mL de sangue}}$$

Ligado à hemoglobina:

$$\frac{1{,}34 \text{ mL } O_2}{\text{g Hb}} \times \frac{10 \text{ g Hb}}{100 \text{ mL de sangue}} \times 0{,}974 = \frac{13{,}05 \text{ mL } O_2}{100 \text{ mL de sangue}}$$

Total: 13,35 mL de O_2/100 mL de sangue

7.3 A resposta correta é:
Capacidade de transportar oxigênio:

$$\frac{1{,}34 \text{ mL } O_2}{\text{g Hb}} \times \frac{10 \text{ g Hb}}{100 \text{ mL de sangue}} = \frac{13{,}4 \text{ mL } O_2}{100 \text{ mL de sangue}}$$

$$\text{Saturação} = \frac{\text{Conteúdo}}{\text{Capacidade}} \times \frac{10}{13{,}4} = 0{,}75 \times 100\%$$

Saturação = 75%

7.4 A resposta correta é a letra **e**.
Hipercapnia, acidose, níveis sanguíneos aumentados de 2,3-BPG e temperatura corporal elevada desviam a curva de dissociação da oxiemoglobina para a direita e, portanto, deverão aumentar a P_{50}.

CAPÍTULO 8

8.1 A resposta correta é a letra **d**.
O pH é baixo, a Pa_{CO_2} é alta e a concentração plasmática de bicarbonato está levemente elevada. A Pa_{O_2} é baixa e a diferença de ânions é normal. Essa parece ser uma acidose respiratória não compensada secundária à hipoventilação causada, por exemplo, por uma depressão respiratória aguda, uma obstrução aguda das vias aéreas ou pela hipoventilação de um paciente em um ventilador mecânico.

8.2 A resposta correta é a letra **a**.
O pHa e a Pa_{CO_2} estão ambos elevados e a Pa_{O_2} e a diferença de ânions estão dentro dos limites normais. O bicarbonato está elevado. Essa parece ser uma alcalose metabólica parcialmente compensada, como se pode observar 10 minutos após o vômito.

8.3 A resposta correta é a letra **e**.
O pHa é muito alto e a Pa_{CO_2} é muito baixa. A Pa_{O_2} é anormalmente alta. A concentração plasmática de bicarbonato está levemente reduzida, mas enquadra-se na linha de tamponamento normal para um pH de 7,60. Essa é uma alcalose respiratória não compensada secundária à hiperventilação. Uma vez que a Pa_{O_2} é alta, não deve estar sendo causada pela estimulação hipóxica da ventilação alveolar (ver Caps. 9 e 11), mas é provavelmente de origem voluntária ou psicológica, causada por medicamentos que estimulam a ventilação, ou pelo excesso de ventilação associado aos ajustes da ventilação mecânica.

8.4 A resposta correta é a letra **f**.
O pH arterial é baixo, embora próximo da variação normal. A P_{CO_2} arterial é alta e a Pa_{O_2} é baixa. A concentração plasmática de bicarbonato está acima da linha de tamponamento normal. Essa é uma acidose respiratória crônica (causada por hipoventilação) com compensação renal. Trata-se de um padrão comum nos pacientes com doença pulmonar obstrutiva crônica.

8.5 A resposta correta é a letra **c**.
O pH arterial é baixo, indicando acidose, mas a P_{CO_2} arterial também é baixa. A P_{O_2} arterial é normal ou até ligeiramente elevada; o bicarbonato plasmático é baixo. Essa parece ser uma acidose metabólica com compensação respiratória, como indicam a Pa_{CO_2} baixa e a Pa_{O_2} ligeiramente elevada. A diferença de ânions está dentro da variação normal, como se pode observar em casos de diarreia.

8.6 A resposta correta é a letra **b**.
Os dados são idênticos aos apresentados no problema 8.5, exceto quanto a uma diferença de ânions alta. Isso é compatível com uma acidose metabólica com compensação respiratória causada por acidose láctica, cetoacidose diabética, retenção renal de ânions ou ingestão de ânions orgânicos, como salicilato, etilenoglicol, etanol ou metanol.

8.7 A resposta correta é a letra **b**.
O paciente sofre claramente de doença obstrutiva. Suas VEF_1/CVF, VEF_3/CVF, PFE e $FEF_{25\text{-}75\%}$ são muito baixas. Sua CPT alta, CRF alta e VR muito alto, combinados a sua VEF_1/CVF baixa, excluem a presença de doença restritiva. Os dados relacionados com o fluxo inspiratório não são proporcionados e, por isso, devemos presumir que o problema do paciente é principalmente expiratório.

8.8 A resposta correta é a letra **c**.
O problema do paciente provavelmente não é asma, pois não houve qualquer melhora em seus volumes pulmonares dinâmicos após ter recebido um broncodilatador. A sarcoidose e a fibrose alveolar, ambas doenças restritivas, já foram descartadas, deixando como opção enfisema ou bronquite crônica. (Convém lembrar que, com demasiada frequência, os pacientes podem sofrer dessas duas afecções.) O paciente ocasionalmente produz catarro, não parece estar cianótico e tem baixa capacidade difusora para o monóxido de carbono. Portanto, é mais provável que sua doença seja enfisema do que bronquite crônica.

8.9 A resposta correta é a letra **a**.
O paciente parece não ter uma doença obstrutiva. Sua VEF_1/CVF é maior que o valor previsto. Ele parece ter uma doença restritiva – seus volumes e suas capacidades pulmonares são aproximadamente 66% dos valores previstos.

8.10 A resposta correta é a letra **c**.
Enfisema e bronquite crônica são doenças obstrutivas e, portanto, já foram descartadas. A fibrose alveolar intersticial é a mais provável das três opções restantes, por causa da baixíssima capacidade difusora do paciente.

CAPÍTULO 9

9.1 A resposta correta é a letra **e**.
A apneia voluntária (ato de suprimir a respiração) por 90 segundos ocasiona uma redução na P_{O_2} alveolar e um aumento na P_{CO_2} alveolar (de cerca de 15 mmHg). Essas alterações são refletidas na P_{O_2} e na P_{CO_2} arteriais. A redução na P_{O_2} arterial e o aumento na P_{CO_2} arterial (e o aumento na concentração de íons hidrogênio) estimulam os quimiorreceptores arteriais. Noventa segundos constituem um período suficiente para que o dióxido de carbono comece a difundir-se para o líquido cerebrospinal e estimule os quimiorreceptores cen-

trais. A hipóxia e a acidose devem exercer pouco efeito sobre os quimiorreceptores centrais: os quimiorreceptores não são responsivos à hipóxia e pode-se esperar que pouquíssimos íons hidrogênio consigam atravessar a barreira hematencefálica em 90 segundos.

9.2 As respostas corretas são as letras **b**, **c**, **d** e **e**.
Uma discreta anemia sem acidose metabólica não estimula os quimiorreceptores arteriais, que são estimulados muito mais pela P_{O_2} arterial baixa que por um baixo conteúdo de oxigênio arterial. O exercício intenso pode causar uma acidose láctica que estimula os quimiorreceptores arteriais. Os *shunts* intrapulmonares e a hipóxia estimulam os quimiorreceptores arteriais, o que também acontece com a obstrução aguda das vias aéreas, que resulta em hipóxia e hipercapnia.

9.3 A resposta correta é a letra **d**.

9.4 As respostas corretas são as letras **a**, **c** e **e**.

CAPÍTULO 11

11.1 A resposta correta é a letra **e**.
À medida que o débito cardíaco aumenta em resposta ao exercício, os capilares que até então não estavam sendo perfundidos são recrutados. Esse recrutamento, que ocorre principalmente nas regiões superiores do pulmão, resulta em uma redução da resistência vascular pulmonar, em relações de ventilação-perfusão mais homogêneas, bem como em uma maior área de superfície para a difusão. O débito cardíaco elevado também resulta em maior velocidade linear do fluxo sanguíneo pelo pulmão, o que ajuda a aumentar a capacidade difusora.

11.2 As respostas corretas são as letras **a**, **b**, **c** e **d**.
A pressão média na artéria pulmonar é elevada por causa da presença contínua de vasoconstrição pulmonar hipóxica. A ventilação alveolar continua sendo elevada em virtude do impulso hipóxico dos quimiorreceptores arteriais, o que resulta em hipocapnia. A alcalose respiratória causada pela hipocapnia, porém, é compensada em parte pela excreção renal de bases, resultando em menor concentração plasmática de bicarbonato. O hematócrito aumenta em virtude da maior eritropoiese mediada pela eritropoietina.

11.3 As respostas corretas são as letras **a** e **b**.
A retração elástica externa da parede torácica é reduzida pela pressão hidrostática da água até o pescoço. Isso aumenta o trabalho que deve ser realizado para levar o ar até os pulmões e reduz a CRF. A queda na CRF ocorre principalmente em razão do VRE, que diminui. Já que a CV diminui levemente, o VRI aumenta.

11.4 As respostas corretas são as letras **a**, **c**, **d** e **e**.
A apneia obstrutiva do sono é uma obstrução extratorácica variável. Ela afeta a inspiração, mas não a expiração (ver Fig. 2.25B). A hipóxia-hipercapnia alveolar crônica causa vasoconstrição pulmonar e pode causar uma proliferação do músculo liso vascular arterial pulmonar. A hipóxia crônica causa eritropoiese, resultando em hematócrito aumentado, o que aumenta a viscosidade sanguínea. O aumento da viscosidade do sangue, aliado à elevação da hipertensão pulmonar, aumenta a carga de trabalho do ventrículo direito.

Apêndice

I. SÍMBOLOS USADOS EM FISIOLOGIA RESPIRATÓRIA

P	Pressão parcial de um gás (mmHg)
V	Volume de um gás (mL)
$\dot{V}$	Fluxo do gás (mL/min, L/s)
Q	Volume de sangue (mL)
$\dot{Q}$	Fluxo sanguíneo (mL/min)
F	Concentração fracional de um gás
C	Conteúdo ou concentração de uma substância no sangue (mililitros por100 mL de sangue)
S	Saturação no sangue (%)
I	Inspirado
E	Expirado
$\bar{E}$	Expirado misto
A	Alveolar
C	Corrente
M	Espaço morto
a	Arterial
v	Venoso
$\bar{v}$	Venoso misto
c	Capilar
c´	Capilar terminal

II. LEIS QUE REGEM O COMPORTAMENTO DOS GASES

1. **Hipótese de Avogadro** Volumes iguais de gases diferentes a temperaturas iguais contêm o mesmo número de moléculas. De modo semelhante, números iguais de moléculas em volumes idênticos e à mesma temperatura exercerão a mesma pressão. (Um mol de qualquer gás conterá $6{,}02 \times 10^{23}$ moléculas e ocupará um volume de 22,4 L a uma temperatura de 0°C e a uma pressão de 760 mmHg.)
2. **Lei de Dalton** Em uma mistura gasosa, a pressão exercida por cada gás individual em um determinado espaço independe das pressões dos outros gases na mistura, como, por exemplo,

$$P_A = P_{H_2O} + P_{O_2} + P_{CO_2} + P_{N_2}$$

$$P_{gás,\,x} = F_{gás,\,x} \times P_{tot}$$

3. **Lei de Boyle**

$$P_1V_1 = P_2V_2 \text{ (para uma temperatura constante)}$$

4. Lei de Charles ou lei de Gay Lussac

$$\frac{V_1}{V_2} = \frac{T_1}{T_2}$$ (para uma pressão constante, com T sendo a temperatura absoluta em K)

5. Lei dos gases ideais

$$PV = nRT$$

6. Lei de Henry O peso de um gás absorvido por um líquido com o qual não se combina quimicamente é diretamente proporcional à pressão do gás ao qual o líquido é exposto (e à sua solubilidade no líquido).

7. Lei de Graham A velocidade de difusão de um gás (na fase gasosa) é inversamente proporcional à raiz quadrada de seu peso molecular.

8. Lei da difusão de Fick

$$\dot{V}_{gás} = \frac{A \times D \times (P_1 - P_2)}{T}$$

$$D \propto \frac{\text{solubilidade}}{\sqrt{\text{peso molecular}}}$$

III. EQUAÇÕES USADAS COM FREQUÊNCIA

1. Equação do ar alveolar:

$$PA_{O_2} = PI_{O_2} - \frac{PA_{CO_2}}{R} + F$$

2. Equação de Bohr:

$$\frac{VM_{CO_2}}{VC} = \frac{Pa_{CO_2} - P\bar{E}_{CO_2}}{Pa_{CO_2}}$$

3. Componentes da pressão alveolar:

$$P_A = P_{ip} + P_{elast}$$

4. Equação da capacidade difusora:

$$D_{L_x} = \frac{\dot{V}_x}{P_{x_1} - P_{x_2}}$$

5. Equação de Fick:

$$\dot{V}_x = \frac{A \times D \times P_{x_1} - P_{x_2}}{T}$$

6. Equação de Henderson-Hasselbalch:

$$pH = pK' + \log \frac{[HCO_3^-]}{0{,}03 \times P_{CO_2}}$$

7. Capacidade da hemoglobina de transportar oxigênio:

$$1{,}34 \text{ mL } O_2/\text{g Hb}$$

8. Equação do *shunt*:

$$\frac{\dot{Q}s}{\dot{Q}c} = \frac{Cc'_{O_2} - Ca_{O_2}}{Cc'_{O_2} - C\bar{v}_{O_2}}$$

9. Solubilidade do oxigênio no plasma:

$$0{,}003 \text{ mL de } O_2/100 \text{ mL de sangue/mmHg de } P_{O_2}$$

IV. TABELA DE VALORES RESPIRATÓRIOS E CIRCULATÓRIOS NORMAIS

	Recém-nascido a termo	1 ano	8 anos	Adulto
Incursões respiratórias/min	40	25	18	12
Volume corrente (mL/kg)	7	8	7	7
Espaço morto (mL/kg)	2	2	2,8	2
Ventilação alveolar (mL/kg)	130	120	80	60
Capacidade vital (mL/kg)	40	45	60	60
Capacidade residual funcional (mL/kg)	28	25	40	35
Frequência cardíaca/min	133 ± 18	120 ± 2	85 ± 10	75 ± 5
Índice cardíaco (L/min/m²)	2,5 ± 0,6	2,5 ± 0,6	4,0 ± 1,0	3,7 ± 0,3
Pressão arterial sistólica (mmHg)*	73 ± 8	96 ± 30	100 ± 15	122 ± 30
Pressão arterial diastólica (mmHg)	50 ± 8	66 ± 25	56 ± 9	75 ± 20
Consumo de oxigênio (mL/kg/min)	6,0 ± 1,0	5,2 ±1,0	4,9 ± 0,9	3,4 ± 0,6

* Pode-se ter um valor aproximado do limite inferior para a pressão arterial sistólica normal pela fórmula 70 + (2 × idade em anos) para os pacientes pediátricos; o limite inferior para a pressão arterial sistólica normal para os recém-nascidos a termo é de 60 mmHg.

Reproduzido com permissão de Levitzky MG, Hall SM, McDonough KH. *Cardiopulmonary Physiology in Anesthesiology*. Nova York: McGraw-Hill; 1997.

V. SUGESTÕES DE LEITURA

Fishman AP, Elias JA, Fishman JA, Grippi MA, Senior RM, Pack AI, eds. *Fishman's Pulmonary Diseases and Disorders*. 4th ed. New York, NY: McGraw-Hill; 2008.

Fishman AP, ed. *Handbook of Physiology*, section 3: *The Respiratory System, Bethesda*, Md: American Physiological Society.

Fishman AP, Fisher AB, eds. *Volume I: Circulation and Nonrespiratory Functions*. Bethesda, Md: American Physiological Society; 1985.

Cherniack NS, Widdicombe JG, eds. *Volume II: Control of Breathing, Parts 1 and 2*. Bethesda, Md: American Physiological Society; 1986.

Macklem PT, Mead J, eds. *Volume III: Mechanics of Breathing, Parts 1 and 2*. Bethesda, Md: American Physiological Society; 1986.

Farhi LE, Tenney SM, eds. *Volume IV: Gas Exchange*. Bethesda, Md: American Physiological Society; 1987.

Mason RJ, Broaddus VC, Martin TR, et al, eds. *Murray & Nadel's Textbook of Respiratory Medicine*. 5th ed. Philadelphia, Pa: WB Saunders and Company; 2010.

Lumb AB. *Nunn's Applied Respiratory Physiology*. 7th ed. London, Churchill Livingstone; 2011.

Índice remissivo

Nota: números seguidos por *f* e *t* indicam figuras e tabelas, respectivamente.

F

Q

T

U

V

X

Z